U0296571

肝病中医临床实践

陈立华 著

人民卫生出版社

图书在版编目（CIP）数据

肝病中医临床实践/陈立华著. —北京：人民卫
生出版社，2015

ISBN 978-7-117-21373-8

Ⅰ.①肝… Ⅱ.①陈… Ⅲ.①肝病（中医）—中医治
疗法 Ⅳ.①R256.4

中国版本图书馆 CIP 数据核字（2015）第 224563 号

人卫社官网	www.pmph.com	出版物查询，在线购书
人卫医学网	www.ipmph.com	医学考试辅导，医学数据库服务，医学教育资源，大众健康资讯

肝病中医临床实践

著　　者：陈立华

出版发行：人民卫生出版社（中继线 010-59780011）

地　　址：北京市朝阳区潘家园南里 19 号

邮　　编：100021

E - mail：pmph @ pmph.com

购书热线：010-59787592　010-59787584　010-65264830

印　　刷：北京盛通印刷股份有限公司

经　　销：新华书店

开　　本：710×1000　1/16　印张：19　插页：2

字　　数：352 千字

版　　次：2015 年 10 月第 1 版　2015 年 10 月第 1 版第 1 次印刷

标准书号：ISBN 978-7-117-21373-8/R·21374

定　　价：55.00 元

打击盗版举报电话：010-59787491　E-mail：WQ @ pmph.com
（凡属印装质量问题请与本社市场营销中心联系退换）

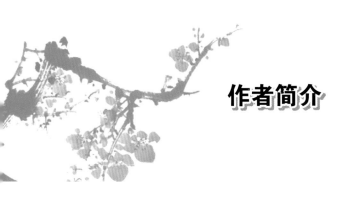

作者简介

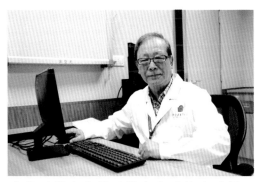

陈立华，教授，主任医师。中国中医研究院（现中国中医科学院）研究生院毕业，医学硕士。曾师从方药中、时振声教授等著名中医大师临床五十年，专研中西医结合内科，擅长肝、肾疾患及肿瘤等的治疗。历任中国中西医结合肝病专业委员会、中华医学会全科医学专业委员会委员，中国中医科学院西苑医院专家委员会委员、肝病科主任，北京市肝病专业委员会副主任委员，澳大利亚澳华中医学会荣誉顾问等社会职务。曾应邀出访澳大利亚纽卡索大学（The University of Newcastle，Australia）、约翰·亨特医院（John Hunter Hospital）、新加坡义安中医药中心等国外多家医院，担任客座教授。

陈立华教授系国家"六五"、"七五"重点科研项目"双虎清肝颗粒"课题组主要负责人，承担了从课题申请、临床和基础实验研究以及新药申报的一系列工作，获得2002年北京市科学技术二等奖的首席奖，中国中医研究院科研奖和荣誉奖章。

曾在国内、国际学术会议以及杂志期刊上发表论文百余篇，其代表论文有《试论当代中医治疗乙型肝炎的基本原则》《通阳助阳解毒法抗HBV传染指标（HBeAg）临床疗效的初步观察》《中医中药治疗慢性乙型肝炎的若干问题探讨》等。专题著作有《肝病中医辨治释要》《中医病名研究》《肝炎》《肝病中医临床实践》等。在肝硬化、肝癌的治疗中，首创"双处方法"，为治疗复杂慢性病提供了一种新思路和新方法，获得普遍好评。

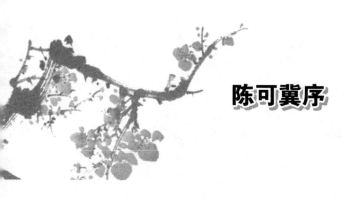

陈可冀序

　　我与我院内科陈立华教授相识多年，诊余在医院途中相晤，常驻足攀谈。立华君心直口快，谈吐幽默实在，精义简要，信息量大，言之有物，情商高，声调也高，善于捕捉话题，议论阅历与心得，出言吐语，情趣兼有，与之交谈，亦是朋辈相逢之快事。

　　立华主任医师早年毕业于中国中医研究院（现中国中医科学院）研究生院，中医传统功底深厚，秉性纯朴忠直，医德高尚；其于中医药学术之钻研精神，敏学探究而能博极经典医源，精勤不倦，锲而不舍。在立华教授五十余年执业医疗诊务中，能尽心体贴病家，医术精湛，临床经验宏富。其立方遣药，既能弘扬传统，又能融汇新知，效验确切，患者赞誉有加。其于病毒性肝炎、肝纤维化、药物性肝损害等诸多肝脏疾病之治疗，常能得心应手；遵循《黄帝内经》经典古训所谓高者抑之、亢者平之、陷者举之、郁陈者除之等法则，应用活血、凉血、利湿、解毒、疏肝、健脾、助阳、养阴等诸种治法，以解除毒、热、湿、痰、饮、郁、瘀等病损，切中病机。其诊断及评价药效既侧重缓解症状，提高生活质量，又能融汇现代微观生物学靶标，实事求是，实为现代中医药界治疗肝病之翘楚。

　　今立华主任医师以其新著嘱余为序，得以先睹为快。我以为新作为其治疗经验的总结，属真才实学之作；其中有立华教授数十年医疗经验之精华心悟，既耐人品味，又有纯真气息，更有自强不息之韵味，确有实际参考借鉴价值。在当今强调从循证医学迈向价值医学的时刻，乐予推荐，并以此序祝贺该书的面世。

中国科学院院士　陈可冀

马年五月于北京西郊

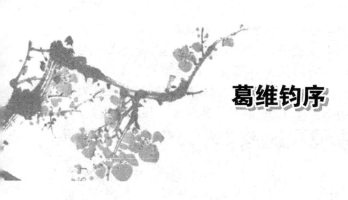

葛维钧序

　　立华写书，原属顺理成章，水到渠成，因为他毕生从医，经验丰富，思考深入，不难总结。然而自其著笔以来，已经多历年所，日月推移，却不见完稿。近年我频加催促，但他总是顾左右以推托，实则不为所动，增删修改，似无尽日。其意所在，非不可知，端在示人以朴，有违所愿。

　　我与立华相识几六十年，雅谓把臂童冠，俗称和泥发小。尽管如此，由于行当相去太远，对他的医道却是不甚了了，至多门外望望而已。然而，我对他之为良医，则从无怀疑。所以如此，原因有三。其一，他为人方正，宅心仁厚，且具悲悯情怀。如此，则必视医事为起疲救命之道，而非博取银钱之资。据我所知，他在行驶的列车上抢救病危已经不止一次。在主掌中国中医科学院西苑医院肝病科以及退休后的十余年间，他也曾长期拒绝将自己的专家门诊升格为特需门诊，否则挂号费将会因此而提高十数倍，贫者却步，势所不免。其二，为学注重基础训练。这对于从医者，特别是从事中国传统医学的人来说，尤其重要。他对中医经典著作的熟悉我已见识多次，说是烂熟于心，绝不为过。他那几乎翻烂，纸色焦黄的备忘本我也见过。本子大小不及手掌，自然是为了携带方便，随时温习。在解剖学等西医课程上，他也下过大功夫，因而对于人体内外结构了若指掌。如此，他在诊断和治疗上左右逢源便不奇怪了。其三，做事态度认真。早年他尝于每周二、四上午出应专家门诊，近来减至一次。每到此时，他必会严格遵守自己规定的"五不"原则，即不起立，不饮水，不会客，不接电话，不如厕；即使看病时间延至午后，也必坚持无懈。整个半天，他把全副精力都用在应诊上，毫不旁骛。这种认真精神，原本贯彻在他处事的各个方面，只是表现在职业上更为突出。于此若套用晚清曾氏语，则可谓"平生久要，临诊不苟"。

　　立华之所以可成良医，也与他的个人气质和天赋才具有关。他自幼爱好文史，长而尤笃，且受家学影响，文宗韩柳古风，字习张猛龙碑。学医后，医文并进，相得益彰。所开处方，劲秀可观。我常想，仅此或已足以

7

使患者对他的医术生出几分信心来，从而有助于疗效的增进。

若论成绩，立华并不以开具处方，疗救病患为止境。他还曾致力于整理多年经验，研发成药，以广应用。从 1985 年起，他带领课题小组，历十余载，在克服无数困难与挫折后，研制成功"双虎清肝颗粒"。该药对于慢性乙型肝炎中属于"湿热中阻"证候的患者，具有改善症状，恢复肝功，促使病毒指标转阴等效用。有鉴于此，他领导的这一项目在 2002 年获得了北京市科学技术二等奖。

眼光开放，不囿一隅，是立华临床的另一特点。他对于西方医学在人体解剖生理学、微生物学，以及精细的理化诊断学等方面的成就，十分推重，并力图在自己的诊疗实践中加以借鉴。就肝病治疗而言，他一向坚持以生化指标等西医诊断为重要的施治依据，指标无改，不为痊瘥，这无疑是科学的。长此以往，疗效日彰，而他也为国内西医肝病界所承认，成为他们主要的对话人与合作者。

我同立华少年相与，知他早负长才，遂有所期；及其有成，又复以名山事业相属望。今日《肝病中医临床实践》一书付梓，我的释负之感，或不亚于他本人。此书为立华 50 年从医所见的真实记录，兼及具体成败的心得体悟，而其行文，则一如其人，谦抑谨慎，不见自矜。我于医道，全属外行，然而既睹文稿，期许成真，欣喜之余，终不免舞文陋习，而私爱之心，竟掩饰无方。旧谊绵长，此文固短，但图于无尽之意，略及一二。

葛维钧谨识

2004 年 7 月 20 日于北京

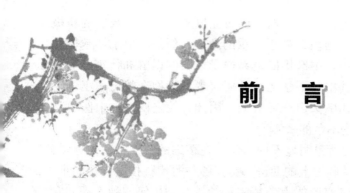

前　言

　　临床五十年来，特别是侧重于肝病治疗以后，许多问题一直萦绕在心中，如中药的抗病毒作用究竟怎样，它对肝纤维化及肝硬化是否具有明确的抑制或逆转作用，中药缓解临床症状的机制及其作用规律如何，中医理论如何指导临床，如何因应现代各项客观的理化检测，中药的配伍、剂量，药物的运用时机及其规律如何掌握等。这些问题，面对经年，而相应的思考，则习惯性地成为我临床实践的一部分。如今年逾七旬，渐有将思考所得公诸社会之意；至于私怀所在，则无非向自己证明数十年未肯虚掷。

　　中医在我国诞生已有几千年之久，它是伴随着我们先祖的生活、生产劳动、哲学思想、科学技术、政治环境等因素的不断进步而逐渐产生和发展起来的，因此注定具有鲜明的民族特点和历史印记。可以推断，古人在其生活实践中，一定会发现某些可以食用之物具有解除病苦的作用，久而久之，在常试常验，证明其恒效可期以后，遂将它们认定为药物。那些善辨药效者，也即古代医生们，在其反复施治疾患伤痛的过程中，常会摸索探求，积累所得，并在归纳，提炼，整理总结历代经验的基础上，诉诸文字，编写出足资后人参用的实施方案。这类方案不断修订，逐渐成为具有普遍临床指导意义的医疗经验集成。待结合中国固有的思辨哲学，建立起内部自洽的系统理论之后，体系完备的中国传统医学即告形成。中国传统医学代有发展，在保障国人的健康上，发挥了巨大作用。

　　西医是在一百多年以前传入中国的。由于它在人体解剖生理学、微生物学、泛外科学（包括眼耳鼻口妇产诸科）、精细的理化诊断学以及临床退热、止痛、抗炎，特别是手术领域方面具有明显长处，很快就为越来越多的患者所接受。与此同时，传统中医问津者趋于减少。到1929年，竟有人向国民政府提出"废止中医"的动议。中医学界亦相应出现了衷中参西、废医存药等主张。西医东渐，疗效彰明，影响所及，必致就诊人群西移。然而，视中医为无物者毕竟只是囿于偏见的部分人士。实际上，西医束手，传统中医却能显示奇效的例子并不鲜见。因此，在许多疾病的治疗中，中医仍能凭借实力，保持一定的优势。新中国成立以来，中医在政府的积极扶持下得到了蓬勃的发展，与西医处于并重的地位。但是，由于学术体系的特点，加上某些历史原因，中医仍旧极易遭受社会的误解和伤害；而借中医发展之机，恬然混迹其中却不学无术的假冒者、谎称奇效谬逞巫学妄说的欺世者，却又足以败坏中医声誉而有余。因此，较之西医，中医更常受到怀疑和诟病，的确也是不争的事实。

西医和中医产生的历史背景明显不同。建立在精细的解剖学、生理学、微生物学、药理学等学科基础之上的西医，是能够与时代科技发展相同步，具有进行多种理化和生物学实验能力的精密科学。对于任何一种疾病，它都要找到发生的根本原因，然后寻求相应的治疗药物，这就是所谓的"还原-分解-魔弹"疗法的基本思路。中医则不然。尽管《黄帝内经·灵枢》也有关于人体解剖的内容，但皆属只言片语，倘与西医相比，更显粗略。此外，中国古代某些传统观念也曾对解剖科学的发展形成桎梏。由于"身体发肤，受之父母"，不能毁伤，对人体生理结构和病理的认识便因此而被迫停留在一个笼统、想象的阶段。与此同时，一种堪称巧妙，将人与自然变化相类比的认知模式，即所谓"脏象"理论，则应运而生。

究其根本，中、西医学的区别，实源于中、西传统思维方式的不同。此种不同在绘画上的表现，似乎更为直观。中国画虽然也有工笔、写意之分，但对于对象的描绘，基本上还是以综合笼统为主要特征。例如米襄阳的所谓"泼墨山水画"，远观诚可谓"云青青兮欲雨，水澹澹兮生烟"，气势雄浑且又不失灵动之感；而近视则显得墨迹纷乱，不知所云。可以说，中国画在整体动态的把握和焕然生气的传达上颇擅胜场，但在细节和真实感上，无疑远为逊色。这与中医在治疗上长于整体、动态和灵活的调控，而在细节、精度及强度等方面的处置往往失于笼统的缺憾，具有高度的同一性。反观西画，由于注重从细微处着手，在寻找高光点，次高光点，灰面、暗面、最暗处等方面深下工夫，故能借形准、质感、远近透视、立体感等方面的良好表达，将对象刻画得惟妙惟肖，此又与西方强调分析的哲学传统不无关系。

两相比较，有人认为中医善于"致理"，而西医长于"格物"，这有一定道理。长于格物，则能穷极物理，不断推动科学的发展。西方人在追索事物产生原因上的高度执着精神，正是当今中国传统医学所欠缺，因此需要认真学习的。这种精神的表现，常常使我们惊叹。即以洛克比空难的侦破为例，工作人员对事发地点周围 2188 平方千米地区内的公路、森林、湖沼进行了地毯式搜索，"只要不是石头，不是土里长的"，一概收集。此后由 1000 多名专家和技术人员，对 18000 多件残骸碎片逐一进行分析。另一方面，调查人员则奔走 510 万千米，访问 50 多个国家，取得了 15000 多份证词。他们分析了世界各地数以千计的纺织品，从而在马耳他找到了包裹炸弹定时器的残破衬衣布片的生产厂家。经过 1059 天的精密调研，侦办人员准确查明了炸药的伪装物和安放处，以及运送途径等，随后步步追索，终于使制造空难者无所遁形。这种穷原竟委，将分析推向极致的科学精神，正是需要我们认真看待，师之以求进步的关键。

我们的祖先并非都是先天就"笼而统之"的。《黄帝内经》中即有"治病必求于本"的告诫。然而，为了对病人机体病变状况取得精准确切的判断，以探求疾病发生的根本原因，借助现代西医的诊查手段，明显是一可取之法。对此，固守传统者或会认为中、西医基础理论差异巨大，本有枘凿之乖，未可同行。然而，不越雷池，中医何求长足进步？何况差异正是借鉴的前提。他山之石，近在目前，弃之不用，无论如何不是智举。面对困难，与其视之为障碍，不如视之为策励。故我认为，中医中药的研究与发展，端赖于鼓励和奖掖那些敢于创新，敢于离经叛道，敢于容纳并学习异说，勇于挑战传统认识的研究者。与此同时，也应将那种精细的、执着的精神引入中医界，把疗效和为什么取得疗效，以及如何总结并驾驭取得疗效的规律，作为中医学研究的基本取向。只有这样，我们才有理由期待一个崭新医疗体系的出现。

本书取名《肝病中医临床实践》，内容包括笔者近五十年所见各种临床现象的真实记录，兼及通过观察、比较、归纳所得的若干施治成败规律，乃至困惑之余，结合中西医理所做的初步思考。其稿虽经数易，其见仍觉疏陋，今日付梓，意犹犹豫。作为学习心得，书中错讹乃至荒谬之处自知不免，故愿乞高明者不吝指教。救我之弊，即在救助诣门就我的病者。这个道理，我是明白的。

陈立华

于中国中医科学院 西苑医院

2011 年 5 月 15 日

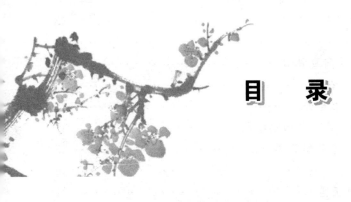

目　录

目　录

第1章
中医对肝胆等脏器的认识

本篇将集中笔墨，就中医学中与肝炎、肝硬化的相关内容尽可能详加论述，力求达到：既符合西医学关于肝炎、肝硬化的诊断和疾病发展的规律性，又必须突出中医在这一领域内的特殊认识及其实际意义。这样，才可能更清晰地看到前人在认识肝病过程中的实践基础，包括对认病、识证、择药、组方、判断预后等各方面的丰富积累；也可以体味到在不发达的古代，对这些严重危害人体健康的疾病，研究探索过程中的艰辛和不可避免的历史局限性。对于古代医学的态度毫无例外地、必须遵从的原则是：以严谨的科学态度，历史地、深刻地加以分析和研究，汲取其科学的内涵，剔除其荒诞的猜测。结合西医学的科学认识，在肝病领域，逐渐总结出一整套行之有效的、以中医为主的、中西医基本共识的理论和诊治方法，不断补充和丰富并发扬光大，使之有效地指导临床实践，并真正实践笔者认为的"肝病，是实践中西医结合最佳实验点"的夙愿。

第1节　阐释中医的脏象理论

一、脏象的基本概念

了解中医"脏象"理论，有如西医之于解剖；解剖学有所谓正确解剖位置，"脏象"同样有正确的"脏象"位置。那就是：南面而立，左东右西背北。

什么叫"脏象"？"脏"，指内脏；"象"，指这些内脏的形态、位置和布局以及功能的外在表现。关于"象"，《黄帝内经》中有很多记载。如《素问·阴阳应象大论》的篇题即"阴阳应象"；《素问·六节脏象论》中提到"脏象"；《素问·平人气象论》中有"平人气象"；《素问·经脉别论》中提到"太阳脏何象？岐伯曰：象三阳而浮也。帝曰：少阳脏何象？岐伯曰：象一阳也。一阳脏者，滑而不实也。帝曰：阳明脏何象？岐伯曰：象大浮

1

也。太阴脏搏，象伏鼓也。二阴搏至，肾沉不浮也"；《素问·五运行大论》有"夫变化之用，天垂象，地成形，七曜纬虚，五行丽地。地者，所以载生成之形类也。虚者，所以列应天之精气也，形精之动，犹根本之于枝叶也。仰观其象，虽远可知也"，"天地阴阳者，不以数推，以象之谓也"；《素问·五常政大论》在论述五运太过之纪时有"发生之纪，是谓启陈……其象春"，"赫曦之纪，是谓蕃茂……其象夏"，"敦阜之纪，是谓广化……其象长夏"，"坚成之纪，是谓收引……其象秋"，"流衍之纪，是谓封藏……其象冬"。通过这些论述，可以清楚地了解到《黄帝内经》中"象"的全部含义。其一，"象"就是现象。其二，"象"的基本分类是阴象和阳象；按阴阳的属性，可继续分化为更细的"象"。如：四时之象，五行之象。其三，"象"是任何有形物质内部规定性的表现，本质和现象是密切相呼应的。其四，宇宙间的事物现象难以尽知，而取"象"类比，则是一个重要的认识手段。运用于人体来解释脏腑的生理功能活动的称为"脏象"；解释人体的经脉之气的称为"脉象"。明代名医张介宾说："……阴阳分而天地立，是为体象之祖，而物之最大者也。由两仪而四象，由四象而五行……"，"得其理则象可得而推矣，能使启源而达流，因此而识彼，则万化之机，既在吾心，而左右逢源，头头是道矣"。宋元时代名家刘完素也说："远取诸物，近取诸身，比物立象，直明真理。"通过后世医家的论述，更可以明了取象比类在认识物性方面的意义。既然对万事万物都可以"得其理则象可得而推"，对人体内在脏腑的认识自不例外。"脏象"一词，就是在《素问·六节脏象论》中首先提出来的："脏象何如？岐伯曰：心者，生之本，神之变也，其华在面，其充在血脉，为阳中之太阳，通于夏气。肺者，气之本，魄之处也，其华在毛，其充在皮，为阴中之太阴，通于秋气。肾者，主蛰，封藏之本，精之处也，其华在发，其充在骨，为阴中之少阴，通于冬气。肝者，罢极之本，魂之居也，其华在爪，其充在筋，以生血气，其味酸，其色苍，此为阴中之少阳，通于春气。脾、胃、大肠、小肠、三焦膀胱者，仓廪之本，营之居也，名曰器，能化糟粕，转味而入出者也，其华在唇四白，其充在肌，其味甘，其色黄，此至阴之类，通于土气。凡十一脏，取决于胆也。"这里所谓"脏"，就是指人体的内在脏器；"象"，是指内在脏器表现于外的功能作用。王冰注云："象谓所见于外，可阅者也。"张介宾注云："象，形象也，脏居于内，象见于外，故曰脏象。"从字面这样来理解是可以的；其实，脏本身同样也具有直观性，各脏的外形及其特殊性，都是取象比类的重要基础。而文中，心通于夏气，肺通于秋气，肾通于冬气，肝通于春气，脾胃等通于土气之类，是将人体的脏腑按属性和外象，与自然界相类事物进行归类，然后又按自然界最普遍的道理去解释人体脏腑的内在联系及病机病变等。因此"脏象"的含义不仅有脏象形态与外在功能可阅之意，还包括与自然界同类事物属性进行类比，从而使人们对这一脏的功能有较深刻、较生动的理解并进而分析它们之间的关系这样一种内容。

二、脏象学说的形成

"脏象"学说的产生，是与我国古代哲学、政治、经济、科学、技术、道德观念、解剖知识、生活经验、治疗实践等诸多因素密切相关的。前已述及，阴阳五行的哲学思想，推导了取象比类的方法，整体地、由天地自然万物之象联系人体五脏功能也是自然而然的。但这种联系要建立在虽然粗浅但基本正确的解剖基础之上。《黄帝内经·灵枢》就有"若夫八尺之士……其死可解剖而视之"的记载。这样古人就可以在解剖的过程中看到内在脏腑，如心脏位于胸腔，与血脉相连，内中主血；活体心脏跳动，人有神知；既死，心跳停止，面色苍白，神魂俱无，脉搏消失，周身冰冷等。因为有了"象"的概念，就会很自然地与夏季火热，万物蕃茂的景象相联系，所以称心为"阳中之太阳，通于夏气"。这就把心同夏天的温热，火的鼓动联系起来，从而认为人体心的功能，是与自然界的夏季和火的功能具有同一性质。其余各脏无不如此。这样，就不仅能够推导心在人体中的功能，而且也能推导五脏间的生理联系和病理机制。《素问·五脏生成》说"五脏之象可以类推"就是这个意思。但是，仅仅从上述分析尚不能更深刻地理解"脏象"的内涵。

三、脏象学说是古代认识人体的方法

《黄帝内经·刺禁论》有"肝生于左，肺藏于右，心部于表，肾治于里"的记载。如果将这段论述当做解剖学位置的论述，就会得出十分荒唐的结论：即肝脏在人体的左面，肺脏在右面，心脏则在人体的表面，只有肾脏才在人体的里面。前已述及，古人是在对天地自然界和人的整体观察基础上进行推导的。他们以面向南方来作为脏象的基本类比位置，则看到东方在左，正是日出之处。日出、春暖等自然现象于是与"左"有了联系。太阳既在左方升起，就向右行落山。这个运行轨道，就是阳气、生气由生长到消亡的路径。正如张介宾所说："肝木旺于东方而主发生，故其气生于左。肺金旺于西方而主收敛，故其气藏于右。"人体既然于天地万物同"象"，所以，与春气相通应的肝，也就生于左；而与秋气相通应的肺也就藏于右了。《素问·阴阳应象大论》及《素问·天元纪大论》俱谓："左右者，阴阳之道路也。"王冰注云："阳气之多少皆从左，阴气之多少皆从右。"张介宾注云："左为阳，主升，故阳道南行；右为阴主降，故阴道北行，是为阴阳之道路……"需要强调的是，这里的"肝生于左"是指肝的生理功能具有生发、运动等特点，并未就指肝脏位于左。那么古人是否认识到肝在右侧呢？虽然《黄帝内经》有关篇章的记载只有"邪在肝，则两胁中痛"、"肝小则脏安，无胁下之病"（《灵枢·本脏》），可以说明古人认识到肝是在胁下，但究竟在左，还是在右？《素问·太阴阳明论》说"脾与胃以膜相连"，这样就可以推导出与胃有膜相连的是脾，而脾在左胁。而且，《灵枢·本输》有"肝合胆，胆者中精之府"的记载。由此可以推论古人既然对胆有所认识，又对肝胆的关系有所认识，那么在右胁的器官，就肯定指的是肝。唐代孙思邈《备急千金要方》记载："胆附于肝之短叶间，内藏精汁三合。"既然对胆的描述及肝胆的位置关系的认识是正确的，而肝在右季肋的问题就不言自明了。元代滑伯仁明确指出："肝为之脏……其藏在右胁，右肾之前，并胃著脊之第九椎。"这些都说明，古人对于五脏的解剖部位是基本了解的。"脏象"则是与解剖既有联系，又有区别的两个概念。

《素问·阴阳应象大论》记载："东方生风，风生木，木生酸，酸生肝，肝生筋……"这是采用最典型的取类比象方法，将自然界一些与生发之气相关联的事物进行有机的组合。他们面南而立，将东方、日出、春天、生发等现象互相类比，如"风生木"，是"温暖的春风孕育了树木的生长"之意；"木生酸"，是"酸味的果实都是由某种树木长出来的"；"酸生肝"，寓有"初生的幼果大都具有酸味；酸味的果子都具有初生的力量"的含义，所以，这种具有生发，向上、活泼、舒展性质的，都能促进肝气的生长。而从肝的解剖形态上来看，翻过来的肝，恰似一对张开的子叶，居于当中的胆囊，又呈绿色，正如一个含苞待放的蓓蕾，蕴蓄着无尽的生机。肝为厥阴经，胆为少阳经，所谓的阴尽阳生之地恰在于此。故《素问·六节脏象论》总结为："胆者，中正之官，决断出焉"，"凡十一脏，取决于胆也"。这个认识，也许直接导致了将动物的胆汁运用于某些狂躁性的神经精神症状。宋元名医李东垣说："胆气春升则万化安。"民谚所谓"一生之计在于青"，"一年之计在于春"，"一日之计在于晨"等，其寓意可谓完全一致。这里需要特别指出的是：中医认为肝主升发，肝主筋。"肝"字本身就是一个形声字，显示着肝是人体的支撑。无独有偶的是，英语中的肝，是 liver，其词干与"生命"、"生长"live 的词干是完全一致的。显然，英国人的祖先也认为肝脏具有生发生长之意。

中医脏象学说的实质，类似于逻辑学上的类比推理。它是由事物若干属性相同，推测它们另一些属性可能相同的思维形式。也可由此推彼，由彼测他。当然，类比推理的结论未必都可靠，但它能够给人们提供很多的联想和假设，这些联想和假设往往都是正确认识的先导。因此，在科学研究，日常生活中，都广泛使用类比推理。如仿生学、地质学、考古学、生物学等学科的许多研究成果，最初都用了类比推理。在日常生活中，人们根据经验预测天气，所谓"月晕而风，础润而雨"等，也是运用了类比推理。

类比推理当然又与修辞中的比喻是接近的。因此要把比喻和类比截然分开也是困难的。例如中医治疗由于肺气不宣而致小便不利之证所用的"提壶揭盖"法；小儿麻疹不透因大便闭结时所用的"炀灶减薪"法；大便热结，津液欲竭时所用的"釜底抽薪"法；以及某些病证名称如"抽风"、"中风"、"奔豚"等，就是与病机有着一致性的类比或比喻。古人在当时的历史条件下，运用这种取象比类的推理方法，为认识自然界的规律以及人体生理、病理和治疗的规律开辟了道路。这种认识方法，使得中医基本理论能更全面地、动态地把握某些疾病的发生发展及治疗的规律性。脏象理论是中医进行辨证论治的理论基础，离开了脏象理论，是无所谓辨证论治的。而辨证论治的主要精神就是既要整体地、全面地、无征不信地确定病位和病性，也要全面考虑各脏腑间的制约关系，以及外界与人体的关系，从而对患者进行整体分析。

第2节　气血的基本概念

古代的哲人认为"气"是构成世界的最基本物质，宇宙间的一切事物，都是由"气"的运动变化而产生的。"气"是人们对于自然现象的一种朴素认识。早在春秋战国时期的唯物主义哲学家在《周易·系辞》说："天地氤氲，万物化生。""氤氲"，就是对茫茫无际大气的一种神秘感和崇拜的概括。这种朴素的唯物主义观点被逐渐引进我国传统的医学中，逐渐形成了"气"的基本概念。

气，是构成人体的最基本物质。《素问·宝命全形论》说："人以天地之气生，四时之法成"；"天地合气，命之曰人"。这就是说，人是自然界的产物，也就是天地之气的产物。人的形体构成，实际上也是以"气"为其最基本的物质基础，故《医门法律》也指出："气聚则形成，气散则形亡。"这里不妨做个引申：围绕于万物的自然之气一旦消失，万物必将烟消云散。而为气所构成的人之形，同样因气而存，随气而亡。"气"也是维持人体生命活动的基本物质。《素问·六节藏象论》说："天食人以五气，地食人以五味。五气入鼻，藏于心肺，上使五色修明，音声能彰；五味入口，藏于肠胃，味有所生，以养五气。气和而生，津液相成，神乃自生。"人的生命活动，需要从"天地之气"中获取生命的动力，以充养五脏之气，维持机体的生理活动。因此，古人认为"气"是维持人体生命活动的最基本物质。由于气具有不断运动的性质，对人体生命活动具有不可或缺的推动和温煦作用，因而中医以气的运动变化来阐释人体的各个脏腑功能活动是很自然的。

人体之气，受秉于父母先天之精气和水谷之精气，以及自然界的清气，通过五脏六腑气血精液的综合作用，维系着人体的生命功能。受禀于先天的精气，主要依赖心、肾之气的温煦蒸腾气化而鼓动全身。后天水谷之精气则依赖脾胃的纳运功能，才能化生和补充先天的气血精液。加上自然之气不断地由肺吐故纳新，与心肾脾胃有机配合，便形成人体所有的生理效应。一旦某一脏腑出现病状，整个机体就会出现紊乱，上则肺不能吐故纳新使自然之气无所运行，心则无力鼓动气血运行，脾胃受纳转输不及，后天水谷之气无从补充，先天之气势将耗竭以尽。《黄帝内经·灵枢》指出："人受气于谷"，"故谷不入半日则气衰，一日则气少矣。"这些理论朴实但不失真谛。《难经·八难》说："气者，人之根本也。"张景岳《类经·摄生类》说："人之有生，全赖此气。"

一、气的生理功能

（一）推动作用

气是多种活性因子组合而成的、具有很强活力的精微物质，它对于人体的生长发育及各脏腑、经络等组织器官的生理活动，血的生成和运行，津液的生成、输布和排泄等，均起着推动作用和保持其运动的作用。如果气的虚衰或气的推动、激活作用减弱，均能影响机体的生长、发育，或出现早衰，或使脏腑、经络等组织器官的生理活动减弱，或使精血津液的生成不足和运行迟缓，从而引起血虚、血液运行不利和水液停滞等病理变化。

（二）温煦作用

《难经·二十二难》说"气主煦之"，指出气是人体热量的来源。人的体温，虽主要是依靠气来提供，但同时也要依赖精血津液的敷布、调摄、排泌作用来维持恒定；各脏腑、经络等组织器官，也要在气的温煦作用下，维持正常的生理活动；血和津液等液态物质，与气的温煦作用是相辅相成的，一方发生障碍，势必全局受损。故维持气的功能作用是不能孤立来看的。气行则血行，气滞则血瘀。气虚则寒，血寒而凝。气虚收摄失常，则血溢于脉络之外。而血虚液少精枯津竭，则气无由而生，温煦鼓动均无从谈起。所以《黄帝内经·素问》写道："味归形，形归气，气归精，精归化，精食气，形食味，化生精，气生形。"把气与精之间，亦即形与用之间互生互化的相关性写得简明扼要且极富哲理性。

（三）防御作用

机体的防御作用是非常复杂的，虽然包括了气、血、津液和脏腑、经络等组织器官多方面的综合作用，但气的主导作用是毋庸置疑的。气的防御作用，主要体现于护卫全身的肌表，防御外邪的入侵。《黄帝内经·素问·评热病论》指出："邪之所凑，其气必虚。"将出现任何形式的病态反应都作为衡量"气"的防御功能减退的指标。换言之，若无气虚，就不可能出现疾病。凡有外感之邪引起不适的，肯定为气不固表所致。气与邪是同一问题息息相关的两个方面。

（四）固摄作用

气的固摄作用，主要是对阴液，如精、血、津、液等具有控制、收摄和调节的作用。具体表现在控制和收摄血液循脉而行，防止其逸出脉外；对汗液、尿液、唾液、精液等也同样具有固摄作用。一般情况下，必须有神的驾驭作为前提，所谓"神能驭精"就是这个道理。当着神识恍惚，则可能二便失控；而当元气大衰之时，神识虽清，亦可能液泄精失，则属气不收摄之证。两者差异大略如此。临床上常见之某些出血、自汗、多尿、流涎、夜溺、血崩、带下等症，都具有气不收摄的共同病理机制。

（五）气化作用

通过气与阴液之间的交互作用而实现人体的各种功能变化，如神思意识的运转、体能的恢复、津液的敷布滋润、创伤的愈合、人体的发育生长乃至衰老，生殖功能的产生、强弱或减退、七情六欲的变化，疾病状态下所出现的各种证候表现及其发展变化和恢复，凡此等等，莫不是人体气化功能的结果。这种可见其变化，却未知其内在微妙机制的过程，对古人来说具有一定的神秘性，故笼统地称为"气化"，实际上等同于西医学所说的生化过程。

二、血的生理功能

血的营养和滋润作用，具体体现在面色的红润、肌肉的丰满和壮实、皮肤和毛发的润泽有华、感觉和运动的灵活自如等方面。如果血的生成不足或长期耗损，或血的营养和滋润作用减弱，均可引起全身或局部血虚的病理变化，出现头昏眼花、面色不华或萎黄、毛发干枯、肌肤干燥、肢体或肢端麻木等临床表现。血是机体精神活动的主要物质基础。故《素问·八正神明论》说："血气者，人之神，不可不谨养。"人的精神充沛，神志清晰，感觉灵敏，活动自如，均有赖于血气的充盛，血脉的调和与流利。正如《灵枢·平人绝谷》中说的："血脉和利，精神乃居。"所以，不论何种原因造成的血虚、血热或运行失常，均可以出现精神衰退、健忘、多梦、失眠、烦躁，甚至可见神志恍惚，惊悸不安，以及谵狂、昏迷等神志失常的多种临床表现。

三、气血相从血行通畅

血在脉管中运行不息，流布于全身，环周不休。血的运行，为全身各脏腑组织器官提供了丰富的营养，以供其需要。血为阴液主静。但血的运行，则需依赖于气的推动作用。血在脉管中运行而不至逸出脉外，也是由于气的固摄作用；由于脉管具有"壅遏营气，令无所避"（《灵枢·决气》）的功能，所以在正常情况下，血液不会离于经隧逸出脉外而形成出血的症状。脉管是一个相对密闭的管道系统，血和营气在脉管中循环运行。早在《黄帝内经》中已有明确的记载。如《灵枢·营卫生会》中说："营在脉中，卫在脉外，营周不休，五十而复大会，阴阳相贯，如环无端。"至于血液循环的具体走向，在《素问·经脉别论》中有这样一段记载，即"食气入胃，散精于肝……食气入胃，浊气归心，淫精于脉，脉气流经，经气归于肺，肺朝百脉，输精于皮毛，毛脉合精，行气于府，府精神明，留于四藏，气归于权衡"。这段原文描述了水谷精气的运行走向，但实际上已十分明确地指出了水谷精气是进入血液循环的。故从中得以了解血液循环的具体走向，这个走向虽与现代生理学已知的有所不同，但已初步指出了心肺和脉构成了血液的循环系统。血液的正常运行，决定于气的推动作用和固摄作用之间的协调平衡。由于心脏的搏动，推动着血液的运行。《素问·痿论》说："心主身之血脉"，《医学入门》说："人心动，则血行诸经。"血液正常的循行，还与其他某些脏器生理功能的协调平衡密切相关，如肺的宣发和朝会百脉、肝的疏泄等，是推动和促进血液运行的重要因素；脾的统血和肝的藏血等，是固摄血液的重要因素。此外，脉道是否通利，血或寒或热等，更是直接地影响着血液运行的通畅与否。《素问·调经论》说："血气者，喜温而恶寒，寒则涩不能流，温则消而去之。"因此，血液循环的正常运行，不仅依赖于心的生理功能是否正常，而且还在于肺、肝、脾等脏器的生理功能是否协调平衡。如果推动和促进血液运行出现障碍，或固摄血液的作用减弱，则血液的运行可因此而变化，甚至形成出血；反之，则血液的运行变慢，运行不畅，亦可导致血瘀、癥瘕、积聚等病理变化。

第 3 节　肝的生理功能

一、概述

　　肝为五脏之一，位于右肋弓之内，以五行排列，处五脏之首，以六经为序，则居六经之末。其属性象风、木，故有"风木之脏"的称谓。风者，善行数变，为百病之长；木者，喻其生机活泼，动态自然。五行之中，其母为水，其子为火，水为阴，火为阳；水火为阴阳之征兆，而木介于水火之中，所以古代医家将肝称为"阴尽阳生之脏"，意谓肝居阴阳之中，水火之间，动静相合，阴阳贯通。《黄帝内经·素问·五常政大论》曰："木曰敷和"，"其用曲直"。《素问·五运行大论》曰：风木"在气为柔，在脏为肝。其性为喧，其德为和，其用为动……"这些经文的论述说明，风木的基本特性是温和舒发，敷布荣泽，启陈致新，善变易动，这些性质都与肝病的基本特征相联系。

　　肝脏生理活动的物质基础是肝阴与肝血，功能表现为肝阳和肝气。在正常情况下，肝阳肝气与肝阴肝血共同发挥肝脏的多种生理机能。《素问·六节脏象论》记载："肝者，罢极之本，魂之居也，其华在爪，其充在筋，以生血气，气味酸，其色苍，此为阳中之少阳，通于春气。"《素问·灵兰秘典论》记载："肝者，将军之官，谋虑出焉。"《素问·金匮真言论》认为"肝开窍于目"。这是古代经典著作对肝脏生理功能的总结概括。后世医学家通过临床，不断补充着上述内容，认为肝为刚柔兼俱之脏，体阴而用阳，有肝阴肝血易损易虚，肝气肝阳易亢易升之特性。《血证论·脏腑病机论》谓肝脏"其经名为厥阴，谓极之尽也，阴极则变阳"。在病理情况下，易于发生阴血不足，阳气亢奋的现象。在临床上，肝病最易于与他脏同病，如肝脾不调、肝胃不和、肝肾同病等，将有专篇论述。

二、肝阴与肝血

　　古典医籍以阴阳学说为说理工具，对人体的组织结构同样用阴阳学说来划分其性质。阴，为物质基础，阳，为功能表现。任何脏器之形体本身，及其所含有的液体物质，概称为阴，血则属于阴质中的特殊成分。由其脏器形质所决定，有多少形、质储备，就能产生多少相应的功能作用。因此，肝阴，首先是指肝脏组织本身，包括肝脏含有的所有液体的物质，当然也包括肝中的血液。而肝气、肝阳，则是秉肝阴、肝血的丰厚程度而相应产生的功能和力量。明代张介宾《类经附翼·真阴论》深刻指出："不知此一阴字，正阳气之根也。盖阴不可以无阳；非气无以生形也；阳不可以无阴，非形无以载气也……性用操消长之权，形体系存亡之本……察阳者，察其衰与不衰；欲知所以存亡者，须察乎阴，察阴者，察其坏与不坏，此保生之要法也。"阴阳是相辅相成，互生互化的。所谓孤阴不生，独阳不长。《素问·阴阳应象大论》有一段著名的气、味、形、精互化的论述："水为阴，火为阳，阳为气，阴为味。味归形，形归气，气归精，精归化，精食气，形食味，化生精，气生形。味伤形，气伤精，精化为气，气伤于味。"它深刻、生动地论述了形质与功能之间互生互化的辩证统一关系，对于临床实践中防止立法和用药的偏激，都有深刻的指导意义。

在治疗肝病的临床实践中，有人从五脏相生的关系出发，强调"滋水涵木"治法对于"以阴为体"的肝脏在逐步演化为肝硬化的过程中所具有的特殊意义。虽然这是符合传统理论的；但是，前已述及，阴阳、气味、形精之间关系中最为重要之处则在于他们之间的互生互补。偏重一方，尚属可取；但偏执一面，则背离了其基本精神。临床和实验均证明，防治肝硬化，比较肯定的治法是活血软坚法，其间可配以滋阴、益气、健脾等方法，而不是相反。形成中的肝纤维化，已经不是肝脏中的阴液或血液的丰盈程度问题，而是作为肝脏形质出现了瘀血、癥积的问题。此时片面强调滋阴，不仅从临床上不能取得好的疗效，从理论上，也有刻舟求剑之嫌。由此可见，与其单方面强调阴或阳的重要，毋宁指出如何协调其阴阳、促其阳生阴长之效为好。

血为心所主，肝血是全身所有血液的一部分，属于阴液，与肝阴既属同类物质，又能相互转化；肝阴与肝血配合肝阳与肝气，共同完成肝脏的生理机能。所谓"肝藏血，血舍魂"，是指肝脏具有储藏全身血液和调节全身血量的作用。《素问·五脏生成》指出："人卧，血归于肝"，王冰注云："肝藏血，心行之，人动则血运行于诸经，人静则血归于肝脏。"这个见解完全符合西医学对肝脏和血液之间关系的观点。人体内各部分的血量常随着不同的生理情况而改变。当人在休息和睡眠状态下，机体的血液需要量相对减少，肝脏就起到储藏血液的作用；当劳动或运动状态下，随着机体对血液需要量的增加，肝脏就必须调节血量并向需要的部分供应血液。故有"肝为血海"之说。但肝脏有病时，其藏血、调节血量的功能出现障碍，就会出现疲乏无力，手足麻木，头昏目眩，胁肋隐痛，视力减退；女性病人则会出现月经不调，或其势如崩，或半日乃净。由于血舍魂，还会出现怵惕易惊，梦魇连绵，夜寐不安等症。据有关资料报道，人体在站立时肝脏的供血量比卧床时减少 52%。根据肝的这个生理功能，从临床上发现，增加肝病患者的卧床时间，对其肝病的恢复具有举足轻重的作用。

三、肝阳与肝气

既有肝阴，必有肝阳；有肝血，必有肝气。肝阴之体，即肝阳之用；肝血之液，即肝气之行。所以古代不少医家总结肝脏的生理功能时称其"体阴用阳"，明代叶天士说："柔肝之体，即所以养肝之用。"其体与用是不可分的。叶天士《临证指南医案·中风》华按指出"肝为风木之脏，因有相火内寄，体阴用阳，其性刚，主动主升，全赖肾水以涵之"。肝除具有藏血，阴柔的一面以外，又有阳气易升、易亢、易动的另一面。这就是肝为刚柔兼具之脏的特点。《黄帝内经·素问》首先记载了"土疏泄，苍气达"，这是肝主疏泄一词的滥觞。字面之意是：只有土壤疏松通气，树根和树的枝叶才能伸展自如；而只有树木的根和枝叶舒展自如，才能促使土壤疏松。因此，"疏泄"的原始含义是关乎肝木与脾土两脏之间相辅相成的生理常态，既有木克土的含义，又有土养木的含义。随着实践与理论的发展，出现了"肝主疏泄"的说法。它的意义集中于肝脏本身所具有的宣畅、疏通等生理作用，是肝脏生理功能的重要内容和特征。实际上肝主疏泄应包含的内容有情志的条达、气血的流畅、饮食物的消化与排泄，水谷精微的输布转化及除秽降浊等方面。总之，人体的所有物质，包括精、气、血、津、液、神等，都必须借助于肝的疏泄功能，才能发挥各自应有的作用。从西医学生化角度来看，肝脏具有广泛的物质代谢功能，强大的生物转化作用。

肝脏为体内物质代谢的中枢。肝内各种物质代谢极为活跃，对体内各类物质的合成与分解，转化与运输，贮存与释放，分泌与排泄以及对物质代谢的调节均有重要作用。因而能够对体内的精、气、血、津、气、神起到"疏泄"的作用。在"令气血调达"方面，肝脏不仅可以合成大部分血浆蛋白（清蛋白、γ球蛋白、β球蛋白），还可合成参与凝血和抗凝血系统的凝血因子、凝血酶原、纤溶酶元及纤维蛋白原。此外，肝脏还可合成血管紧张素原，它在肾素和转化酶的作用下，先后转变为血管紧张素 I 和血管紧张素 II，后者可通过收缩血管和促进醛固酮的分泌而调节血压和血容量。在"水谷精微的转化与输布"方面，从肠道吸收的各种营养物经门静脉"散精于肝"。肝脏对这些营养物质进行加工转化，再输布全身组织。其一，肝脏将单糖转化为糖原，将非糖转化成糖（糖原），将脂酸转化为酮体，将血脂转化成 LDL、HDL，从而将以上转化物输布到心肌，脑及其他组织，成为这些组织的重要能源物质。其二，肝脏将各种 B 族维生素分别转化成 TPP、FMN 等重要辅酶，还将维生素 D_3 转化成 25-羟维生素 D_3，将维生素 A 元转化成维生素 A，再将这些辅酶和重要物质输布到各个组织，广泛参与物质代谢，发挥重要生化作用。其三，肝脏还是能量代谢的重要场所。通过糖的有氧氧化，脂酸的β-氧化以及氨基酸的脱氨基作用等重要生化反应，将进入肝脏的营养物转化成能量的"通用货币"ATP。在饮食物的消化排泄方面，肝脏可分泌胆汁，促进肠道脂类的消化吸收。当肝脏在分泌胆汁时，一些单色素，碱性磷酸酶和类固醇以及无机盐类也随之排泄。

肝主疏泄的另一个重要内容是"调畅情志"。肝的疏泄功能正常，则气机调畅，精神安和；若疏泄失司，则气机紊乱，人的情绪也随之异常。这一作用与现代生化理论相结合，可有如下两方面的认识：其一，肝脏可调节血糖，生成酮体，二者可上荣脑髓，保证脑的能量供应，从而保证大脑正常的精神与情志活动所需要的物质。故有"脑髓有养，则神机和畅"之说。如肝功能异常，不仅为大脑提供能量发生故障，而且由于肝的代谢发生障碍，一些芳香族胺类的物质不能经肝脏转化解毒而进入大脑，转变成"假神经递质"（如苯乙醇胺、蟑胺类），干扰或取代正常神经递质的功能，引起异常的神经精神症状。其二，肝脏不仅是灭活激素的重要器官，而且还具有合成运输激素的血浆蛋白质。因此，肝脏可影响外周激素的活性和浓度。有报道表明，外周激素与大脑精神情志活动有着微妙的关系。例如雄激素可对大脑中的性激素受体和下丘脑-垂体-性腺轴的反馈机制发生作用，直接或间接地影响着机体的行为、情感、语言、记忆和意识等精神活动。雄激素水平的改变，有时可导致神经系统的变化和精神障碍。甲状腺素也可通过影响中枢神经系统的成熟而调节塑造人类的行为。情感性疾病似乎与甲状腺状态的改变有关。这些提示：肝脏的确与调解情志和"主谋虑"有关。

前已述及，肝主疏泄还包含有"主内除秽"、"除秽降浊"的内容，似与现代有关肝脏的生物转化作用相合拍。正常情况下，许多内源性和外源性非营养物质，例如体内物质代谢过程中产生的生物活性物质及代谢终产物，以及由外界进入体内的各种异物（如食品添加剂、药物等），腐败产物、毒物，它们既不能氧化供能，又不能变成构成细胞的原料，机体只能将它们排出体外。肝脏是进行生物转化的首要器官，在肝细胞内，含有丰富的生物转化作用的酶素，它们经过氧化、还原、水解、结合等反应，使上述非营养性脂溶性物质获得极性基因，以增加其水溶性，然后再随胆汁排入肠道，或经血液到达肾脏，最后随粪尿排出体外。中医所述的"秽"与"浊"，无疑应包含有这些非营养性物质。因此肝脏的生物转化作用，似乎也应蕴含于"肝主疏泄"的功能范畴。

总之，肝主疏泄，除了与现代解剖学意义有某些相和之处外，其大部分内涵是与现代肝脏生化功能相通的。

四、肝为罢极之本

《黄帝内经》所谓"肝为罢极之本","罢"为松弛之义；"极"为紧张之状，其意是说，肝脏是一个主管紧张和松弛的、富于相当弹性的功能系统。当肝脏受损到一定程度，病人就会出现耐久力明显减弱，容易疲劳；或者头晕目眩，或者肢体颤抖，麻木不仁，甚至屈伸不利等症状。如热毒炽盛，血耗津亏，则可见四肢抽搐，角弓反张，及至舌卷囊缩等气绝之征。

大量临床观察发现，肝病患者90%都有程度不同的疲乏无力或耐久力差；男性病人还会出现阳痿，女性病人带下，月经不调；观察其指甲半月状甲白的多少或有无，可以十分准确地判断患者病情的轻重和预后。有半月状甲白者，病情轻，预后好，否则病情重，预后差。故《黄帝内经》所谓"肝主筋，其华在爪"，疑半月状甲白可能即其所谓"华"的内容之一。《灵枢·九针论》曰："肝主筋。"《素问·六节脏象论》曰："肝者……其充在筋。"肝主筋的主要含义为：①主宰全身的各关节、豁谷部分。②主前阴之宗筋。③主指甲的坚硬、光滑、色泽，特别与指甲的半月形甲白有密切联系，所谓"其华在爪"。④主肌肉和骨之间的筋膜。《素问·痿论》载："肝主身之筋膜"，"宗筋主束骨而利机关也"。《临证指南医案·痿》邹滋九指出："盖肝主筋，肝伤则四肢不为人用，而筋骨拘挛。"根据《黄帝内经》所说，精微物质是"散精于肝，淫气于筋"的。故筋力之强弱、关节之灵活，乃至全身之是否轻松自如，靡不与肝相联系。

五、肝的特异性

中医基础理论对肝的认识是一个庞大的功能体系。包括藏血、舍魂、主疏泄、主语言、主谋略、主目、主泪、主筋、主怒、主生发、为罢极之本、司动静伸缩之职；主宗筋、与生殖强弱相关等。因此，肝脏的功能既广泛，又复杂。它虽然属于五脏之一，却有着与其他四脏所不同的特点。《素问·五脏别论》曰："所谓五脏者，藏精气而不泄也。"但肝脏却有疏泄的功能，可调节血量，并非完全"藏而不泄"；与肝相表里的胆，虽然属"腑"，却内藏精汁，有代司肝权之能，并非完全"泄而不藏"。可见，肝脏之性能与其他四脏相比，确有特异之处，兹简要总结如下：

(一) 阴阳统一之体

肝属木，其母为水，其子为火。火为阳，水为阴，水火为阴阳之征兆，而木介于水火之中。故古人又把肝称作阴尽阳生之脏。肝以血为体，以气为用，气属阳，血属阴，气主动，血主静。因此，肝是居于阴阳之中，水火之间，动静结合的阴阳统一之体。

（二）体阴用阳之脏

肝为五脏之一，位居下焦，故属阴。肝主藏血，血属阴，肝必须依靠阴血的滋养才能发挥正常的功能，因此称肝体为阴。《素问·六节脏象论》曰"肝者……为阴中之少阳"，即言肝体为阴，而用则行气血，主疏泄，喜条达，这就是肝体阴用阳之义。其用之是否正常，与其肝体阴血之是否充足密切相关。肝体阴血不足，则肝的疏泄条达之性必然失和，可致脾胃运化和气血运行紊乱。如果肝疏泄失职，郁滞化热，也可消烁肝体的阴血。正如叶天士所说"柔肝之体即所以养肝之用"，深刻地阐明了肝体与肝用之间的相互依赖性。

（三）曲直刚柔之性

肝属木，《尚书·洪范》曰"木曰曲直作酸"，是说木的性质既具有自然生长不可压抑的特征，但又具有可资改变其形态的内涵。它的自然伸展不可压抑，是其"刚"性的一面，但必须依赖其柔和的阴质。《素问·五常政大论》曰："……木德周行，阳舒阴布，五化宣平，其性端，其性随，其用曲直。"对木所具有的刚柔兼具之性作了精炼的表述。《荀子·劝学》谓："木直中绳，輮以为轮，其曲中规，虽有槁暴而不复挺者，輮使之然也。"是说木材既可笔直中绳墨，又可用特殊的方法使之輮而成为车轮，以此说明木的曲直刚柔之性。"肝为刚脏"的主要表现为其气主升、主动、主怒、内寄相火、为风木之脏，生理情况下，刚性反映是以肝阳和肝气为表现形式的。病理情况下，则以肝阳上亢、肝火上炎、肝风内动甚或惊厥之变的形态出现；病势急切快速；而且肝病具有易阴易阳，易寒易热，易虚易实的两种转归。肝的柔性表现是既具有舒畅、宣散、喜条达的生理功能；又有藏血、濡养肝体、制约肝阳、滋润筋脉等功能。在生理情况下，阴阳平和，刚柔协调，气血调达。故把肝喻为"将军之官，谋虑出矣"，意为外表勇猛刚烈，内怀韬略计谋，内存柔顺之质，外现刚强之姿。

（四）兼贮藏疏泄之能

肝为五脏之一，不独能贮藏有形之血，而且能疏泄无形之气。肝是人体的主要藏血器官，并有调节周身血量的作用。肝的疏泄功能是肝气的具体功能表现，不但能调理气机，舒畅情志，而且能运化血液，促使脾升胃降。与肝相表里的胆，亦具贮藏与疏泄之能，胆不仅贮备胆汁，而且在肝气的疏导下，还要不断地把胆汁向肠道中排泄。

综上所述，将肝的性质固定为刚脏或柔脏是与临床实际不符的。运用上述理论于临床，就可以避免用药的绝对化，防止变证，取得更好的临床效果。

六、肝与相关脏腑的关系

肝与其他脏腑的关系十分密切，但从肝炎、肝硬化的病程来看，与脾、肾的关系尤为密切。故在此将重点从生理、病理方面来讨论它们之间的关系。

（一）肝与脾

《素问·五常政大论》曰："发生之纪，是谓启陈，土疏泄，苍气达。"王冰注云："生气上发，故土体疏泄；木气专政，故苍气上达。"《素问·宝命全形论》曰"土得木而达"，其意为：土性本敦实，木性生发疏泄，土如失去木性的辅助，就会敦实有余，疏达不及。只有木对土的正常相克，土才能维持其正常的生理机能。张介宾说："造化之机，不可无生，亦不可无制。无生则发育无由，无制则亢而为害。"反之，土为万物所归，并能"灌溉四旁"。因此，对木的荣枯亦有影响。在生理上喻之为"土疏木荣"；在病理上则谓"土壅木郁"。《素问·玉机真脏论》指出"五脏有病，则各传其所胜"，张仲景《金匮要略·脏腑经络先后病脉证》亦曰"见肝之病，知肝传脾，必先实其脾气"。从临床上看，凡属肝病，势必乘土，出现胁胀脘闷，恶心呕吐，或腹胀便溏等症。慢性肝病则多见肝脾不和证。应该区别以下两种情况：

1. 肝病及脾有疏泄太过与不及之分　在肝气郁结和肝气横逆两者之中，前者主要因情志所伤，亦可由肝气不足，导致肝失条达，郁而不疏，属于不及。后者可由肝经实证或阴虚肝旺引起；肝强横逆，以强凌弱，则属太过。两者均可出现纳运失常的表现。

2. 肝脾同病有主动被动之别　在肝脾之间，肝乘脾胃，是病在肝，波及脾胃，病为自肝及脾；反之，亦可由脾胃方面的因素而影响于肝，如湿热蕴于脾胃，可致肝气郁滞，名曰"土壅木郁"；亦可因脾胃气伤或阴伤，导致肝气来乘，则谓之"土虚木贼"。临床上鉴别肝脾的失和究竟何者主动，何者被动十分重要。张介宾《类经》卷十《标本类》说："病之先受者为本，病之后变者为标。生于本者言受病之原根，生于标者，言目前之多变也。"病从肝及脾，当以泄肝为主，扶脾为辅；病由脾及肝，则扶脾为主，疏肝为次。临床具体鉴别时尚应注意患者既往病史，素体禀赋情况，岁气特点，参和脉证，综合考虑。此外，肝藏血，脾统血，与血液的生化藏统密切相关，肝司贮藏和血量的调解，脾为气血生化之源，两脏相辅相成。慢性肝炎患者因肝脾失和，藏统失司，常见各种出血证，如鼻衄、齿衄、便血以及妇女月经过多等；亦可见口舌唇色瘀黯或有瘀点，胸部皮肤赤缕红丝、朱砂掌等瘀血见症，都与肝脾不和，气血运行不畅有关。

15

（二）肝与肾

肝属木，肾属水。《素问·五运行大论》指出"肾生骨髓，髓生肝"，肾水可以涵养肝木，水充则木荣，水亏则木槁。李中梓所谓"乙癸同源，肝肾同治"即发挥此义，指出木之生机根养于肾水，滋补肾水即可以涵养肝木，故临床上常肝肾同治。因肾处下焦，"受五脏六腑之精而藏之"，肝藏血，血可以化精下藏于肾；肾藏精，精化气，气旺则血生，血藏于肝。由于肝肾的特殊关系，临床上常采用滋肾养肝法、滋水涵木法等。其他脏腑久病者，亦必下伤于肾，所谓"久病必及于肾"，是因为肾藏元阴与元阳，病之既久，必伤根本，预后的吉凶，就在对肝肾受病时治疗之是否得当。肝之经脉为足厥阴经，绕阴器，与肾主生殖密切相关。慢性肝炎患者常见的腰膝酸软、关节疼痛、头晕耳鸣、两目干涩、卧寐不安、阳痿遗精、月经不调等症，都与肝肾亏损有关。林佩琴《类证治裁》卷三《肝气》指出："夫肝主藏血，血燥则肝急，凡肝阴不足，必得肾水以滋之，血液以濡之。"前已述及，肝的自然伸展不可压抑之性，系根于肾水涵养的基础之上，可见，其刚寓于柔中，柔中有刚，刚柔兼具。欲使刚性正常，必须要柔养肝体。叶天士在《临证指南医案》卷一《中风》中指出："肝为刚脏，非柔润不能调和也。"柔肝之法，与滋补肾阴的方法，往往难以截然分开，这体现了肝与肾在阴血方面密切的生理病理联系。

（三）肝与心

心主血，肝藏血。人体的血液，化生于脾，藏贮于肝，通过心的阳气，推动血液运行于全身。心之行血功能正常，则血行正常，肝有所藏；若肝不藏血，则心无所主，血液的运行必然失常。基于此，心行和肝藏相辅相成，密切配合，故在临床上，心肝血虚亦可同时出现。心主神志，肝主疏泄。人的精神、意识和思维活动，虽由心所主，但与肝的疏泄功能紧密相关。由于情志所伤，多化火伤阴，因而在临床上心肝阴虚、心肝火旺常相互影响并见。

（四）肝与肺

肺与肝的关系，主要表现于气机的调节方面。肺主降而肝主升，两者相互协调，对于全身气机的调畅是一个重要的环节。若肝升太过，或肺降不及，则多致气火上逆，可出现咳逆上气，甚则咯血等病理表现，称之为"肝火犯肺"。相反，肺失清肃，燥热内盛，亦可影响及肝；肝失条达，疏泄不利，则在咳嗽的同时，出现胸胁引痛胀满、头晕头痛、面红目赤等症。

（五）肝与胆

胆附于肝，有经脉互为络属，构成表里关系。唐代孙思邈《备急千金要方》记载："胆附于肝之短叶间，内藏精汁三合。"胆汁能否正常排泄和发挥作用，亦依靠肝气的疏泄；若胆汁排泄不畅，亦影响肝的疏泄。因此肝与胆往往同病，如肝胆湿热，肝胆火旺之类。在情志方面，肝胆也有密切关系。肝主谋略，胆主决断。然而这个概念完全是脏象学基础上的内容，已在前面论及不赘。

通过以上论述可知，中医这种建立在脏象理论基础上的生理病理观，与西医学的差异不可谓不大。肝胆涵盖了消化、内分泌、免疫以及自主神经系统等的功能。肝胆与其他脏腑间的关系更重要的是提示了人的整体性和永恒的动态观。当以西医的观点将诊断明确以后，需要运用中医中药进行治疗时，就不能不采用中药的四气五味、升降浮沉、寒热温凉以及参照各脏腑间的种种属性来组方用药。这样的处方就能使病人得到比较吻合的治疗，而不是不顾一切地盲目配伍用药。实践证明，后者的疗效欠佳，副作用较大。

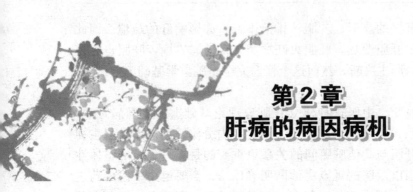

第2章
肝病的病因病机

第1节 病　因

一、概念

中医学认为，人体各脏腑组织之间，以及人体与外界环境之间，既对立又统一，它们在不断地产生矛盾而又解决矛盾的过程中，维持着相对的动态平衡，从而保持着人体正常的生理活动。当这种动态平衡因某种原因遭到破坏，又不能立即自行调节得以恢复时，人体就会发生疾病。破坏人体相对平衡状态而引起疾病的原因就是病因。致病因素是多种多样的，诸如气候异常、疫疠传染、精神刺激、饮食不节、过劳失度、跌仆金刃、虫兽所伤等，均可导致疾病的发生。此外，在疾病过程中，原因和结果是相互作用着的，在某一病理阶段中是结果的东西，在另一阶段中则可能成为原因，如痰饮和瘀血等，既是脏腑气血功能失调所形成的病理产物，反过来又能成为某些病变的致病因素。导致疾病发生的原因，是多种多样的，主要有六淫、疠气、七情、饮食、劳倦，以及外伤和虫兽伤害等，这些因素在一定的条件下都可能使人发生疾病。为了说明致病因素的性质及其致病特点，古代医家曾对病因作过一定的归类。如《黄帝内经》首次将其分为阴阳两类，如《黄帝内经·素问·调经论》指出："夫邪之生也，或生于阴，或生于阳。其生于阳者，得之风雨寒暑。其生于阴者，得之饮食居处，阴阳喜怒。"汉代张仲景在《金匮要略》中指出疾病发生有三个途径："千般疢难，不越三条，一者，经络受邪入脏腑，为内所因也；二者，四肢九窍，血脉相传，壅塞不通，为外皮肤所中也；三者，房室、金刃、虫兽所伤。以此详之，病由都尽。"晋代陶弘景《肘后百一方·三因论》则分为"一为内疾；二为外发，三为它犯。"宋代陈无择又引申张仲景"千般疢难，不越三条"之意，提出了"三因学说"。他说："六淫，天之常气，冒之则先自经络流入，内合于脏腑，为外所因；七情，人之常性，动之则先自脏腑郁发，外形于肢体，为内所因；其如饮食饥饱，叫呼伤气、金疮踒折，疰忤附着，畏压溺等，有背常理，为不内外因。"即六淫邪气侵袭为外因，情志所伤为内因，而饮食劳倦、跌仆金刃以及虫兽所伤等则为不内外因。可以看出，古人这种把致病因素和发病途径结合起来的分类方法，对临床辨别病证，有一定的指导意义。

由上所述，传统中医病因学说的基本概念是所谓"三因说"，但究其根本，仍不外乎内因和外因。内因是指人体从先天禀赋因素缺陷到后天不良的生活起居、饮食习惯以及情志损伤导致的各种疾病因素。外因是指自然界常见的各种对人体的不利因素，如风寒暑湿燥火，俗称"六淫"侵入人体后所发生的疾病因素。至于跌仆、金刃、虫兽所伤，其本质仍当归咎于外因。由内因导致的疾病称为内伤；因外感六淫之邪而发生的疾病称为外感。内因是发生外感的基础，外感则是产生内伤的诱因。两者是互为原因又互为结果的。

二、中医如何认识病毒及其他致病因子

许多人误以为中医只会谈虚论补，这是不客观的。《黄帝内经》有关于"毒"与传染病的最早记载："余闻五疫之至，皆相染易，无问大小，病状相似，不施救疗，如何可得不相移易者？岐伯曰：不相染者，正气存内，邪不可干；避其毒气。"从这段对话可以清晰地知道在上古时代，人们已经明确地发现"疫"是一种或多种具有传染性质的流行病；在相互"染易"的病人之间，无论年龄大小，所呈现的病症相似；引起相互传染的病因是"毒气"，所以需要在加强正气的同时，避免毒气的内侵。显然，这个"毒气"就是"五疫"相互"染易"的病因。所以，"疫"由"毒"起，"毒"是导致"疫"的原因。后世则有"一人得之谓之瘟，一方得之谓之疫"之说，进一步明确了传染病到了大流行的状态时，便形成了所谓的"瘟疫"。

寻求病因，掌握疾病诊断治疗的规律性，以达到治病愈疾的目的，是古今医家孜孜追求探索的共同目标。中医病因理论中，有六淫七情致病；有房室虫兽金刃所伤。除此之外，历代大量医籍中都有对"毒"的认识。这些认识对后世学者在防治疾病的理论与实践方面都有重要的启迪。兹从以下两方面分别论述之。

三、毒邪的分类和普遍性

限于历史条件，古人虽不能够发现多种致病微生物，但却早已体会到了它们的危害性。上述《素问·刺法论》这一段文字说明古人已认识到

"五疫"的病因是"毒气"，具有传染性，当注意预防。这是古籍中认识毒邪致病的最早记载。嗣后张仲景《伤寒论》中始有"阴毒"、"阳毒"的记载。《诸病源候论》将"毒"分为风、火、湿、热四类；《备急千金要方》认为"历节风"是"风之毒害"所致；导致"摊缓风"的也是一种"毒风"。另如"脚气病"，巢氏《诸病源候论》认为系感受"风毒"；《太平圣惠方》、《和剂指南》亦认为"皆因毒湿毒气"。《太平圣惠方》指出："大风癫病（与今之麻风病相同）"是"风毒入于皮肤"。《玉机微义》认为"破伤风"不是一般的"热疮"，而是"火热客毒"逐经传变引起。《卫生宝鉴》认为霍乱吐利由"暑毒"所致。《东医宝鉴》认为"丹毒（又名金丝疮、红丝疮）"亦因"热毒之气"与血相搏所致。凡此等等，不仅说明古人对各种"毒邪"致病已有相当普遍的认识，而且对毒邪的性质不是单纯主火主热也有所了解。清代王维德所著《外科证治全生集》明确指出"世人但知一概清火以解毒，殊不知毒即是寒，解寒而毒自化"，主张以"阳和通腠，温补气血"为原则治疗阴证，自创之阳和汤、犀黄丸等即其著名代表方剂。另外，病因理论中的"毒"，尚不单指外界存在的风、寒、暑、热、湿等毒邪，对各种蕴积于里而久未治愈的疾病，亦有积久成毒之说。例如《东医宝鉴》谓："伤寒三阴病深必变为阴毒"，"伤寒三阳病深必变为阳毒"，"丹疹皆是恶毒热血蕴蓄于命门"，"脏毒者蕴积热毒，久而始见"，"流注起于伤寒，伤寒表未尽，遗毒于四肢经络"等。"毒"邪的发病及其临床表现，除了与毒邪本身的特性有关，也与机体阴阳气血的偏盛偏衰有关，如《玉机微义》指出传染病，"由嗜欲饮食积毒气"，如"本无内热积毒，亦不能染也"。这种将病因与机体状况相联系的观点，对于临床治疗也是有指导意义的。

四、毒邪致病的临床意义

通过上述分析可知，中医治病不单是言虚用补，更不能以为中医中药只能扶正，不能解毒。恰恰相反，中医临证治病，从病因到治疗，往往首先考虑到"毒"。《无求子活人书》有"伤寒当直攻毒气，不可补益"之告诫。《医宗说约》载："先师李士材曰：仲景所谓毒者，感天地恶毒之异气……故其立方但用解毒之品。"综观临床，不仅肝炎，凡各种感染性疾病如肺炎、胃肠炎、肾炎、泌尿系感染及某些血液病等，虽然见证各异，但从起病至慢性，解毒攻邪不失为首要一法。许多学者总结大量临床资料发现不少疾病在早期能否清彻毒邪，对于防止转入慢性，提高治愈率，均有举足轻重的作用。例如过去中医治疗肾炎按水气病与虚劳论治，注重调理气血、扶正固本。西医学则认为其中很大部分主要是病毒、细菌等抗原感染后引起免疫反应，产生抗体及可溶性的抗原抗体复合物，随血流至肾小球基底膜，进而激活补体系统、凝血系统及激肽系统，引起一系列炎症反应。1965 年北京市中医研究所肾病研究组通过对 104 例肾炎的分析，提出并发感染对肾炎影响很大。由于感染的存在，使本属于阳虚或阴虚的证候转化为热证，形成热与湿蕴结于内的局面，久则化毒，证见热毒之象。1974 年上海二医附属三院亦指出：除了感染病灶外，大量长期应用激素也可造成湿热与热毒。通过 267 例成人肾病综合征的临床分析，证明清热利湿解毒能提高肾病的疗效。如此，湿热之证从肾炎的一种夹杂证逐渐列为其主要类型之一，即所谓"热毒型"，推动并提高了中医中药治疗肾病的理论与临床水平。在肝炎方面，除急性已被公认为"湿热毒邪"所致外，即使慢性肝炎，都不能离开清热解毒利湿之法。治疗大多清补结合，单纯言补的已不多见。重庆中医研究所黄星垣等人则明确提出外感热病由"毒邪"所致的一系列观点，所谓"毒随邪来，热由毒生，毒不除，则热不去，变必生"。因此治疗湿热病应从清热解毒着手，并须贯彻治疗的终始。

由上可见，虽然中医所论之"毒"不能完全等同于西医学所谓的各种致病微生物，它还有积久成毒与因人脏腑虚实而呈现不同表现的更广泛的含义，但是祛除毒邪的目的却是完全相同的。通过大量的临床实践又进一步发现，中药中许多清热解毒药不仅具有抑菌及减毒两方面的作用，其功效甚至超过许多西药抗生素，更重要的是某些清热解毒药的主要作用并非其抑菌作用部分，而是通过调节免疫功能起到解毒作用。王今达氏的实验结果证实了许多清热解毒药都具有明显的拮抗内毒素的作用，这一点较之西药为优越。因此，重视毒邪致病，在治疗上重视解毒祛邪，不仅是中医病因学说中的传统理论，而且随着临床与科研的进展，它的临床意义将更其显著。

第 2 节　病　机

一、概念

什么是病机？机，就是机要、机关、扳机，就是具有掌控全局并促使其发生改观的关键秘点。《素问·离合真邪论》在论述行针技巧时说："知其可取如发机，不知其取如扣椎。故曰知机道者不可挂以发，不知机者，扣之不发，此之谓也。"这是对于运用行针技巧来阐释"机"内在含义的一段精彩论述。病机二字则同见于《黄帝内经》中。《素问·至真要大论》载有"审查病机，无失气宜"，"谨守病机，各司其属"以及"诸风掉眩，皆属于肝……"等"病机十九条"。

由上可知，病机是指疾病发生、发展、变化、转归的要点和内在原理。以阴阳五行、气血津液、脏象、经络、病因和发病等基础理论，探讨和阐述疾病发生、发展、变化和转归的机制及其基本规律，即病机学说。《黄帝内经》有关病机的内容非常广泛，并不局限于"病机十九条"，它与邪正和阴阳之盛衰，气血和脏腑之虚实，以及某些病证（如疼痛、痿、痹、厥、痈疽等）的病机，均有详尽的论述。

历代医家对于病机学说均非常重视。汉代张仲景的《伤寒杂病论》在《素问》及《灵枢》的基础上，结合临床实践阐述了热病的虚实、寒热、表里、阴阳的进退变化；在《黄帝内经》脏腑、经络虚实的基础上，对不少病证的病机进行了阐述。隋代巢元方的《诸病源候论》对1729种病候的病因、病机及其临床证候作了阐述，成为我国历史上最早的病因病机学专著。金元时期的刘河间在《素问·玄机原病式》中提出"六气皆从火化"和"五志过极，皆为热甚"的观点；李东垣在《内外伤辨惑论》中，论述了"内伤脾胃，百病由生"和"火与元气不两立"的病机；张从正在《儒门事亲》中论述了"邪气"致病的病机；朱丹溪在《格致余论》中阐释了"阳有余而阴不足"和"湿热相火"等病机。

从病毒性肝炎的角度来看，"毒"、"热"、"湿"、"痰"、"饮""瘀"等六个致病因素与之关系最为密切。"毒"已有上文做了充分讨论，这里就"痰"、"湿"、"饮"、"瘀"作一个概略性的论述。

二、湿、痰、饮、瘀病机病证的基本概念

湿、痰、饮为同源三歧，三者均为津液不能正常运行而形成的病理产物。一经形成之后，就成为致病因素，引起一系列病理变化，表现为各种证候，或为湿病，或为痰病，或为饮病。湿、痰、饮三者的区别：湿性重浊黏滞，每多迁延难祛；痰多稠厚，往往随津液气血流动而为病；可形成痰核、流注、上可侵于肺，中可流于肝脾，下可阻于肾；饮则清稀，每多停聚于胸腹四肢，尤易留于人之低下处。而三者又可相互转化，相互影响，最终形成瘀血。如湿聚可以成饮，饮凝可以成痰，痰阻可以成瘀，瘀阻又可成饮。前三者均属气分病变，久之必然由气及血，形成瘀血甚至成为癥积。

湿、痰、饮的产生与肺、脾、肾三脏功能的失常密切相关，因肺主敷布津液，通调水道，主肃降。若肺失宣降，水津失于通调输布，可致水湿停聚，为痰为饮；脾主运化水液，若脾失运化或脾气虚弱，亦可使水湿不行，停聚而为痰饮；肾司气化，肾阳不足，气化无力，则水不化气，津不

上承，亦可导致水湿贮留，而为痰饮。痰饮既生，气失宣畅，瘀血乃成；瘀血久留，阻滞气机，则转而为水。

综上可知，湿、痰、饮、瘀的病理为本虚而标实，脾肾虚损为本，水湿困阻、痰饮停聚、瘀血内结为标；而标证或急于本证，或重于本证，临证时应分清标本缓急；标实者，治予化湿、祛痰、蠲饮，通瘀；本虚者，重在温运脾肾。

三、病毒性肝炎的病机与发病

长期以来。在辨证论治原则的指导之下治疗病毒性肝炎取得了许多成功的经验，特别是运用西医学先进的理化检测方法进行诊断、疗效判定、发现并归纳其治疗用药的规律等方面，有了翔实准确的研究基础。因此，有必要对本病的病因病机及其相应治法作进一步探讨。本书即根据中医基本理论并参考前贤的经验及有关临床资料，结合个人体会略陈管见，分述于下：

（一）湿热毒邪侵入是发生本病的基本原因

古代医籍虽无肝炎病名，但从其记载的某些病证如湿热黄疸等，与黄疸型肝炎十分相似。因此，研究古籍中有关湿热发黄的论述，可为治疗黄疸型肝炎，进而治疗其他各型肝炎提供某些借鉴，这已经为大量的临床实践所证实。《黄帝内经》载："尿黄赤安卧者黄疸"、"目黄者黄疸"。它简明地记述了黄疸的基本症状。对其成因则认为由"溽暑湿热相薄……民病黄疸"。指出了黄疸是在外界湿热环境的影响下发生的。张仲景则从感受病邪的角度指出"黄家所得，从湿得之"，"淤热在里，身必发黄"。隋代巢元方进一步明确其义谓："黄疸之病，由脾胃气实，而外有湿气乘之，变生热，胃为水谷之海，热搏水谷气、蕴积成黄、蒸发于外。"（隋·巢元方《诸病源候论》）可见黄疸是在人体感受了湿热后，蕴积在里，不得泄越，蒸发于肌表所致。

湿热包括自然界正常的湿热气候和脏腑功能失调而内生的湿热。根据黄疸的症状和发生传变的规律，许多医家认为不是由一般的湿热造成的，于是提出了感受"毒邪"、"疫邪"的概念，即感受了反常的湿热毒邪。如晋代葛洪把"天行"与发黄联系起来，称之为"天行发黄"（晋·葛洪《肘后备急方》）。巢元方认为本病系"热毒所加"，唐代孙思邈谓"凡遇时行热病，多必内淤发黄"。这种把不正常的湿热因素与黄疸的发生联系起来的观点，反映了前人对本病病因的认真探索。在这一认识指导下，临床上对湿热黄疸的治疗多从清热解毒利湿立法。通过临床验证可见，急性黄疸型肝炎运用清热解毒利湿为主的方法治疗，一般在服药 10 剂后，主要症状均可得到控制。我们曾统计了急性黄疸型肝炎在服用清热解毒利湿剂前 3 剂药后的症状改善情况：以食欲好转、腹胀减轻、尿黄转淡、大便转通、黄疸减轻为明显。说明清热解毒利湿的方法对于消除脾胃湿热见证有良好疗效，亦反证了湿热黄疸的形成的确与湿热毒邪内侵有密切关系。

但是，湿热之邪，其性缠绵，若不予彻除，则往往反复不愈，转成慢性，且随正气削弱之机，藏伏于脏腑虚弱部位，如阴虚夹有湿热，气虚夹有湿热或脾胃气阴两虚夹有湿热等；在症状上常有不同程度的口苦微干不欲饮、身热不扬、小便黄赤、大便溏而不爽、舌红苔黄腻等现象。其湿热胶结、缠绵不去的病机正如孙文胤所谓："黄疸之证，皆湿热所成，湿气不能发泄，则郁蒸而生热；热气不能宣畅，则固结而生湿，湿得热而益深，热因湿而愈炽，二者相助而相成，愈久而愈藏也。"（《丹台玉案·黄疸门》）因此，清热解毒利湿之法不仅在急性肝炎，而且在慢性肝炎的治疗中亦甚为重要。针对湿热毒邪的这些特点，治疗上不仅应当分清湿重热重，亦须分清湿热的部位、久暂；辨别患者的体质特点，不同的阶段，根据其病机的特点，选择不同的清热利湿方药，如苦寒、甘寒或辛开苦降、苦温渗湿等。

（二）肝胆脾胃不和是脏腑病变的基础

肝胆与脾胃的关系在五行上是木与土的关系，木土两脏（腑）相互影响；其生理功能的和谐对于人体气血的生化和通畅，血液的藏统和气机的升降方面，都有重要的意义。但是在湿热毒邪的影响下，这种生理上的和谐则变为不和，出现木郁土壅或土壅木郁的局面。至于土壅在前或木郁在前的问题，从临床上看，既有先见纳差、恶心、厌油等脾胃症状而后见黄疸的，亦可见到先有黄疸而脾胃症状并不突出的。从症状的好转或消失方面来看，纳差、腹胀、尿黄、黄疸等症先后解除、相互关联，难以截然划分。因此，宜把肝胆脾胃不和的木郁和土壅见证看作是一个综合性的病理反应，两者相互影响而有所侧重。因此，历代医家对于改善木郁和土壅的病理状况颇为重视，认为疏肝理气与化湿健脾是两大有效法则。

在疏肝解郁方面，如赵献可云："有湿热发黄者，当从郁治。凡湿热之物，不郁则不黄"（《医贯》），叶天士亦谓："湿热以留之反壅滞经络而不解，由是湿停阳淤而烦渴有加，其发黄也必矣"（《清代名医医案精华·叶天士医案》）。肝主疏泄，喜条达，恶抑郁，肝郁则土壅，土壅则肝郁更甚；随之则出现血郁、痰郁、湿郁、食郁等，使病情渐趋复杂。如肝郁日久化热，灼伤肝肾之阴，而成阴虚内热，脾胃壅滞生湿，与热相合，而成湿热内蕴，反过来又加重肝郁化热伤阴以至脾胃壅滞的恶性循环。亦可湿从寒化，导致脾肾阳虚，或因肝郁脾虚导致气血虚损或气滞血瘀诸证，演变成为慢性肝炎。因此，在其湿热郁蒸之初，尽管有时其征象可能不明显，亦须时时注意解除肝气郁滞的现象。消除肝郁，不仅能防止病邪深伏，消除脾胃壅滞，同时对于恢复肝胆脾胃之间的生理常态，防止病情的进一步恶化，也是十分重要的。

在健脾和胃化湿方面，人们也普遍注意到从脾胃论治对消除脾胃壅滞，从而解除肝郁的重要作用。有人主张在清热方剂中配伍辛温之品以解散凝聚，如时振声氏主张用苦辛通泄法[1]，王少华氏主张用轻苦微辛化浊法等，均取得了良好疗效[2]。

总之，在湿热毒邪的影响下，肝胆脾胃失和所表现的木郁和土壅见证，不仅是急性肝炎的病变中心，也是转变为慢性肝炎的脏腑病理基础，其关键在于肝之失疏、胆之失降、胃之失纳、脾之失运、气之失畅、血之失行，因此治疗要以疏肝健脾和胃、调和土木两脏腑的气血为本。

另一方面，当湿热毒邪侵入人体后，由于体质的差异，感邪的轻重而有邪在脏、在腑、在气、在血、在上、在下、偏表、偏里的不同。脏为阴，主里，主血分，主下；腑为阳，主外，主气分，主上。肝脾为脏，胆胃为腑，湿热毒邪内扰，土木不和，可以分别表现为肝脾不和（阴木阴土）与胆胃不和（阳木阳土）两种类型，所谓"实则阳明，虚则太阴"，"在阳旺之躯，胃湿恒多；在阴盛之体，脾湿亦不少"。（叶天士《外感温热篇》）以患者阳气的强弱来判断病变的部位和病性，是临床上的重要原则之一。北宋名医韩祇和首先运用这一原则将黄疸分为阴阳二证（《中国医籍考》）。蒋式玉更透彻地指出："黄疸……病以湿得之，有阳有阴，在脏在腑……阳黄之作，湿从火化，淤热在里，胆热液泄，与胃之浊气相并，上不得越，下不得泄，熏蒸遏郁，侵入于肺则身目均黄，流入膀胱，则溺色为之赤，黄如橘子色；阴黄之作，湿从寒水，脾阳不能化热，胆液如湿所阻，浸润肌肉，逆于皮肤，色如熏黄，阴黄主治在脾。"（《临证指南医案》）据此原则及其临床见证，可依患者阳气强弱和正邪力量对比，概分为正邪剧争，正邪相持和正不敌邪三种情况。当湿热毒邪侵入人体之后，阳盛者，正气强，起而与邪剧争，出现湿热熏蒸亢盛，黄疸明显，病位偏上，病势向外，偏于气分等腑病为主的见证，为胆胃不和。阳弱者，正气较虚，抗邪无力，可出现正邪相持局面，故虽然亦有湿热之象，但与阳盛者相比，则有起病较慢，黄疸较轻，或无黄疸，病位偏下，病势隐伏，偏于血分等脏病为主的见证，为肝脾不和。而阴阳气血俱弱者，则表现为正不敌邪，故临床上病情变化较为剧烈，可从邪气亢盛如重度黄疸，血热妄行迅而转为阳衰阴盛，四肢厥逆，出现内闭外脱等危重证候。蒲辅周认为：无黄与有黄的发病因素同是湿热所致，唯二者之间有程度轻重之稍异。无黄，由于湿热之邪较轻，故郁蒸蕴湿较轻而不成黄疸。(《蒲辅周医疗经验》)但病人脾胃毕竟为湿热所扰，以致肝脾不调，出现相应之见证，但是这种界线的划分只是相对的，两者的症状可以互见，亦可在一定的条件下互相转化。在慢肝中见到现症有黄疸的患者中，不少人就是由无黄疸型转变而来。据报道：在1250例慢性肝炎患者中，除21例在急性起病时有黄疸，4例在病程中一度有黄疸外，余1225例始终无黄疸。尤其值得注意的是：在1250例中，有1157例均为缓慢起病，占92.6%[3]。可见，无黄疸、缓慢起病与易转为迁慢性三者之间有对应性。说明了湿热在脏在腑，湿热的表现是亢盛或是隐伏，病程的长短，易愈难愈之间，都与阳气的强弱密切相关。

(三) 气滞血瘀癥积是病情演变的基本过程

肝既能藏血，又主疏泄，是同一生理功能表现的两个方面，能疏即能藏，能藏即能疏，正如王冰所谓"人动则血运行于诸经，人静则血归于肝脏"，反映了肝对气血的疏畅条达有调节作用。倘肝因邪扰而失于疏泄，发生郁滞，则肝血之运行亦必因郁而发生瘀滞。以脾而论，为生化之源，后天之本，职司统血。木郁则土壅，生化不旺，久则必致脾虚。气血不足则淤滞更重。故肝脾两脏俱与血气相通，两者不和，瘀血必生。临床所见，慢性肝炎病程较长，故多见面色晦黯，舌黯或有瘀斑，皮肤粗糙或见赤缕红丝，胁下有块等症。临床对此运用活血化瘀法治疗，有一定疗效，既然瘀血是经过一段较长时间形成，故可以推知在急性肝炎阶段湿热之邪影响了肝脾两脏，易于伤及血分。能否在初起就及时适当地运用活血化瘀药物，以予防其后期瘀血的形成？事实证明，这一推论是可行的，有效的。但是，临床用药时必须考虑到病人的具体情况。如转氨酶明显升高，则不宜用太多的活血药或用量过大。毕竟此时的主要矛盾需以静为主。若活血太过，则可能会引起肝功能的进一步恶化，延缓恢复。

急性肝炎湿热亢盛者，舌常红绛或边尖红赤而有瘀色。有人据肝开窍于目之理，观察到多数患者的眼血管及视力都有不同程度的变化，单从肉眼观察，其球结膜血管不仅充血，且有锯齿状弯曲出现，凡弯曲明显者，为早期象征。亦有人观察到外耳壳近颞窝处的血络纹路随病情的轻重而呈现不同变化。近年来则观察甲皱微循环的变化时也发现：急性肝炎湿热明显者，其管襻管径增宽，血流量增多，在体表上则为色泽变红，温度升高等；而肝郁明显者，却因皮肤血流量减少表现为皮肤及肢端寒冷[4]。说明肝炎早期尽管临床表现不同，但都已影响到血分，只是由于初期没有慢性肝炎瘀血见证那样广泛和严重而易被忽略罢了。

结合患者的阳气强弱来看，黄疸型肝炎急性期，由于患者阳气盛，故系湿热郁阻血络，热伤营络；营阴被耗，宜清热利湿、凉血活血通络，而无黄疸型肝炎急性期，阳气相对较弱，气弱则血行无力，邪内陷营血，故宜适当益气，凉血清血通络。有报道认为，这一类无黄疸，症状较隐伏的慢性肝炎患者，若在疏肝理气基础上加益气活血则更佳[5]。周氏以湿热之邪伤肝入血立法，重在祛邪，以清热化湿解毒为主，配以凉血活血[6]；支氏则提出在肝炎的整个治疗过程中均需使用血分药[7]等，在临床上均取得了较好的疗效。

以上资料说明，肝炎自始至终存在着由气伤血的条件，在湿热毒邪的影响下，肝郁脾壅，气滞，是瘀血形成的脏腑病理基础，而病变自急性期至慢性期，营血被伤，以致瘀血见证逐渐显露，往往是本病发展演变的基本过程。因此，尽早并恰当地使用血分药物，对缩短退黄时间，减少无黄疸型肝炎的病情反复，改善慢性肝炎患者的症状，都有重要作用。

（四）阴阳气血亏损是病程迁延的必然结果

"邪之所凑，其气必虚"，本病初起虽然见证不同，但均因正虚发病。除急黄患者因阴阳气血俱弱，毒火亢盛，正不敌邪而易发生亡阴亡阳证，需要峻补元阳外，一般都表现为正气初伤，尚有抗邪之力，故以祛邪为主。倘因种种原因使病情迁延，反复不愈，则易伤正气。从病邪性质来说，湿为阴邪，缠绵不愈，遏伤阳气，热为阳邪，不耗胃阴必耗肾液。湿热相合，如油入面，胶结难解。阳气偏弱者，尤易出现正邪相持的局面，攻之则伤正，补之则留邪，难以速效。另因病变中心在脾胃肝胆，木土两脏（腑）可以互相影响，肝郁与脾湿相合，可致湿热久羁中焦，越结越深。一方面，肝气郁久可以化火伤阴，灼伤胃津，甚至下汲肾水。肾水被耗，上则心阴不足，心火旺盛；下则肝阴失养，则肝气更郁。另一方面，脾湿久困，可致脾虚，脾虚不运，湿浊更盛，久之可以伤及肾阳，造成脾肾阳虚。总之，在阴（血）虚方面，以肝肾心胃的损害为主，阳（气）虚方面，以脾肾的损伤为多。湿热毒邪乘机深伏，则形成虚实夹杂的复杂局面。由于脾肾分别为后天与先天之本，故多数人都以木郁化火伤阴和脾湿寒化伤气为本病的两大转归。损伤脾肾而毒邪久羁，反映了本病至慢性阶段的主要病机。因此，滋肾养肝，益气健脾以补其虚损，扶其正气，是遏止病变继续发展不可或缺的治法。

一般来说，阴伤在早期主要累及胃，后期则主要累及心肝肾，阳（气）伤主要由脾及肾，因此，本病发展至慢性，以伤阴（血），伤气（阳）及气阴两伤的表现为多。虽然峻补元阳亦属补法范畴但本文主要论缓补法。

本病以湿热毒邪为病因，肝胆脾胃不和为脏腑病理基础。由于温热毒邪缠绵难祛和个体差异性，复因治疗失当，可使病情迁延，出现气滞血瘀，虚实夹杂的复杂局面。为此，治疗上要以清泄湿热毒邪，调和土木两脏

（腑），活血化瘀消癥和补益气血阴阳为基本原则，即清、和、消、补四大法。然而这并不包罗所有的治法在内。用汗法、吐法及搐鼻、针灸等方法治疗获效者，亦时有报道。在临床运用时，既不能无法，又不可拘于一法；往往一法为主，合用他法，如程钟龄所谓"一法之内八法备焉，八法之内百法备焉"即此意云。

（五）乙肝的发病

现代研究认为：乙肝病毒（HBV）进入机体后迅速经血流到达肝脏，在肝细胞中复制，然后从肝细胞中以"发芽"的形式逸出，这并不引起肝细胞损害，却在肝细胞膜表面留下能为机体免疫系统识别的病毒抗原成分。从肝细胞逸出的病毒进入血循环后可刺激免疫系统产生致敏淋巴细胞和特异性抗体。一般认为，T淋巴细胞介导的细胞免疫反应可能是HBV感染后引起肝细胞损伤的主要机制。当病毒感染波及的肝细胞数不多且T淋巴细胞功能正常时，临床表现为急性肝炎；若病毒感染的肝细胞众多且范围广、细胞免疫反应激烈，迅速引起大片感染肝细胞损伤，临床上将表现为重型肝炎；T淋巴细胞功能不足时，免疫反应仅能清除部分病毒和损伤部分感染的肝细胞，未清除的病毒可反复复制和感染肝细胞，表现为慢性肝炎；T淋巴细胞呈免疫耐受状态或机体免疫功能缺陷时，病毒与宿主共生，病毒在肝细胞内持续复制，感染的肝细胞却不受免疫损害，因而表现为无症状的病毒携带状态。近年研究认为，HBV感染后还可引起肝细胞表面自身抗原发生改变，暴露出肝细胞膜特异性脂蛋白（LSP）和肝细胞膜抗原（LMA），患者血清中存在相应的抗-LSP和抗-LMA。抗-LSP经血循环进入肝小叶时，首先集中在小叶周围区，通过抗体依赖性淋巴细胞毒的作用导致肝小叶周围区碎屑状坏死，引起慢性活动性肝炎。部分乙肝患者血循环中可检出HBsAg的免疫复合物，免疫复合物沉积于肾小球基底膜等处，此时患者常伴有肾小球肾炎、皮疹、结节性多动脉炎、关节炎等肝外损害。这里强调的是T淋巴细胞的功能和感染肝细胞的数量两大因素。但HBV和HCV毕竟不是通过黏膜免疫反应发病的，它们与通过黏膜免疫反应发病者之间的不同是显而易见的。为什么具有黏膜免疫反应的肝炎不发生慢性化和肝硬化，而直接入血的肝炎会产生慢性化和肝硬化的结果呢？它使我们不得不考虑黏膜免疫对发病和预后的重要性。那么在临床上我们如何对跨越黏膜免疫反应的疾病进行治疗意义上的补充和续发？如何对黏膜免疫体系进行临床调控？都成为一种假设而具有探索必要性的课题。

（六）通阳助阳解毒——造证法

乙型和丙型肝炎是通过血液传染的，当无疑义。在传统的中医病机理论中，有关血液，阴液获病的论述虽复不少，但往往是循经络或沿脏腑的内外顺序传入。《伤寒论》有"直中"之说，温病学也有"卫气营血"逐层深入的理论，甚至尚有"伏邪"外发之论。但与通过输血或输液途径，直接将病毒带入人体的概念毕竟有相当的差异。更重要的是，直接入血的这两种病毒性肝炎，与通过粪-口途径传播的甲肝和戊肝相比，具有潜伏期长、发病缓慢、症状相对为轻，黄疸发生率较低和较轻，但病程则相对较长，治疗的难度较大，病情复杂和缠绵，容易发生肝硬化等特点。甲肝和戊肝通过消化道感染人体，潜伏期短，症状较重，可以称之为"锐反应"；乙肝和丙肝直接通过血液感染人体，潜伏期长、症状相对较轻，容易转化为慢性，可以称之为"钝反应"。前者按阴阳属性当为阳毒，后者应归为阴毒。这种特征，理应引起学术界的深刻思考。据此，笔者曾将甲肝和戊肝病毒称之为"阳湿毒"，将乙肝和丙肝病毒称之为"阴湿毒"。区别最显著之处就是乙、丙肝病毒没有通过黏膜而直接进入血液。病毒的结构、大小和性质有所不同，但乙、丙型肝炎通过消化道却不感染人体的原因何在呢？而大多数感染性疾病，或通过呼吸道或进入消化道感染人体，它们都首先侵犯了人体的黏膜保护系统。仅以胃肠黏膜为例：是覆盖面积第二大的器官，表面积占 $250\sim400\mathrm{cm}^2$。仅次于皮肤。根据胃肠衰竭的机制：黏膜屏障的损害、菌群失调、动力损伤、细菌移位等，这些都证实了黏膜与白细胞、黏膜与特异性细胞免疫；黏膜与体液免疫有极其密切的关系。而中医温病学中所谓的"在卫，汗之可也，到气才可清气，入营犹可透热转气"是紧紧抓住黏膜反应的这个契机，充分利用临床上反应最强烈的时机进行有效的治疗。当有入血的迹象时，"犹恐耗血动血，直须凉血散血"，对出现血液病变时的治疗原则是果断的和毫不犹豫的。这或许能加深我们对"卫气营血"四个层次不同治法的理解。古代医学家们当然不会懂得通过输血感染乙、丙型肝炎的表现及其机制，但却睿智地意识到血液层次的危险和难治性，从而谆谆告诫"入营犹可透热转气"，使疾病由深出浅，利用人体强烈的反应期来加以治疗。在"入血"之际，有先机发制，使病邪得以彻底清除，不留后患的含义。

上述有关的发病理论，特别是 T 淋巴细胞的强弱和病毒数量的多少，与肝病发生发展的密切关系，与笔者 1979 年在大连肝病会议上提出的通阳助阳治疗乙型肝炎的理论有着完全一致的含义。长期的临床实践也证实了这种治疗所具有的优点。

关于阳气的论述，在《黄帝内经·素问》里是相当清晰的："阴者藏精而起亟也，阳者卫外而为固也"，"阳因而上，卫外者也"。故阳气强者，当感受湿热毒邪时，可与之剧争，表现为热重湿轻，湿热蒸腾，常可出现黄疸，起病急，病位偏上，在腑，在表，病势向外；若阳气弱，卫阳与湿热毒邪势均力敌，则湿重而热轻，常起病缓慢，多无黄疸或黄而不重，病位偏下，在脏，在里，渐至沉伏于营血。故湿热黄疸明显者病程较短，预后较好。无黄疸者湿热较轻，但却易于迁延，病程长，预后差。有人对 1250 例慢肝分析表明：除 21 例在急性起病时有黄疸，4 例在病程中一度有黄疸外，余 1225 例始终无黄疸。这 1250 例慢肝中有 1157 例为缓慢起病，占全部病例的 92%[8]。可见急性发病与黄疸有相关性，缓慢起病与无黄疸有相关性；黄疸与年龄也有相关性，青少年多呈急性起病，有黄疸，如黄氏报道，在 550 例急性黄疸性肝炎中 40 岁以下的 502 例，占 90% 以上；40 岁以上的仅占 10%。年龄与阳气的强弱是有密切关联的。

根据中医理论，肾藏元阴元阳，为一身阳气之根。故年龄与阳气强弱有密切关系。所谓："丈夫八岁肾气实……六八阳气衰竭于上"（《素问·上古天真论》），"年四十而阴气自半"（《素问·阴阳应象大论》）。有人统计了肝炎后肝硬变的死亡人数，随年龄的增大而增加；在各年龄组中占总死亡数的第 9 位，而大于 40 岁组则高达第 4 位。

然而年龄与发病的类型又未必绝对如此。有人曾以小儿肝炎迁延反复不愈及病程虽属急性期，但体检和实验室检查符合慢性肝炎的 15 例患者进行肝穿，病理检查结果表明，小儿慢肝并非少见。值得注意的是，他们起病多不明显，常以食欲不振，精神萎靡为主证，大多无黄疸。可见素体阳气较弱，同样也会缓慢起病、无黄疸和迁延不愈而呈慢肝之特征。

中医认为引起本病的基本原因在于感染了湿热毒邪。湿热之邪具有伤阴伤阳和缠绵难祛的特性。由于湿热胶结难解，使治疗具有一定的难度。往往是阳气偏弱者湿愈偏重、病程愈长；反之则愈短。据有关资料报道，甲肝发生迁慢肝的罕见，有人对 2000 例甲肝随访 1～10 年，未发现临床及生化检查上慢性肝病的证据。迁慢肝多为乙肝，即使是急性乙肝，其临床恢复所需时间也较非乙肝为长。前者平均 36 天左右，后者 30 天左右。HBV-M 指标的阴转最慢。国外曾有报道用丙种球蛋白仅可明显减少黄疸型非甲非乙型（NANB 型）肝炎的发生率，但对乙肝和无黄疸的 NANB 型肝炎则无效。这就将乙肝与无黄疸型两个因素联系在了一起。使我们有理由认为乙肝是一种更易于隐伏于络脉中的、对阳气更具有消磨损伤性质的、缠绵难祛的湿毒之邪，这也就是我们上文称之为"阴湿毒"的原因。

临床观察表明，乙肝的自然病程是严重的。相当大比例的病人都会发生肝硬变或肝癌。吉林中医研究所统计 HBsAg 阳性的 198 例中，发生肝硬变的 48 例（24.2%）发生癌变的 19 例（9.59%）；而 HBsAg 阴性的 319 例中发生肝硬变的仅 18 例（5.64%），发生癌变的 3 例（0.94%）。

综上所述，缓慢起病、无黄疸或轻度黄疸、HBsAg 持续阳性的病人易于发展为慢性肝炎，进而发展为肝硬变或肝癌。这几个因素是有相关性的。从缓慢起病到肝硬变或肝癌的过程中，病程的迁延反复虽由多种因素造成，但过度劳累是主要原因。华西医大曾统计了 337 例患者，有明显诱因的 138 人，其中过劳者 90 人，多伴有舌淡黯，腰部畏冷等阳气不足的见证。这些符合中医的"阳气者烦劳则张"，"动则伤气"等论述。阳气日损，气行不畅，血脉瘀阻，是形成癥瘕积聚的基础。其意义是显而易见的。

有资料表明，肝细胞的损害与病毒的数量无平行关系，而与一系列免疫应答有关。由于机体免疫功能失调，不能中止病毒的慢性感染状态，故其病程迁延，极易转变为慢性肝炎。一般认为，慢性肝炎患者的免疫功能是低下或不正常的，HBsAg 携带者的免疫功能为缺陷或麻痹。为了促使患者的免疫功能恢复，从而使疾病向愈，不少学者对慢性肝病中医辨证与生化、免疫之间的关系进行了研究；并用中药进行了观察，取得了许多相同的认识。临床证明：肾阳虚患者肾上腺皮质功能往往低下，而肾上腺皮质素在机体的免疫应答中起着重要作用。肾为先天之本，阳气之根，通过补肾治疗，可使经脉血中 T 细胞增高。上海中医研究所发现肉桂、仙茅、菟丝子、锁阳等温肾药有促使抗体提前形成的作用；上医大脏象组认为，改善机体的免疫状态是补肾固本的重要原理之一。实验研究发现，在慢性肝炎的肝郁脾虚、气滞血瘀、肝肾阴虚、脾肾阳虚四型中，脾肾阳虚患者的抗体（ANA）阳性率最高，与其他型患者有明显差异。类风湿因子（RF）阳性率以气滞血瘀型最高；ANA 和 RF 两项阳性率也以脾肾阳虚型最高，与肝郁脾虚型有明显差异。各型的细胞免疫功能均明显低下，即使是气滞血瘀型也是本虚标实。细胞免疫功能低下是肝炎转为慢性的根本原因。中医所谓的正气，应包括气、血、阴、阳 4 个基本内容，但以阳虚患者的表现最为突出，说明了阳气在治疗肝病中的重要性。现代病理组织学通过观察慢活肝的超微结构发现肝细胞的表面微绒毛减少，使肝细胞表面吸收面积缩小，狄氏间隙增宽，大量胶原纤维增生，血管毛细管化，使肝细胞和血窦之间产生机械屏障，影响了肝细胞和血液之间的物质交换，这是肝脏持续损害的一个原因。此外肝实质中浸润的淋巴细胞其胞浆突起增多，并插入肝细胞，引起局部肝细胞膜溶解破坏和坏死。这一现象反映肝细胞遭受淋巴细胞的攻击，是肝脏持续损害的又一原因。随着病情的反复发作，胶原纤维逐渐增多，有可能发展为肝硬变。以上病理现象的产生过程已如前述，是在免疫功能低下和紊乱的状况下，即阳气虚弱的情况下产生的。阳气不足，既不能生精化血，亦不能运血。上述病理现象符合中医的气滞血瘀证或癥瘕积聚证。气滞血瘀是疾病转向沉重的基础，因此，《黄帝内经》中多处强调"通其脏脉"、"疏其血气"、"令其条达"的重要性。对此张仲景有"瘀去生新"之论，刘河间有"疏通玄府"之说，叶天士有讲求络脉之法，凡此等等，都在临床实践中反复得到了验证。现代的临床提示：益气活血法可使白蛋白升高，γ-球蛋白下降，活血化瘀具有明显的抗肝纤维化、抑制肝细胞变性、坏死及炎性反应，改善肝内血运，扩张血管，使血流加速、血量增加，有助于肝损伤的修复。因此该法被公认为是防止肝硬变的有效方法。这些，都是助阳通阳法。为了能更清晰地说明问题，我们从《外科正宗》这本古代医籍中得到启发："痈者壅也，为阳，属六腑，毒腾于外，其发暴而所患肤浅，因病原禀于阳分中，阳气轻清而浮，浮故易肿易脓易腐易敛，不伤筋蚀骨而易治；疽者，沮也，为阴，属五脏，毒攻于内，其发缓而所患深沉，因病原禀于阴分中，阴血重浊而沉，沉故不易肿易脓易腐易敛，伤筋蚀骨而难治。"根据上述乙型肝炎与甲型肝炎在病毒属性、潜伏期、发病特征、病势轻重、治疗难度和预后转归上的种种不同，乙肝就像"疽"，甲肝就像"痈"。前者似轻而实重，后者似重而实轻。何不采用治"疽"的办法，即通阳助阳的药物，促使"疽"尽快化脓、排脓转阳而愈呢？在承担国家"六五"重点科研课题期间，我们从临床上更深刻地理解并自觉地运用了这个治法，取得了一定的成绩。如一些病人，当转氨酶虽然升得很高，但其临床症状却不明显者，采用通阳助阳解毒的方药后，其应有的症状便开始出现，随着 HBeAg 的阴转和 HBeAb 的转阳，肝功能和临床症状都随之下降，完全达到了预想的结果。因此，便将这种方法称作"造证法"。上海传染病医院在 20 世纪 70 年代就曾报道过使用自制参三七注射液治疗 26 例血瘀型慢性肝炎过程中，6 周后有 13 例出现转氨酶的升高，2 例发生黄疸并有 LBT 升高，有如一次急性肝炎发作；但经坚持治疗，竟有 12 例获得显效。他们认为这是"细胞免疫功能得到激发"的缘故。山西省临汾人民医院蒋森认为这是"正复胜邪"，解放军 302 医院宋为云教授认为这是药物"击中了靶细胞"的结果。国内外许多临床报道都发现，在病毒指标行将转阴之前，有部分病例都会出现症状加重和肝功能的反弹。从中医有关阳气的理论来说，这正是枢机得以扭转，瘀血将袪，阳气从而疏通的结果。

第3章
黄疸、"九疸"及"三十六黄"

第1节 黄　疸

　　黄疸型肝炎以目黄、尿黄、倦怠嗜卧及肝脾肝胃不和、湿热内蕴的见证为主，与《素问·平人气象论》所载的"溺黄赤安卧者黄疸"、"目黄者黄疸"颇相类似。虽然黄疸的症状在许多疾病中均可见到，但最常见的应属黄疸型肝炎。因此，借鉴古代医籍中有关黄疸的内容以治疗各型肝炎，甚有价值。

　　《黄帝内经》以后，《金匮要略》和《伤寒论》对黄疸的病机、分类、临床表现及治法等均有专论。从病机上，分为湿热发黄，火劫发黄、燥结发黄、女劳发黄及虚黄等；症状上强调了对目和尿液是否发黄的观察。通篇侧重叙述湿热发黄，认为"黄家所得，从湿得之"，"瘀热在里，身必发黄"。隋代巢元方《诸病源候论》进一步明确其义："黄疸之病，由脾胃气实而外有湿气乘之，变生热……胃为水谷之海，热搏水谷气，蕴积成黄，蒸发于外。"在治疗方法上，《金匮要略》指出"诸病黄家，但利其小便"，拟定了"黄从小便去"为湿热黄疸的基本治法。其代表方剂如大黄硝石汤、栀子大黄汤，为治疗热重湿轻者的主方；茵陈五苓散为治疗湿重热轻的主方；茵陈蒿汤则为湿热并重者而设。这些治法与方剂，以其良好的疗效成为后世治疗各种黄疸的基础处方。如《圣济总录》之茵陈蒿汤、《玉机微义》之茵陈四逆汤、《医学心悟》之茵陈术附汤等，均本此而来。

　　由于古代对黄疸的分类有所谓"九疸三十六黄"之说，过于繁琐，不便掌握；至北宋，名医韩祗和首先将黄疸分为阴阳两类，遂多为后世所习用。

　　除上述医家已指出的有关黄疸与湿热、瘀热的关系外，更有将黄疸与"天行"联系起来的观点，如晋代葛洪称"天行发黄"；隋代巢元方尚指出黄疸的病因为"热毒所加"。这说明，我国古代医家不仅已认识到黄疸具有流行性，而且也认识到它们与"毒邪""热邪"有关。

本节需要论述4个基本问题：

一、"疸"和"瘅"的异同及其演变

搞清"疸"和"瘅"的原意及其演变，对我们借鉴前人治疗与肝病有关的临床用药经验是有帮助的。

疸病在一般医籍中皆有收载，其名称颇多。据查考数十种文献所见，除通常所列之"五疸"，即黄疸、谷疸、酒疸、女劳疸、黑疸外，尚有湿疸等24种，大大超出了《诸病源候论》所载"九疸"的范畴。由于疸病与西医学中许多疾病所有的黄疸症状有关，所以考究疸病的范围、证候特点等以明确此类疾病的原意，对借鉴前人的经验，挖掘整理提高中医学遗产的水平，非常必要。

疸者，宋代以前多注为"黄病"。《说文》注谓："疸，黄病也。"另一字"瘅"自宋代以来医籍中常与"疸"字相混淆。我国最早的字书《尔雅》有"亶"字，即"瘅"的本字。原来的训诂为"病也"，并无具体含义。《周礼》中有"章善亶恶"几字，《汉书》则为"彰善瘅恶"，可为佐证。王冰注《素问·奇病论》"脾瘅"、"胆瘅"条时谓："瘅，热也。"《史记·仓公传》有"肺消瘅"的记载，原文尚有"臣意切其脉，肺气热也"几字。于此可知，"瘅"字多与邪热有关。《黄帝内经》中言黄疸时用"疸"字，云"脾瘅"、"胆瘅"时则用"瘅"字。《素问·脉要精微论》谓："瘅成为消中"，将"瘅"与消渴一类内热伤阴疾病看作有因果转化关系，凡此等等，均说明"瘅"的原意与"疸"不同；与内热怫郁，阴液亏耗一类的疾病相关。《诗经》云"哀我瘅人"，《汉书》云"近夏瘅热"，《左传》云"荀偃瘅疽，生疡于头"，以及《说文》注"瘅，劳病也"等，都说明以上二字不能通假。至宋代成无己《伤寒明理论》始谓："经曰：湿热相交，民当病瘅，瘅者黄也，单阳无阴也"；《医钞类编》卷九《黄疸门》谓"疸者里也，单阳无阴也"；《杂病广要》谓"瘅之为言热也，或做疸"。可见自宋以后，"瘅"、"疸"二字渐渐混成一字，约定俗成。因此，要搞清疸病的确切含义，尚需分析古籍所载二十几种疸病的异同及其相互间的关系。

二、疸病之主症为黄疸

据笔者所考24种疸病中，除胆疸、肉疸、舌疸、髓疸4种无发黄见症外，其余20种均有发黄见症。因此，各种疸病均循此分类。就病因来分，如因嗜酒而成之黄疸谓之酒疸；以饮食所伤形成者谓之谷疸；因劳倦所致者谓之劳疸（《外台秘要》）；因房室所伤者谓之女劳疸；黄疸久羁未除者则谓之黑疸；湿气偏盛者称为湿疸；风气偏重者谓风黄疸或风疸（《诸病源候论》）等。以五脏功能分类则有肝疸、心疸、肺疸、脾疸、肾疸五种，但《黄帝内经》所论之"脾瘅"又与后世如《辨证录》、《儒门事亲》、《古今录验》等所谓"脾疸"不同。如《素问·奇病论》谓："有病口甘者，病名为何？……名曰脾瘅……此肥美之所发也。此人必数食甘美而多肥也，肥者令人内热，甘者令人中满，故其气上溢，转为消渴。"《甲乙经》云："消渴为消瘅。"大约此即"瘅成为消中"的含义。《儒门事亲》则谓："盖脾疸之症，湿热与宿谷相搏故也，俗谓之金劳黄。"《辨证录》则谓："脾疸之证，身黄如秋葵之色，汗沾衣服皆成黄色，兼之涕唾亦黄，不欲闻人言，小便不利……"其他各疸的见证更其特殊，如肉疸，以"饮少、小便多、白如泔色、得知从酒"为特征（《外台秘要》）；舌疸以"渴而数便"为特征（《古今录验》）；髓疸以"目眶深、多嗜卧"为主证；胃疸以"已食如饥"为主症（《素问·平人气象论》、《圣济总录第六十》）等。于兹可见，虽然宋代以后"疸"、"瘅"渐相混称，但从见症诸多不同，甚至差异悬殊且均以疸病相称推测，似可知"疸"字尚有一种泛指的含义，即与"病"的含义相近。

三、疸病大多属热证或湿热证

在 24 种疸病中，除"阴疸"（《张氏医通》）、"肾疸"（《辨证录》）属阴证、寒证外，其余皆为热证或湿热证。或许这就是"瘅"、"疸"逐渐混用的原因之一。对"阴疸"，张璐以为："至于阴疸一证，仲景之方论已亡，千古之下，唯罗谦甫茵陈四逆汤治过用寒凉，阳疸变阴之证，有合往辙，此外无有也。今人但云阳疸色明，阴疸色晦，此不过气血之分，辨之不清，转足误人。"可见与后世所谓之阴黄证一致。因此，阴疸不可认作一种独立的疸病，它只是黄疸的虚寒证而已。

四、《黄帝内经》中的"瘅"与消渴病相似

在 24 种疸病中，《黄帝内经》所载之"消瘅"、"脾瘅"据所列见症，与以发黄为主症之疸病不同。"消瘅"之名首见于《黄帝内经·灵枢·邪气脏腑病形》中，后世医家虽有涉者，但无系统的论述。本病与内热消中，伤及肝脾肾之阴有关。故《灵枢》谓："肾脉肝脉微小，皆为消瘅"，"五脏之脉微小者皆为消瘅"。张介宾径谓："愚按消瘅消中者，即后世所谓三消证也。"（《类经》卷十六）倘将"瘅"认作是宋以前的一种内热疾病，则消瘅可能属于与消渴见症相似的一类。

总之，除了对疸病的历史沿革，文字变异应有所了解外，对"瘅"、

"疸"的异同,该类疾病的特点亦当有所了解,方能更好地借鉴前人的经验以为今日之用。

第2节 九疸三十六黄的考据和基本内容

"九疸"首见于《诸病源候论》卷十二"黄病诸候"中的"九疸候"。原文所载:"夫九疸者,一曰胃疸、二曰心疸、三曰肾疸、四曰肠疸、五曰膏疸、六曰舌疸、七曰体疸、八曰肉疸、九曰肝疸。凡诸疸病,皆由饮食过度,醉酒劳伤,脾胃有瘀热所致。其病身面皆发黄,但立名不同耳。"虽然该书"黄病诸候"中总共载有"二十八候",但在名目排列上,相互重复,彼此特点不突兀,极易混淆;其实凡此二十八候皆与发黄的见症有关。

"三十六黄"在宋代的《圣济总录》和王怀隐编著的《太平圣惠方》均有记载,但两书所载的内容不尽相同。它们究竟是一种病还是多种病?其基本情况如何?与现代具有黄疸症状的疾病之间有何联系?是否有借鉴意义等问题,不对其作一番具体的剖析是难以达到目的的。

一、基本情况

名称和命名原则:《圣济总录》所载三十六黄的具体名称是:心黄、肝黄、脾黄、肺黄、肾黄、鬼黄、奸黄、血黄、髓黄、气黄(两个气黄)、阴黄、胆黄、惊黄、鸡黄、蚰蜒黄、火黄、房黄、黑黄、水黄、走马黄、人黄、荫黄、急黄、痫黄、白黄、风黄、走精黄、酒黄、厌黄、爪黄、肠黄、犊黄、猪黄、土黄、虾蟆黄。前21种黄与《太平圣惠方》所载名称相同。加上《太平圣惠方》所载的立黄、体黄、脊禁黄、食黄、缊黄、忧黄、花黄、虐黄、鸦黄、蛇黄、牛黄、行黄、癖黄、脑黄、胃黄、劳黄等16种不同名称者,共载有52种黄。其命名原则除按五脏功能特点分别命名之外,亦有按病证特点命名者。如以神志昏乱为主症的鬼黄;以舌上及两颊出现黑脉、状如蚰蜒的蚰蜒黄;以肠内疼痛为主的肠黄等;尚有以感邪类别不同命名的如风黄、火黄;以不同病机命名的房黄、走精黄等。

证治概况:《圣济总录》三十六黄中,具有目黄、身黄的是:脾黄、气黄、走精黄、爪黄4种;只有身黄的是:肝黄、鬼黄、髓黄、急黄、痫黄、胆黄、惊黄、黑黄8种;仅有目黄的是:酒黄、蚰蜒黄、走马黄3种。除以上13种有发黄记载外,其余23种并无明确发黄记载。其原因可能有二:其一,记其主要特征而将发黄见症略去未写;其二,原属黄证,但现症并无发黄,故虽列入三十六黄,并无发黄的记载;从病性上来看,属热证实证的居多,计28种;只有肾黄、鬼黄、奸黄、癥黄、白黄、鸡黄、土黄等7

种属虚寒证；髓黄为虚中夹实证。因此，其治法除灸烙法外，方药大多为清热解毒利湿凉血通腑之品，其中出现频率最高的几种药物是：黄连、升麻、栀子、黄芩、大黄、茵陈、白鲜皮、白茅根等。其处方大多味少力专，与证颇符。如火黄使用的紫草汤由：吴兰、木香、黄连组成；瘑黄使用的茵陈汤由：茵陈、白鲜皮组成；心黄使用的柴胡汤由：柴胡、枳实、升麻、黄连、麻黄、甘草、栀子等组成。尚有 3 种黄使用了单味药，即：血黄，以鼻衄、二便下血、心闷、腹部有块、吐逆喘粗等症为主，用续随子；气黄，症见二便难、两足黄肿、两目虚黄、心中战悸、不能食等，用葫芦；黑黄，症见身目黑黄、口唇两颊青脉起等，用鬼臼汁。以上内容均反映了当时的治疗水平。

二、两书所载三十六黄证治比较

前已述及，两书所载各 36 种黄中，有 21 种命名相同。但证治大多有异；只有黑黄、气黄和鸡黄的证治和处方基本相同。这或可反映出此 3 种黄具有识别容易、发病率高和疗效较可靠等共性。《太平圣惠方》三十六黄中，有发黄见证的凡 20 种，较《圣济总录》三十六黄为多；且论述较详尽清晰，有的还有病机概括，如脑黄："脑黄者，由热邪在于脑髓，而脑为髓海，故热气从骨髓流入于脑，则令身体发黄，头痛眉痛，烙百会、风府穴。治脑黄石膏散方：石膏二两，秦艽一两去苗，犀角屑一两，栀子仁一两、甘草半两炙微赤挫。"从施治方药看，《太平圣惠方》的用药多则五六味，少则一二种，但档次较高，组方亦较严谨，如多用犀角屑，羚羊角屑、人参等，如治癖黄条下云："癖黄者，由饮水停滞，结聚成癖，因热气相搏，则郁蒸不散，服下满痛，而身体发黄，烙……治癖黄半夏散方：半夏一两汤洗七遍去滑，前胡三分去卢头，槟榔三分，杏仁三分，汤浸去皮尖，双仁麸炒微黄，川大黄一两锉微炒，枳壳半两麸炒微黄去瓤。"该方所用药物与证甚合，选用药物为消痰、理气、化滞为主，精炼准确，剂量运用也颇老道。《太平圣惠方》所载三十六黄下，均附列方药；而《圣济总录》中的犊黄、猪黄、土黄 3 种无方无药。

三、三十六黄与现代黄疸类疾病的关系

黄疸是指皮肤、巩膜与黏膜因胆红质沉着所致的黄染。引起黄疸的原因很多，但总不外胆红质的摄取、结合和排泄三方面发生障碍所致。黄疸类疾病大致可分为：①溶血性黄疸；②肝细胞性黄疸；③胆红质代谢功能缺陷性黄疸；④阻塞性黄疸 4 类。其中最常见的为②、④两类。从以上两书所记载的不同名称的 52 种黄病的临床症状来看，大部分为实证、热证，与

肝细胞性黄疸类疾病如病毒性肝炎、钩端螺旋体病、急性酒精性肝炎、心源性黄疸、肝硬变、其他急性全身性感染、甲状腺功能亢进并发黄疸等有较多吻合之处。亦有部分属于肝内、外阻塞引起的黄疸。例如"心黄"，可见"面赤口张、气喘多惊、手脚烦痛、舌上疮生"等；"白黄"，可见"颜色干枯、目下赤、口干舌缩、心中恍惚、四肢烦重"；"房黄"可见"身体沉重、状似著热、不得睡卧、小便黄色、眼赤如朱、心下块起"等症。与钩端螺旋体病所具有的寒战高热、起病急骤、全身肌痛、尤以腓肠肌痛为明显，颜面与结膜充血等特征相似。"气黄"见症中，"病人初得，先从两脚黄肿、大小便难、心中战悸、面目虚黄、不能食"，与心源性黄疸右心衰竭、肝脏郁血等造成的下肢肿、面目虚黄、心悸不安等特征亦有相似之处。"血黄"以"鼻中出血、大小便亦下血、心间烦闷、腹中有块、痛如虫咬、吐逆喘粗"等症为主，与肝硬化、肝癌、流行性出血热等疾病亦颇相似。"酒黄"症见"五脏积热、面赤、言语带邪、昏沉错乱、目中黄色"，与酒精性肝炎或醇肝综合征等亦可联系。其他如"气黄"、"脾黄"、"走精黄"等与黄疸型肝炎；"黑黄"、"土黄"、"蚰蜒黄"、"虾蟆黄"等与肝硬化或慢性重型肝炎等在症状学方面有其一致性。

虽然《圣济总录》和《太平圣惠方》均有"三十六黄"的记载，但后世在黄疸类疾病方面主要遵循汉代张仲景《金匮要略》所记载的内容。有人认为张仲景所载的伤寒发黄可能是病毒性肝炎的流感型；谷疸可能是消化不良型，也包括了慢性病毒性肝炎在内。具体对应关系一般是：①黄疸：包括卡他性黄疸，阻塞型黄疸、溶血型黄疸；②谷疸：卡他性黄疸、阻塞性黄疸、肝细胞性黄疸；③酒疸：阻塞性黄疸、肝细胞性黄疸、门脉性肝硬化、胆汁性肝硬化；④女劳疸：胆汁性肝硬化、肝癌；⑤急黄：急性黄疸型肝炎、急性重型黄疸型肝炎和亚急性重型肝炎；⑥湿疸：急性胆管炎、急性胆囊炎；⑦黄汗：阻塞性黄疸、胆道疾患、肝脓肿；⑧黑疸：历时较久的黄疸、肝硬化；⑨阴黄：一些不发热的黄疸，也包括如雷内克氏肝硬化在内；⑩胎疸：新生儿黄疸。反过来从西医学角度看古代黄疸的病名如：①急性传染病伴发黄疸。如巢氏《诸病源候论》"急黄候"所谓之"急黄"与急性重型肝炎以华佛综合征（Warterhouse-Friderichsen 综合征）等均相似。其他一些传染病如黄热病、疟疾、肠伤寒、钩端螺旋体病、斑疹伤寒、流行性出血热、回归热、败血症、肺炎甚至流感等均可伴发黄疸。犹如古代文献所载鼠类粪便可引起黄疸，如葛洪《肘后备急方》曰"误食鼠粪亦作黄"，明代缪存济《识病捷法》载"鼠盗饮食五谷，遗粪在内……误食则生黄疸"等就与钩端螺旋体病感染有关。②饮食失当引起的黄疸：巢氏《诸病源候论》"九疸候"有"凡诸疸病皆有饮食过度"之说，亦与西医学关于暴饮暴食引起黄疸的论述相吻合。③营养失调引起的黄疸：根据酒疸的证因转归，与现代所谓的酒精性肝硬化相似。而引起酒精性肝硬化的原因则是"饮酒多，进谷少"，与巢氏《诸病源候论》所谓"夫虚劳之人，若饮酒多，进谷少者，则胃内生热"又极相似。④心力衰竭引起的黄疸：风水与心力衰竭的表现相似，而黄汗又"状如风水"，兼有"汗出沾衣色正黄如柏汁"。故黄汗当是充血性心力衰竭伴发的黄疸。此型黄疸指数不高，皮肤及黏膜黄疸不著，肉眼易于忽略，但汗液染衣则较易辨认。也有人认为黄汗属于"色汗症"的一种。⑤精神性黄疸：如三十六黄中的"惊黄"、"痫黄"、"风黄"、"胆黄"等。张景岳指出："胆黄证，凡大惊大恐及斗殴伤者皆有之。尝见有虎狼之惊，突然丧胆而病黄者。"与西医学认为的若神经调节机制发生障碍如精神激动、恐惧、焦虑或愤怒等可引起胆管痉挛，胆汁滞留而发生的黄疸的解释是相似的。"猪黄"有"口嚼沫从口角出"之症，与肝豆状核变性相似。⑥房室诱发的黄疸：中医所谓的女劳疸与机体衰弱，体力过劳引起的肝病也是相似的。

因此可以说，三十六黄，是宋代医家对以前所见各种发黄类疾病的总结归纳。正如《圣济总录》所说："论曰黄病有三十六种，所载名数虽同，而证候各异，皆非黄疸可比。"不能仅仅局限于肝病的范围。其中主要记载了南方湿热之病酿成的黄疸。所谓"大抵东南之域，其地湿、其气热、湿热相蒸，易成瘴，人感其邪，有此黄病"。

通过对三十六黄的分析与现代黄疸类疾病的比较，我们可以了解古人对发黄类疾病的认识水平、分类方法，并借鉴其治疗经验和药物运用。为进一步挖掘并提高治疗黄疸类疾病的水平做出贡献。以下可参考《圣济总录》三十六黄基本情况一览表。（表 3-1）

表 3-1　《圣济总录》三十六黄基本情况一览表

序号	病名	目黄（有否）	身黄（有否）	病性	主　症	主　方
1	心黄	－	－	热	面赤口张、气喘多惊、手脚烦痛、舌上疮生	柴胡汤：枳实、升麻、黄连、麻黄、甘草、栀子
2	肝黄	－	＋	热	齿黄、目赤、口燥渴、少气	土浆方；知母汤
3	脾黄	＋	＋	热	两颊青、齿龈皆黑、唇黑生疮、鼻黑、腹胀便结	猪苓汤：黄芩、川军、栀子、芒硝
4	肺黄	－	－	热	口干舌缩、目赤鼻衄	黄硝汤：大黄、硝石
5	肾黄	－	－	寒	脚冷、面目青、身冷、脐下结硬、气急冲心	鸡参饮：鸡子、人参、蜂蜜、生姜汁

续表

序号	病名	目黄(有否)	身黄(有否)	病性	主　症	主　方
6	鬼黄	－	＋	虚	汗不出、缓气心胀、唇黑、妄见鬼物	龙齿汤：麦冬、人参、远志、甘草
7	奸黄	－	－	寒	向明卧、身体全冷、肉色黑、睡中啼泣、爰索鞋拟起	茯神汤：枣仁、人参、附子、干姜
8	血黄	－	－	实	鼻衄三日、二便下血、心闷腹有块、痛、吐逆喘粗	续随汤：(单味)
9	人黄	－	－	实	面青掩口、恶闻人声、或似癫狂	赤箭散：赤箭、天竺黄、牛黄、铅白霜
10	髓黄	－	＋	虚夹实	肢痛无力、好眠冷地、唇赤俱白、眼袋微肿	黄芪散：黄连、黄芩、甘草
11	癥黄	－	－	虚	色青、脱发、纳少、吐逆心烦、乏力、食不消化	桑螵硝汤：白术、黄芪、赤芩、人参、甘草
12	急黄	－	＋	热	心腹急网、烦躁身热、狂走、体如金色、起卧不安	吹鼻方：瓜蒂、发灰
13	气黄	＋	＋	实	初两足黄肿、二便难、心中战悸、面目虚黄、不能食	葫芦饮(单味药)
14	痛黄	－	＋	热	身如金色、不多言、四肢无力、好眠卧、口吐粘涎	茵陈汤：茵陈、白鲜皮
15	白黄	－	－	虚	颜色干枯、目下赤、口干舌缩、心中恍惚、四肢烦重	地黄当归汤：蜂蜜、当归、白术
16	阴黄	－	－	热	寒热、十指痛、鼻中煤生	麻黄栀子汤：加甘草
17	胆黄	－	＋	热	体上黄绿色、胸中气满、或硬、不下饮食	黄芩汤：黄芩、白芍
18	惊黄	－	＋	实	面青身黄、心中烦乱、起卧不安、唇里疮生、目视目盲目忘	牡荆汤：白术、芒硝、牡荆子
19	风黄	－	－	实	爰笑、腰背急、手足强、口干舌上生疮、三部脉乱	麻黄汤：葛根、白术
20	走精黄	＋	＋	实	昏昏饶睡、四肢痛、面目黄、舌紫或裂、及加黑色	牛脂豉汤：牛脂、豉
21	酒黄	＋	－	热	面赤、言语带邪、昏沉错乱、目黄、便血	泽泻汤：黄芩、白鲜皮、茵陈、阿胶、甘草
22	鸡黄	－	－	虚	面目俱青、好卧暗处、手昇衣服、状如鬼神	地黄饮：地黄、黄雌鸡

续表

序号	病名	目黄(有否)	身黄(有否)	病性	主　症	主　方
23	蚰蜒黄	+	-	热	身体凉冷、舌上黑脉、两颊有青脉、脑如针刺、头旋欲倒	驴乳汤
24	火黄	-	-	热	光体热身赤、午后凉、遍身赤点	紫草汤：吴兰、木香、黄连
25	走马黄	+	-	热	眼黄面赤、狂言骂人、怒目高声、起卧不安、发即狂走	竹叶汤：小麦、白马通、生姜
26	房黄	-	-	热	身重、状似著热、不得睡卧、尿黄、眼赤如朱、心下块起	烧衣灰方
27	黑黄	-	+	热	身面黑黄、口唇两颊青脉起、亦有脉息沉细、吃食不妨者	鬼臼汁方
28	厌黄	-	-	实	四肢烦痛、手足无力、吐逆不下饮食、渐瘦弱	大黄汤：木香、枳壳
29	水黄	-	-	热	面目淡青、狂言狂语、语声不出	大黄甘草汤；木瓜芥子橘皮汤
30	爪黄	+	+	热	口苦舌干、身体急强、面目黄、行履不得、言语狂乱	瓜蒂散
31	肠黄	-	-	热	心中闷绝、肠内厉痛、状如刀刺	四味黄芩汤：当归、黑豆、茅根
32	犊黄	-	-	热	舌从后向前、两旁生赤脉、状如蚯蚓	无方。用烙、灸法
33	气黄	-	-	实	脚膝浮肿、二便难、心寒颤掉病人多笑	无方。与13同
34	猪黄	-	-	实	口嚼沫从口出	无方。急灸法
35	土黄	-	-	寒	身冷、面青、若面目十指俱青不可治	无方
36	暇蟆黄	-	-	热	舌上青脉起、昼夜不睡	栀豉汤

第 3 节　临床退黄治疗

《黄帝内经》时代已经认识到了"溽暑湿热相薄，民病黄疸"的规律，从而奠定了关于湿热作为病因和主要病机与肝炎发病之间，有密切关系的理论基础。当代所发现的甲型和戊型肝炎的确多发生于雨季或洪水之后，

20世纪80年代后期在新疆等地所发生的戊型肝炎流行已被证实系水源被污染导致。由于这种与湿热相伴的疫毒感染了人，蕴伏于里，无以宣泄，则可发病。张仲景指出："瘀热在里，身必发黄"，"阳明病……小便必难，此欲作谷疸"，"阳明病发热汗出者，此为热越，不能发黄"。显而易见的是，当时的医学家认为：湿热能否有其去路，气机是否畅达，与是否发黄有密切的关系。

在症状与诊断方面，《黄帝内经》除记载了它的目黄、溺黄赤、倦怠嗜睡、不思饮食的特点外，还记述了它的发病过程。如《黄帝内经·素问·玉机真脏论》载："风寒客于人……弗治，肺即传而行之肝，明日肝痹，一命曰厥，胁痛出食，当是之时，可按若刺耳。弗治，肝传之脾，病名曰脾风，发瘅，腹中热，烦心出黄。"张仲景对伤寒发黄与谷疸的叙述较《黄帝内经》更为确切。他指出："伤寒七、八日，身黄如橘子色，小便不利，腹微满"，"尺脉浮为伤肾，趺阳脉紧为伤脾，谷气不消，胃中苦浊，浊气下流，小便不通……身体尽黄，名曰谷疸"。

治疗与预防方面，早在《山海经》里就记载有防治瘅病的药物。《黄帝内经》介绍了许多防治本病的方法。《神农本草经》载有防治黄疸的药物共8种。其中茵陈、黄芩、黄柏至今仍作为治疗肝炎的常用中药。基于上述对黄疸的认识，张仲景提出"诸病黄疸，但利其小便"，从而首创了以利湿来消除黄疸的方法；如茵陈五苓散及其类方，若偏于热，则用茵陈蒿汤、栀子柏皮汤之类，至今仍有效地运用于临床。

张仲景还指出"黄疸以十八日为期，治之十日以上瘥，反剧者为难治"，这与西医学对肝炎的观察颇为一致。如十日以内黄疸急剧加深，伴有神经精神症状者，多诊断为急性重型黄疸型肝炎；若十日以上出现上述见症的则为亚急性重型肝炎；若十日以上症状逐渐减轻，黄疸减退，则属一般急性黄疸型肝炎，预后良好。此外，对出现频繁呕吐、腹胀尿少的病例，也指出其预后不良，他指出"若不尿，腹满加哕者不治"，与临床所见非常吻合。

晋代名医葛洪把"天行"（流行性疾病）与发黄联系起来，称之为"天行发黄"；隋代巢元方将黄疸分为二十八候，并首先提出了"急黄"的病名，据其描述，当与现代所谓的急性重型肝炎类同。唐代孙思邈指出："凡遇时行热病，多必内瘀发黄。"他所提出的"急疫黄"、"天行病急黄"等似可看作是当时有过黄疸型肝炎大流行的依据。其实早在《黄帝内经》时代，就已经指出溽暑湿热相搏，少阴、厥阴司天的那些年代，人们易患黄疸病，寓有在湿热较盛的年代常有黄疸病流行的含义。元代罗天益把黄疸与瘟疫联系起来；宋代张从正曾记载1228年3个同时请他诊治的黄疸病例（参见

《儒门事亲》），也可认为当时有散在性肝炎流行的证据。

在病因病机方面，葛洪、巢元方、孙思邈的天行时气说，李东垣的外感说，都较确切地阐明了病因。隋唐以后，医家对劳役过度、纵欲饮酒、饮食不节、过食生冷诸多诱因颇多强调。如巢元方说"黄疸之病，此由酒食过度，脏腑不和，水谷相并，积于脾胃，复为风湿所搏，郁结不散，热气郁黄，令身体面目及爪甲小便尽黄而欲安卧"；罗天益也指出"此证因劳役过度，得之时热而多饮冷"等。

从症状与诊断方面来看，隋代巢元方指出："脾胃有热，谷气郁蒸，因为热毒所加，故卒然发黄，心满气喘，命在顷刻，故云急黄也。有得病即身体面目发黄者，有初不知是黄，死后乃身面黄者，其候得病但发热，心战者，是急黄也。"据此说明，隋代医家对急性重型肝炎已有初步的认识。唐以前对本病的诊断，虽然重视了小便的通利与否，但缺乏细致客观的观察标准，治疗前后的小便颜色变化也无具体记载。唐代王焘对此则有重大创见，指出："每夜小便里浸少许帛，名书记日，色渐退白，则瘥。"这是对病情观察运用客观方法进行动态记载的重要史实，惜乎未得到应有的发展。

在鉴别诊断方面，唐代王焘指出："黄疸病与急黄不同，自外状与平常无别，但举体正黄，甚者眼色如柏……此病不甚杀人，亦有经年累岁不疗而自差者。"宋代朱弘指出："白虎与发黄证相近，遍身汗出，此为热越，白虎证也；头面汗出，颈以下都无汗，发黄证也。"金代成无己辨析曰："湿令发黄，热亦令发黄，其能辨之乎？二者非止根本有异，而色泽亦自不同。湿家之黄，身黄如烟熏黄，虽黄而色暗不明；至于热盛之黄，必身黄如橘子色，甚者勃勃，出染著衣，正黄如柏汁……由此观之，湿之与热岂不异哉。"金代刘完素所描述的"痞气"颇似慢肝或早期肝硬化患者肝大、黄疸、消瘦、皮肤干枯的体征。他说："痞气在胃脘，大如复杯，久不愈，令人四肢不收，发黄疸，食不为肌肤。"北宋名医韩祗和还首先从黄疸的色泽区分"阳黄"和"阴黄"；元代杜本则总结了黄疸望舌的经验。

在治疗方面，晋代名医皇甫谧指出：脊中，脾俞、意舍、是针灸治疗黄疸的常用穴位。晋代葛洪倡导服用鸡蛋白、鸡汁治疗黄疸，与西医学高蛋白的治疗具有相同的意义。隋唐以来，医学家在应用张仲景茵陈五苓散等方的基础上，进一步发展了清热利湿方剂的运用。例如孙思邈的茵陈蒿汤，除茵陈、栀子、大黄外，还加入了黄连、黄芩、人参和甘草，此外，孙氏运用针灸治疗疫黄，应用瘴疸丸预防天行病急黄等，均有所创见。宋代朱弘主张："伤寒欲发黄者，急用瓜蒂末口含水搐一字许入鼻中，出黄水甚验。即用茵陈蒿汤调五苓散服之最验。"金元时期，在治疗与肝炎有关症黄疸的过程中，刘完素善用寒凉，张从正力主攻下，朱丹溪强调清利，李东垣长于滋补而反对用攻等，反映了这一时期防治手段的多样性和医疗水平的进步。

在黄疸病名与流行情况方面，明代张介宾在北宋韩祗和、元代罗天益分黄疸为阴证和阳证的基础之上而有阳黄和阴黄之分，清代喻嘉言发挥李东垣外感内伤之说，主张有外感黄疸和内伤黄疸之别。清代沈金鳌又在元代罗天益将黄疸与瘟疫联系起来的基础上提出了"瘟黄"的概念。至于如何传染的问题，应首推明代吴又可的见解，他认为黄疸是疫邪自口鼻而入引致。

明清以来，医学家除了强调黄疸属于全身性的疾患外，并注意到肝所受到的损害。明代楼英指出：一人"因官劳役、饮食不节，心火乘脾，脾气虚弱，更以恚怒，气逆伤肝，心下痞满，四肢困倦，身体麻木，次传身目俱黄"。清代钱镜湖称之为"肝疸"，他说："肝疸之症……人亦以为黄疸也，谁知是肝气之郁，湿热团结而不散乎。"钱氏试图解释水湿潴留对黄疸发病的影响，他说："邪水克木而发黄疸，盖肝藏血而不藏水，外来之水多，则肝闭而不受，于是移水于脾胃，然而脾胃仍肯容之乎？势必移其水于膀胱，而膀胱又不受……于是湿热复返而入肝，而肝无容身之地，乃郁勃而发汗，汗不能尽出，而黄疸生矣。"李东垣指出："其症为风寒所伤，阳气下陷入于内，而排寒水上行于经络之间……寒湿与内热相和而生黄也。"于上可见，前人为找出发生黄疸的机制而苦苦思索，虽然不能像西医学那样准确地说明其来龙去脉，但从肯定湿热是发生黄疸的总病机这一点来看，仍做了有益的推测。对用中药治疗黄疸有一定的指导意义。

症状与诊断方面，张介宾强调了黄疸分阴黄和阳黄两型，并分别对其具体症状进行了描述，有重要的临床指导意义。清代程钟龄指出"黄疸者，目珠黄，渐及皮肤，皆见黄色也"，对诊断也很有帮助。在治疗方面，张介宾强调辨证论治，反对偏用寒凉，指出："若但见色黄不察脉证遂云黄疸同是湿热，而治以茵陈泻火利水等剂，则无有不随药而毙者。"张氏治疗的基本点是"速救元阳，大补脾胃"，与后世重视脾胃，纠正患者的营养状况有相同之处，这与他平时侧重温补的观点有密切的关系；从临床上来看，不能一概而论。

在预防方面，明清时代也有一定的进步。如沈金鳌指出：黄疸久延"疸至于黑，危险极矣。虽立治之之法，亦未必尽效"。对慢性肝病患者中部分发生黑疸，即与现代所说肝硬化预后不良的情况类似。《续名医类案》曾记载一则病例："顾奉常务远，目黄……既而身目皆黄，小便亦赤，乃服仲淳先见，饮前药稍愈。一按摩者，以草汁药酒，脾败遂不起，临殁下瘀血数升。"显然，这是一例慢性肝病患者，在一次出现病情反复时发生黄疸的情况下，服用了不适当的酒药，导致大出血致死的病例。其中既有用酒剂之误，亦不可避免地有用药失误之处。

遵从历代退黄治疗的经验，现代的某些临床和实验也证实了茵陈蒿汤等方药的退黄作用。例如遵义医学院从实验中发现茵陈蒿汤中的栀子不仅没有退黄作用，反能阻碍黄疸的排出，因此建议不用栀子。据临床观察：栀子本身含有较高的黄色物质，水煎剂有可能使检验出现了误差。不仅栀子如此，野菊花、黄连、黄柏、黄芩等都有类似的结果。

对胆汁郁积性黄疸，运用茵陈蒿汤类处方的疗效便不能尽如人意。往往在加入一些活血疏通经络的药物后可使退黄速度加快，幅度加大。如茵陈蒿汤中加入丹参、王不留行、鸡血藤、络石藤、白芥子、秦艽等。解放军302医院汪承柏教授所提出的"活血凉血重用赤芍"的一套方法，在临床的实际运用中也取得了良效。其原因可能是赤芍具有溶解胆栓，大黄具有通腑退黄的协同作用。

慢性肝炎的残留黄疸也是临床上的棘手问题。上海中医药大学继承黄文东、夏德馨等老中医的经验，不仅加大了茵陈蒿的用量，并发现加入补肾的药物如仙灵脾等后，疗效有所提高。近年上海瑞金医院有肝癌患者手术后高黄疸的病例，在服用我院研制的"双虎清肝颗粒"后黄疸得到明显的消退。说明退黄治疗不一定非要运用茵陈蒿汤类处方，"双虎清肝颗粒"是以清热解毒、宽胸散结为主的药物组方的，在肝癌患者高黄疸的情况下取得良好疗效，仍需考虑其解毒散结的综合作用。

在退黄治疗中也曾发现过早的加入补益药物，从而延缓了退黄的效果。如时振声教授就指出在黄疸的早期用黄芪，就会延缓退黄的速度。当然不会仅仅是黄芪一味药物如此，其他诸如党参、太子参、西洋参，以及某些性质黏腻的药物如熟地、何首乌、阿胶、鹿角胶等，都有延缓退黄的作用。其机制有可能是影响了胆汁的排泄，或是干扰了炎症的消退造成的。更有一些有肝毒性的药物如青黛等，不仅不能退黄，反可使黄疸加重，造成肝脏进一步损害，故用药时不得不仔细斟酌。

第4章
古老的中医学接受现代检测的考验

现代所有物理和生物化学检测项目在古代是无从谈起的。而当代的中医则绝不应该回避这些内容。姑不论所有的检测是否都能准确无误地反映疾病的进退和符合循证医学（The evidence basic medicine）的基本原则，仅从疗效的判定上，就提供了一个客观性的指标，而这正是中医的缺憾之处。有了这样一套物理学的和生化学的客观检测指标，就有理由使中医的临床疗效与整个国际医学体系联系起来。因为仅仅是治疗方法的不同，而疗效的奇特和优越，则能大大促使传统中医得到重视和进一步挖掘整理提高。其实，从宏观的角度来说，现代中医已经进入了一个与现代理化客观检测相结合的模式的新时代。在现代检测的配合下，传统的医学理论、治法、方药和剂量等因素都将因疗效的优劣而得到重新评估，其重要性是不言而喻的。

第1节　丙氨酸氨基转移酶的概念

肝功能损伤是肝病的重要病理改变标志。临床上反映肝功能最常用的指标是丙氨酸氨基转移酶（alanine transaminase；ALT）、天门冬氨酸氨基转移酶（aspartate amino-transferase；AST），总胆红素（TB）、直接胆红素（DB）、间接胆红素（IB）、总胆汁酸（TBA）、谷氨酰转肽酶（GGT）、碱性磷酸酶（ALP）、白蛋白（ALB）、球蛋白（BLO）及胆碱酯酶（CHE）等。由于在临床上前两项即 ALT、AST 是反映肝脏受损程度中比较敏感的项目，尤其是与运用中药配伍组方之间有一套内在的规律值得研究，因此，将降酶作为第一个内容来讨论。

ALT 主要存在于肝细胞浆内。肝内该酶活性相当于血清中的 100 倍，所以只要有 1% 的肝细胞损害，血清中的 ALT 活性就会增加 1 倍。典型黄疸型肝炎时，血清 ALT 活性在黄疸出现前 3 周约 80% 的病人已开始升高，至前 2 周全部病例均见 ALT 升高。在无黄疸型肝炎时，血清 ALT 活性升高是唯一的诊断依据，在肝炎流行区，血清 ALT 活性测定在筛选与预防肝炎流行方面具有重要意义。因此认为 ALT 是最敏感的肝功能检测指标之一。对于急性病毒性肝炎的诊断，阳性率可达 80％～100％。一般情况下，血清 ALT 活性增高的幅度与病情的轻重程度呈正相关。急性病毒性肝炎患者，血清 ALT 峰值可达正常值的数十倍甚至是 300 倍以上；慢性活动性肝炎时一般为正常值的 3～5 倍，当伴有肝坏死时可达正常值的 10 倍以上；但重症肝炎病情恶化，肝脏处于失代偿期时，血清 ALT 活性可急剧下降。另外，血清 ALT 活性增高并非病毒性肝炎的特异性指标，任何原因引起的肝细胞损伤均可导致该酶活性增高，常见引起 ALT 增高的疾病有：①急性病毒性肝炎、慢性活动性肝炎、中毒性肝炎、药物性肝炎、肝癌、肝硬化、继发性肝炎等。②心肌梗死、心肌炎、脑出血、胆囊炎、胆管炎等。③疟疾、流行性出血热、传染性单核细胞增多症、寄生虫病等。

人体蛋白质在体内的代谢过程中需要酶的参与。转氨酶，又称氨基转移酶，为其中的一种。顾名思义就是催化 γ-氨基酸上的氨基转移到 γ-酮酸酮基的位置上，产生新的 γ-酮酸和新的氨基酸。氨基酸和酮酸通过转氨基作用相互转化，而将蛋白质和碳水化合物代谢联系起来，故转氨酶在体内代谢过程中起重要作用。根据其作用的氨基酸和酮酸不同而将转氨酶分为数十种，其中以丙氨酸氨基转移酶（ALT）和天门冬氨酸氨基转移酶（AST）为主，是检测肝功能的主要项目。

在正常情况下，ALT 在脏器和血液中的分配是根据正常新陈代谢和实际需要形成；肝脏组织中含量最丰富，每克肝细胞含 ALT41000 单位，而在血液中，每毫升仅含 16 单位。在许多脏器和组织中虽然都含有 ALT 和 AST，但二者的分布次序大致为 ALT：肝＞肾＞心＞肌肉；AST：心＞肝＞肌肉＞肾，而肝内 ALT 的绝对值低于 AST（AST/ALT 比值约为 2.5：1），但 ALT 主要分布于细胞浆水溶部分，AST 则分布于线粒体和胞浆水溶部分中。因此，任何因子（炎症、中毒、缺氧、外伤）使肝细胞膜通透性增高或肝细胞坏死时，这两种酶均可从肝细胞透入血液中，使血清转氨酶增高，而以 ALT 所反映的肝细胞损害更具特异性；但并不是诊断病毒性肝炎的特异性指标，尚有许多其他原因可引起它的升高。

一、ALT 的生理性升高

ALT 在血清中并不稳定，一天中其活力所呈现出的波动甚至可达 2～3 倍，但都是在正常范围内的，正常男性血清 ALT 一般高于女性；学龄前儿童一般高于成人。ALT 在血清中的水平超过正常范围的情况可见于剧烈体力或脑力活动，如剧烈运动，通宵加班，情绪过度紧张，妊娠期孕妇，感冒高热等。上海华山医院观察 14 例运动员空腹进行 10 分钟 2500 米跑步后有 11 例 ALT 升高，其中 6 例超过正常值；另外 19 名进行中等强度运动则未见超出正常。国外有类似报道，27 名水兵单杠引体向上活动 7.5 分钟，1.4481 千米跑步或游泳后可引起 ALT 活力增高。剧烈运动引起 ALT 活力增高可能和运动后乳酸增加，血液偏酸，缺氧及低血糖等因素导致肝细胞膜通透性增强有关。少数妊娠后期的孕妇血清 ALT 升高系因母体及胎儿的代谢功能亢进，营养增加，从而使肝脏负担加重，肝细胞发生代偿性肿胀，ALT 透入血清中造成的。

二、药物损害

肝脏是药物代谢的主要器官。许多药物都要在肝内进行氧化、还原、分解或被排除。药物可以通过直接作用或过敏反应导致肝脏损害。由于新的药物不断生产和应用，药物对肝脏的损伤也随之增加。药物性肝脏损害的临床表现，生化和组织病理等方面都与病毒性肝炎或其他肝病难以鉴别。因此，发现 ALT 活力增高必须询问近期用药史及有无长期用某种药物史等。

古代医学虽然没有各项生化学检测，但却有丰富的治疗思想。《黄帝内经·素问·至真要大论》里就有"高者抑之"、"亢者平之"、"陷者举之"、"郁陈者除之"等原则性的提示。当代中医所面对的是经过一系列检查确诊的各类型疾病，某些指标的异常升降，根据上述治疗原则，当与西医学并无二致。

第 2 节　转氨酶的升降与中药的临床运用

运用中医中药来促使 ALT 恢复正常并保持稳定，是医师和患者共同关心的问题。临床实践证明，如何在辨证论治原则指导下合理地组方配伍用药，与 ALT 的升降有十分密切的关系。笔者对慢性乙型肝炎住院患者 100 例进行了初步的统计分析。

本组 100 例中被的诊为慢性活动性肝炎 80 例，慢性迁延性肝炎 20 例。除少数有凝血机能障碍或年龄较大的患者外，有 67 例做了肝穿术得到病理诊断，其中 51 例为慢性活动性肝炎，16 例为慢性迁延性肝炎。100 例中男 91 例，女 9 例。慢性活动性肝炎者平均年龄 34.5 岁，平均病程 2 年 1 个月；慢性迁延性肝炎者平均年龄 25.9 岁，平均病程 2 年 6 个月。

全部病例均按传统的辨证论治方法进行，判断 ALT 的疗效按以下四级划分。一级：ALT 完全恢复正常并稳定 3 个月以上，共 36 例；二级：ALT

恢复正常但只稳定 1 个月，共 11 例；三级：ALT 下降超过治疗前 50％以上，共 30 例；四级；ALT 无明显下降，共 23 例。

一、疗效与药物组方的关系

从表 4-1 中看出，获一、二级疗效者用解毒药达 100％（36/36 例、11/11 例）；四级疗效者为 86.9（20/23 例）。一级疗效用活血凉血者达 86.1％（31/36 例）；四级疗效者仅为 47.8％（11/23 例）。使用益气助阳药者一级疗效为 58.3％（21/36 例）；四级疗效为 69.6％（16/23 例）。从初步分析中可见，疗效较好者，使用解毒药和活血凉血药的频率较高，益气助阳药则使用较少。

表 4-1　不同疗效与组方药物的关系

疗效	总例数	解毒	活血凉血	滋阴	益气助阳	健脾	利湿	疏肝理气
一级	36	36	31	22	21	4	5	10
二级	11	11	7	8	6	3	0	5
三级	30	27	18	0	17	4	6	11
四级	23	20	11	10	16	3	5	8
总数	100	94	67	40	60	14	16	34

二、ALT 升降与药物种类的关系

在选用处方中最常用的有黄芪、仙茅、仙灵脾，丹参、生地、当归、金钱草、茵陈、虎杖、黄连、法半夏、全瓜蒌、野菊花、枳实等 14 味。ALT 在上升或下降时，统计这些药物在处方中出现的频率见表 4-2。初步分析显示：滋补类 ALT 上升时的出现频率高于 ALT 下降时的出现频率；清热解毒、利湿化痰类药 ALT 下降时的出现频率高于 ALT 上升时的出现频率。

我们又对显效（即一级疗效，下同）者及无效（即四级疗效，下同）者使用滋补药的情况作了初步分析。显效者 36 例，用滋补药者 25 例（69.4％），未用者 11 例（30.6％）；无效者 23 例中用滋补药者 21 例（91.3％），未用者 2 例（8.7％）。无效者中用滋补药者明显多于显效者（$P < 0.05$）。初步分析表明：用清解药 ALT 易降，用滋补药 ALT 易升。

表 4-2　ALT 升降与药物出现频率的关系

药　名	ALT 上升 （210 个处方）	所占总处方 百分比（%）	ALT 下降 （440 个处方）	所占总处方 百分比（%）
黄芪	168	80.00%	66	15.00%
仙茅	123	58.57%	53	12.05%
仙灵脾	121	57.62%	56	12.73%
丹参	118	56.19%	68	15.45%
生地	112	53.33%	70	15.91%
当归	102	48.57%	72	16.36%
金钱草	121	57.62%	83	18.86%
茵陈	131	62.38%	401	91.14%
虎杖	130	61.90%	401	91.14%
黄连	130	61.90%	401	91.14%
法半夏	113	53.81%	342	77.73%
全瓜蒌	111	52.86%	339	77.05%
野菊花	109	51.90%	307	69.77%
枳实	101	48.10%	238	54.09%

三、ALT 升降与滋补药用量的关系

　　笔者在临床观察中注意到，ALT 升降与某些滋补药的用量似有一定关系。如助阳药仙茅和仙灵脾，当用量偏大（＞15 克/剂）时，ALT 往往立即上升，在慢性肝炎有 ALT 明显波动史患者中表现尤为明显，而在早期肝硬化、证属阳虚气虚者则表现不显著；当用量偏小（＜6 克/剂）时却呈现出良好的降酶作用，特别适用于长期服用苦寒类药物者。我们统计一级和二级疗效者中用过这两味药的 27 例，仙茅每剂平均用量为 5g，仙灵脾为 8g；在三级和四级疗效者中用过这两味药的 32 例，其每剂平均用量仙茅为 16g，仙灵脾为 17g。同时还发现滋阴药生地服用时间愈长，ALT 似乎愈易升高。初步统计显示，在用生地而 ALT 上升的 112 次处方中，有 83 次（74.1%）是在用生地 5 次后出现的；初用或短期使用未发现有此现象。作为活血的主要药物丹参，则发现其用量大小与 ALT 升降也有一定关系。据统计：使用丹参而 ALT 上升的 118 次处方中，其每剂平均用量为 23.5g；而在使用丹参 ALT 下降的 68 次处方中，其每剂平均用量为 15g。值得注意的是，活血药用量偏大的病例，其凝血酶原时间和凝血酶原活动度往往出现相应的延长和下降，这可能有助于了解其内在机制。

四、处方结构与 ALT 升降的关系

首先我们将清热解毒（或清热利湿）、化痰散结、凉血活血、滋阴润燥、益气助阳、疏肝健脾等 6 种治法作为慢性肝炎的基本治法，比较了显效者与无效者所用处方结构的差异。在显效的 36 例中，治疗超过上述六种基本治法的有 6 例（16.7%）；无效的 23 例中，治疗超过上述 6 种基本治法的有 9 例（39.1%）。初步分析表明，显效处方结构较为精炼，主旨明确；而无效处方则用药零乱杂沓，药味较多。

经进一步分析 36 例显效患者 ALT 下降曲线的变化情况发现：其 ALT 下降曲线大致可分为下述 3 型：①顺利下降型：包括治疗前 ALT 高、中、低度异常，经治疗后直接降至正常范围，共 23 例。该型患者大多为辨证贴切，用药妥当，治疗顺利。②先升后降型：共 17 例。该型患者多在使用通阳助阳法或停服联苯双酯、五味子制剂或激素后出现。③波动下降型：包括大、小波动幅度在内，共 6 例。该型患者的出现多与病情较复杂，辨证不准，用药较杂乱，或加减过频，或过早进补等有关。

从肝脏病变情况看，在 36 例显效者中，慢性迁延性肝炎 9 例，其中 5 例（55.6%）ALT 为非顺利下降型；慢性活动性肝炎 27 例中，8 例（29.6%）为非顺利下降型。临床提示，慢性迁延性肝炎肝细胞病变相对活跃，ALT 波动较大，治疗要慎用滋补，侧重清热解毒、化痰利湿等法；而慢性活动性肝炎 ALT 波动较小，浊絮试验异常明显，故只要辨证得当，降酶反较顺利。

为了进一步了解显效和无效患者处方中药物组成的差异，分别统计了各类药物在显效方和无效方中的每剂平均用药剂量及其在每剂总剂量中所占的百分比。统计结果见表 4-3。

表 4-3　不同类药物在每剂显效和无效处方中的用药量及其所占比例的情况

药物分类	显效方	占百分比（%）	无效方	占百分比（%）
清热解毒	105.6	42.41%	86.8	34.31%
凉血活血	34.6	13.90%	49.6	19.60%
滋阴润燥	18.4	7.39%	16.2	6.40%
益气助阳	16	6.43%	22.8	9.01%
化痰散结	18.4	7.39%	16.2	6.40%
疏肝健脾	16.9	6.79%	16.9	6.68%
其他	39.1	15.70%	44.5	17.59%
合计	249	100.00%	253	100.00%

从表 4-3 中看出，显效方中清热解毒、化痰散结、滋阴润燥类药物在每剂药中的平均用量及其所占比例高于无效方，而无效方中的凉血活血用量及其所占比例大于显效方。说明药物类别及其剂量的把握是影响 ALT 下降的因素之一。

五、讨论

由于人与实验动物的差异及试验动物肝脏损害与人类病毒性肝炎所致肝脏损害的差别，欲了解中药复方治疗病毒性肝炎肝功能损害的机制，在当前实验室条件下是很困难的。因此，通过临床运用传统的辨证论治方法，结合现代生化、免疫、病理等检测手段进行观察，似是当前唯一可行的方法。多种临床现象表明，中药随患者体质、证候的不同往往呈现不同的临床效应。其他诸如药物属性的不同、气味厚薄的差异、用量的轻重、配伍的区别及运用时机的迟早等因素，也都足以影响 ALT 的升降。

（一）既要掌握中药的四气五味，又须知常达变

通过以上初步分析可知，ALT 的升降基本上与传统中药四气五味升降浮沉理论中的阴主沉降、阳主升发、苦寒降泄、甘温升散之性相一致。但这仅仅反映了慢性肝炎在中药治疗过程中的一般规律，即：病宜清者，清之则降，补之温之则升；病宜补者，清之寒之则升，补之温之则降；虚则补之、实则泻之为顺，虚其虚、实其实为逆。这正是辨证论治的原则，但其中尚有不尽如此者，如仙茅、仙灵脾，剂量偏大，ALT 即升，剂量若小则降，这与"少火生气，壮火蚀气"之说似有相同意味。又如金钱草，虽性味苦寒，但又具通络消瘀之性，用于瘀胆型肝炎效果较好，但对慢性肝炎患者；倘用量偏大，ALT 往往明显上升。如统计所示，在 ALT 上升的121 次使用中，有 101 次金钱草剂量大于 30g，而随着减量或弃之不用，ALT 往往能得以下降。再如当归，对降絮浊的作用较好，但对 ALT 的影响亦往往与其剂量有关；对于病程长、虚象明显、具有低酶高絮特点者，多呈现良好的正效应；而对病程短、ALT 波动明显者，则呈负效应。

（二）既掌握治疗时机，又善用气味厚薄之性

临床上常常会遇到这种情形：加入同样剂量的两味药，此时使用，ALT 可升高，而彼时使用却不升高，这说明有一个用药的时机问题。临床医师的责任就在于：当 ALT 升高时，应令其下降，使病情好转；当 ALT 应升而反降（如酶疸分离），病情恶化，或 ALT 不升不降，病情相持时，又当令其先升再降，摆脱危境。这与临床用药的水平是息息相关的。临床所见，一个促使 ALT 下降的有效处方，其加减变化是需要十分审慎的。一般而言，对 ALT 的影响，味薄者较小，味厚者较大；对絮浊的作用则基本

相反，味薄者无效，味厚者易降。因此，当酶絮俱升时，药物气味的厚薄之性是大有考虑必要的。如有一例慢性活动性肝炎患者，治疗一直顺利，但 ALT 降至 45 单位时（改良金氏法），根据其脉证加入何首乌和鸡血藤，2 周后其 ALT 升至 75 单位。经分析后撤去此两药，加入竹茹、竹叶清灵平和兼辛润通络之品，则 ALT 顺利降至正常。由此可见，临床上 ALT 升降与药物气味的关系与《黄帝内经》所指出的"味厚者为阴，薄为阴之阳；气厚者为阳，薄为阳之阴。味厚则泄，薄则通；气薄则发泄，厚则发热"的理论确有相同的意义。因此，在降酶过程中，应遵循这些原则，精选药物，慎重取舍，便可防止某些不必要的反复，缩短疗程。2006 年英国药品与卫生制品监督署宣布发现有 5 种中药能引起严重的毒副作用，其中就有何首乌被发现可引发肝炎和黄疸等不良反应。究竟是否属实，有待进一步研究证实；但临床运用必须加以注意。

（三）既要掌握药物之共性，又当深谙药物之特点

如果说辨证是对病情的总体把握，施治处方用药，则必须有对病情具体把握的能力。否则，中医的临床辨证论治只能停留在一般的水平上，很难有所发现，有所深入。例如，同为慢性肝炎肾阳虚型，发现用此类补肾药（仙灵脾、仙茅等）则可，用他种（如益智仁、肉苁蓉等）则不可。这是在现代检测监控下初步发现的一些临床现象。类似的内容则太多了，有待认真观察与探索。临床医生不能只停留于总体把握的水平上，应有至精至微、至细至深的具体把握能力。当然，仅凭感觉可能是有局限性的、不准确的，但借助病人不断反馈的信息，加上现代的各种先进的检测手段，则可能接近这种水平。

按照"热者寒之"、"亢者平之"的原则，针对病人的基本症状或证候组方，虽然可以取得较快的降酶效果。但如果没有针对病因的药物，只有单纯的降酶药物，会很快出现反跳。而单纯具有降酶作用的药物很多，并不都是清热解毒药物。这种组方原则中最要害的问题是方中药物的选择、剂量与配伍。要获得更持久的疗效，除准确识别病人的证候，针对病因选择药物之外，更要耐心地去遴选出符合其个体特征的药物和适当的剂量，需要多次根据化验结果来加减处方，才能获得满意的疗效。在国家"六五"重点科研工作中曾遇到大量顽固难治的病人，曾使用过清胃散、玉女煎等方剂，在短时间令转氨酶下降，但半个月左右就会发生反弹。而采用宽胸解毒汤与之联合运用后，疗效就明显延长，一般不再出现反跳。可见，针对病毒组方，可以使肝功能改善，针对病因用药与使用核苷类似物等西药的作用非常相似。

第3节　中药降酶基本原则

　　总之，治疗慢性病毒性肝炎，在辨病辨证的前提下，必须重视清热解毒药的运用，处方的组织结构应主次分明，有明确的目的性。法则与遣药配伍应紧扣病机，精炼准确，防止面面俱到或叠床架屋式的堆砌。慎用滋补类药物，应防止过早、长期和大量使用。使用活血类和动物类药物应防止剂量过大过猛；清热利湿及淡渗利湿类药物应谨防苦燥及通利太过，导致伤阴、损液，发生他变。凡此等等，都应"以平为期"，尽快找到重建并保持患者新的生理平衡态的支点。研究处方用药与降 ALT 的关系，还在于尽量减少临床用药的盲目性，提高准确性，缩短疗程，提高疗效，并进一步发现最佳药物、最佳剂量及合理处方，以及用药的规律性。

　　归纳降酶的基本原则是"以平为期"。基本方法有：①清降法：适用于热毒证，表现为高酶、也适用于服补药而致转氨酶升高者。②通降法：适用于湿热或湿食结聚证。③和降法：适用于肝胃或脾胃不和证。④补降法：愈接近肝硬化，虚象愈多，用本法就愈见效。⑤疏降法：主要用于瘀血明显者。但要注意剂量。

　　三点注意：①不妄作劳、饮食清淡、起居有常；②用药当随季节而调整；③先升后降未必不是佳兆。但在降酶的过程中，还需要掌握一些变通的方法：

　　——用药准确，当清则清，当补则补。

　　——因人制宜，退行淡化。

　　——苦与燥不和；通与温不配。

　　——湿重不予滋腻之药；瘀滞不服厚重之品。

　　——高酶不补；低酶不清。

　　——易高者不通；易升者勿补。

　　——前法不降，反向调之。

　　——剔除毒药，力求和平。

　　广州南方医院通过流式细胞仪检测乙肝患者可活化的淋巴细胞凋亡率，发现在急性肝炎其凋亡率最高，慢性肝炎较低，而重型肝炎中凋亡率最低。这种情况说明，可活化的淋巴细胞的凋亡率与肝细胞的损害程度有密切关系。淋巴细胞的凋亡也与转氨酶的升降有密切关系。因此，如何利用药物准确地驾驭其凋亡率，既可控制转氨酶的升降，也可有效地控制病情。运用中药治疗肝炎的过程中，可以起到预报和使疗效量化的作用，值得专门进行研究。

需要特别指出的是：中医在治疗慢性乙肝的过程中，大约有 1/3 的病人会出现转氨酶的升高，据国内外的资料报告，在 HBeAg 转阴前，转氨酶的升高尤其明显。上海传染病医院在 20 世纪 70 年代就曾报道过使用自制参三七注射液治疗 26 例血瘀型慢性肝炎过程中，6 周后有 13 例出现转氨酶的升高，2 例发生黄疸并有 LBT 升高，有如一次急性肝炎发作；但经坚持治疗，竟有 12 例获得显效。他们认为这是"细胞免疫功能得到激发"的缘故。为什么在黄疸明显、转氨酶升高时使用了合适的处方后才会出现明显的效果呢？除了"治疗时机"、"火候"等解释外，其实质又是什么呢？是药物击中了靶细胞？还是细胞免疫功能调节到了某一个临界点，从而对某些中药处方产生的敏感效应？对这个现象也有不同的解释，认为是一种或多种药物的中毒。他们认为中药中有些药物对肝脏是有害的，例如青黛，不少病人在服用青黛制剂后往往发生黄疸。不可否认，由于用药盲目或杂乱，有不少病例在服用中药后出现转氨酶大幅度升高，甚至出现黄疸，症状加重、加多。特别是药味太多，超过病人的耐受程度时易于发生。第九届中医肝胆病学术会议上曾明确提出"中草药中毒性肝病"，那么"中毒"和"免疫得到激发"两者，在临床现象上究竟有何不同呢？根据我们从临床上的观察发现，转氨酶升高，但 AST/ALT 的比值<1，而且 PT/PA 并没有明显的恶化，这种情况应考虑是免疫得到激发，有望获得较好的疗效；假如 AST/ALT 的比值>1，γ-GT 也同时升高，并伴有急性或亚急性的神经精神症状和较重的消化道症状等，就应考虑中毒和合并重型肝炎的可能。临床上发生这种（病毒指标阴转前转氨酶升高）现象，往往得不到病人的理解，特别是当有人认为这是"中毒"时，治疗就更难以继续下去。为什么用西医西药治疗较少发生类似情况呢？据我们的观察与分析，可能与其"对症"治疗手段有关。如病人黄疸稍有升高，就会使用中西退黄药物，为什么不能再观察一段时间，从中发现其更有利的治疗点呢？总之，这是肝病治疗中一个十分有意义的问题，值得进一步讨论。

第4节　其他检测与中药的关系

一、血清白蛋白

肝是合成白蛋白的唯一场所。肝功能损害时，血清白蛋白水平下降。无腹水的肝硬化病人，血清白蛋白水平反映预后。但对急性肝病患者，血清白蛋白不是一个良好的指标。低白蛋白血症对肝病不具有特异性。这是由于血清白蛋白水平降低除合成障碍外，尚可能因：血管外池扩充；如：

腹水、水肿病人，血管内白蛋白进入血管外池，导致血清白蛋白下降。合成白蛋白的原料供应不足，如摄食过少，或消化吸收障碍；蛋白质分解过多，如感染、发热、癌肿等时白蛋白分解增加；从异常途径丢失，如慢性腹泻、慢性肾脏损害等；还可因肝硬化时，γ 球蛋白增多导致渗透压升高抑制白蛋白的合成等多种因素的影响。因此，在选用具有特异性药物的同时，必须注意到其全身的总体情况。药物主要从直接补充白蛋白和改善肝脏的合成功能两方面选择。直接补充性的药物有：紫河车、广地龙、白僵蚕、阿胶、鲤鱼、龟板等；改善合成作用的主要有：当归、党参、黄芪、灵芝、枸杞子、女贞子、熟地黄、丹参、鸡血藤、三棱、莪术、仙茅、巴戟天等。

在肝硬化的代偿期，病人无明显腹水的情况下，应针对其肝硬化所常见的瘀血癥瘕积聚、和白球蛋白倒置情况，采用活血软坚益气补血或滋阴为主的方法进行治疗，并需时时防范上述药物对脾胃功能的不良影响。如当归、熟地黄对肠道的刺激和缓泻作用；黄芪、党参、枸杞子、仙茅、巴戟天等所致的"上火"现象等。应适当与理气健脾和清热滋阴药物的配伍运用。其中以当归、黄芪和丹参的作用为最好。对失代偿期的肝硬化病人，除应主要选择直接补充蛋白的药物之外，还需适当选用改善合成作用以及利水消肿的药物。如紫河车、广地龙配合炒当归、黄芪、丹参以及五苓散、五皮饮等。需要说明的是，有腹水的病人，在服用汤剂时可能疗效不尽如人意，可以改为细粉剂与汤剂的联合应用，以减轻服用汤剂所产生的腹胀痞满等不适。

二、凝血因子

肝病是凝血障碍的常见原因。肝合成 6 种凝血因子：Ⅰ（纤维蛋白原）、Ⅱ（凝血酶原）、Ⅳ、Ⅴ、Ⅵ、Ⅶ。当它们单独或联合缺乏时，凝血酶原时间（PT）即延长；故可作为判断肝合成功能的有用指标。急性肝细胞疾病时，PT 延长提示严重肝细胞坏死，预后严重。慢性肝病时，PT 延长 4～5 秒以上，对注射维生素 K 无反应，提示广泛肝实质损害，远期预后不良。酒精性肝病时，死亡病例中 60% 的 PT 延长 4 秒以上，说明该指标的重要性。

临床上，在检测 PT/PA（凝血酶原活动度）之前，更多的是要了解病人有否出血征候；包括大便潜血试验和其他部位不同程度的出血症状。对于一般性出血，最常用的是茜草和仙鹤草。如有消化道出血，则需用白及和三七粉。其主方一定要与其主证相符。

如果仅仅表现为 PT/PA 的异常，从中医治疗的角度就不是一个止血的概念，而是一个"无形之气所当急固"的概念，即运用益气固脱的药物，防止肝衰竭。急性重型肝炎或亚急性重型肝炎，大多为病毒性肝炎引发，为热毒炽盛，正气败绝的现象，应针对病情，选用紫雪丹、安宫牛黄丸、或犀角地黄汤、五味消毒饮等大剂气血两清和开窍药物联合运用，方可寄希望于万一。随着 PT/PA 的改善，临床症状也会相应缓解。

大出血是慢性肝炎和肝硬化病人最常见的死因之一。即使病情好转并稳定 10 年以上的病人，如果不慎（如饮酒）仍会发生大出血危及生命。说明防止出血，不仅是治疗措施，也是保健措施。在常用的处方中，应经常选用炒当归、仙鹤草、三七粉、茜草、白及等药物交替运用。并嘱咐病人防止饮食上的过饱、过热、过硬和情绪上的波动等因素导致的大出血。药物运用中还应注意掌握活血化瘀药和止血药之间的合理比例，避免运用过于辛燥和峻烈的活血药物。

三、胆汁酸代谢试验

胆汁酸是肝内由胆固醇合成的主要有机阴离子。肝胆疾病时，血清胆汁酸和胆红素可比拟为肾脏疾病时血清肌酐和血尿素氮。如同血尿素氮，血清胆红素受着诸如生成率、器官灌注等因素影响，不一定直接反映排泄它的器官功能；而胆汁酸同肌酐一样，其代谢情况主要受排泄它的器官所控制，因此能较特异地反映有关排泄器官的功能。虽然胆汁酸与胆红素都从胆汁中排泄，但胆汁酸池远大于胆红素池。体内总胆汁酸池为 3～4g，每餐后约 2 倍于此，每日 6 倍于此（18～24g）的胆汁酸进行肠肝循环。但每日经肝处理的胆红素不足 300mg，就肝负荷而言，对胆汁酸处理是对胆红素的近 100 倍，因此，当肝转运有机阴离子功能受损时，反映在胆汁酸代谢的改变，至少在理论上比之胆红素代谢更为明显。

血清胆汁酸以病毒性肝炎和肝外胆道梗阻时升高最明显。慢性肝炎病人，血清胆汁酸水平的升高常先于转氨酶的升高，即使肝组织学改善，如果血清胆汁酸持续升高，则复发的可能性极大。在胆汁淤积性肝病，尤其是原发性胆汁性肝硬化和原发性硬化性胆管炎时，血清胆汁酸常明显升高。

在脂肪肝或轻型慢性肝炎时，空腹血清胆汁酸测定不如转氨酶敏感，这可能与轻度肝损害不足以影响肝转运功能有关；但在严重肝实质性疾病包括肝硬化时，空腹血清胆汁酸的敏感度则高于转氨酶。血清转氨酶水平仅反映在某一时间肝细胞损伤程度，而血清胆汁酸不仅反映肝细胞损伤，还反映肠吸收，肝摄取和排泄等方面的异常，以及门-体短路的存在。部分肝切除后，血清胆汁酸水平与肝切除量相平行，在预测是否会发生肝衰竭方面，血清胆汁酸较胆红素更为敏感。

基于上述，中医中药临床运用时，对血清胆汁酸的用药方案往往是复合型的、气血并用型的和攻补兼施型的；对胆红素的用药则相对单纯。从某种意义上来说，只有胆红素的升高，没有胆汁酸的升高，可以定位在腑，病变在气分；有胆汁酸升高的病例，可以定位在脏，病变在血分。因此，单纯胆红素升高的病例，多伴有转氨酶的升高，宜采用清热利湿、清热解毒的药物治疗，常用茵陈蒿汤与五味消毒饮等方剂化裁，重点是用三味药：大剂量的茵陈蒿、中小剂量的生大黄和中剂量的金钱草。若不仅有胆红素的升高，同时又伴有胆汁酸、γ-谷氨酰转肽酶（γ-GT, gamma glutamyl transpeptidase）等的异常，就不是一个单纯清热利湿退黄的问题，从其整体病情考虑，必须要将重点放在改善肝脏血液循环、抗肝纤维化等方面。在此基础上，选用具有活血、退黄双重功效的药物作为辅助治疗，如虎杖、瞿麦、茜草、茵陈蒿和适量的生大黄等。对某些胆红素轻度升高，但明显胆汁酸升高的病例，退黄不是主要的，应将重点放在活血化瘀、软坚散结和疏通胆管方面，如采用汪承柏教授主张的重用赤芍，配以大黄的方法。同时应减少富含胡萝卜素的食品摄入量，当然也包括中药中某些含有明显黄色素的药物，如黄连、虎杖、栀子等。

四、血清谷氨酰转移酶

血清谷氨酰转移酶（γ-glutamyl transferase，GGT，γ-GT），又名γ-谷氨酰转肽酶，为一种膜结合酶。在细胞内，该酶一部分与细胞膜结合成不溶性部分，另一部分为可溶性。在体液中只能测得后者；它广泛存在于肾、胰、肝、脾、肠、脑、肺、骨骼肌和心肌中。肝胆细胞能合成GGT，血清中GGT主要来自肝脏。在炎症、胆汁淤积、癌肿等刺激下，肝合成GGT增加，该酶测定的临床意义大体与ALP（碱性磷酸酶）相同，但较后者敏感。约90％以上的肝胆病人血清GGT升高，尤以胆道梗阻和肝恶性病变时增高最明显。一般在急性肝炎初期，轻型慢性肝炎，和肝硬化的非活动期不升高。在急性肝炎的极期、慢性肝炎（肝硬化前期）、肝硬化（非活动期）、脂肪肝、肾损害、胰腺炎、糖尿病、心肌损害、血吸虫病时可轻度升高（1～2倍）。慢性中、重度肝炎，肝硬化（活动期）酒精性肝炎、酒精性脂肪肝、急性肝淤血、局限性肝损害（良、恶性）、心肌梗死（急性期）、急性胰腺炎、不全性胆道梗阻等病时呈中度升高（2～4倍）。肝内胆汁淤积、胆汁性肝硬化以及肝癌等情况下时，会出现5～10倍甚至更高的表现。一般来说，检测GGT的同时也应检测ALP，因为GGT分布广泛，特异性不及ALP；在GGT升高而ALP正常的病人，应细心询问用药和饮酒史，因为大多数抗惊厥药、华法林以及酒精，均可引起GGT升高。

据此，GGT的检测要注意几个方面：①与丙氨酸氨基转换酶（ALT）

联合检测，以判断病变部位的深浅，如伴有 ALT 的升高，GGT 轻度升高时，多表明病变损害较轻；②如与 ALP 同时升高时，当考虑肝内外的梗阻症；③根据其升高的幅度判断其病变的严重性。

临床用药时，可结合上述分析。如系急性肝炎或者轻型病变时，应在清热解毒、清热利湿基础上酌加适量活血通络之药，如银杏叶、泽兰叶、青陈皮、丹参等。如伴有明显的肝内外梗阻，则应加大破瘀活血或通腑利胆之药，如三棱、莪术、炮山甲、元明粉、生大黄、水蛭粉、丹参、鸡血藤等，与清热退黄药和清热解毒药物联合运用。也可采用双处方法的原则，一方治其本，一方攻其标，交替运用。简言之，GGT 是"瘀"的参考指标之一，只要 GGT 有所升高，在处方中即应加入血分药物，根据其具体的病情，灵活配伍用药。

第5章
中药抗病毒作用的临床和实验研究

中药是否具有抗病毒的作用？这个问题由来已久。从大量的临床报道到实验研究都证实了中药具有良好的抗病毒作用。通过大量的临床观察发现，中药的抗病毒疗效，是与患者具体病情、个体特点和药物的配伍、剂量、运用时机等诸多因素密切相关的。要想取得较好的疗效，必须要运用中医的辨证论治方法，结合西医学的诊断和理化检测分析，方能总结出其初步规律。

第1节　通阳助阳解毒法抗乙肝病毒指标的临床观察

中医学阴阳理论强调阳气为主导，指出阳气具有温煦脏腑经络及卫外抗邪等重要作用。历代医家以阴阳理论为辨证论治的总纲，所谓"实则阳明，虚则太阴"，"在阳旺之躯，胃湿恒多；在阴盛之体，脾湿亦不少"，以及按阳气的强弱区分阳黄和阴黄等，均反映了"察色按脉先别阴阳"具有重要的临床指导意义。

国内外大量临床资料提示、乙型病毒性肝炎在发病、临床表现及预后转归上都不同于甲型肝炎。其特点是：青壮年发病比例高，男性多，潜伏期长，起病缓慢，多数隐匿，无发热或低热，黄疸发生少而轻，转氨酶升高后持续时间长，易于反复，转为慢性肝炎或肝硬化者多等。因此，我们认为乙型肝炎病毒是一种具有抑制阳气，阻滞阳气通达，易于深入营血脏腑经络，缠绵难祛的湿热毒邪；对于阳气不足者尤具威胁。

针对乙肝上述临床特点和中医有关阳气的论述，我们制定了通阳助阳解毒法作为治疗乙型肝炎的基本方法。自1984年11月至1986年8月，完成了对乙型慢性肝炎100例住院病例的临床观察；在上述100例患者中，有67例经肝穿术确诊，其中51例为慢活肝，16例为慢迁肝。平均疗程为3.6个月。

一、HBeAg 转阴与肝功能恢复密切相关

经疗效统计发现，本疗法对 HBeAg 转阴和促使抗-HBe 出现效果比较明显：81 例 HBeAg 阳性者，经治疗后 51 例阴转，阴转率达 63％；97 例抗-HBe 阴性者中，有 47 例阳转，阳转率达 48.5％。同时发现：肝功能的恢复和病情的稳定与 HBeAg 和抗-HBe 变化呈正相关。在 HBeAg 阴转（包括部分治疗前即为阴性者）的 64 例中，肝功能恢复者 57 例；未恢复者仅 7 例；而 HBeAg 阳性的 36 例中，肝功能恢复的 9 例，未恢复的 27 例（$\chi^2 = 51.19$，$P < 0.001$）。在抗-HBe 阳性的 51 例中，肝功能恢复的 41 例，未恢复者 10 例；而在抗-HBe 阴性的 49 例中，肝功能恢复的 22 例，未恢复者 27 例（$\chi^2 = 13.51$，$P < 0.001$）。说明 e 系统的转化与肝功能的恢复之间，有相当密切的关系。因此，有必要将 e 系统的变化与肝功能恢复的显效率及处方配伍之间的关系进行分析，从中找出其规律性。

二、治疗后 e 系统的 10 种变化

根据治疗后 e 系统所出现的 10 种变化，可见肝功能恢复的显效率与 HBeAg 转阴的稳定性有关。我们根据 e 系统的这 10 种变化，将各种变化所用的处方进行归类分析，求出使用的解毒、理气、活血、利湿、助阳、滋阴及健脾等类药物用量与各类药物所用的总量之百分比，进行初步分析比较，如表 5-1 所示。表中反映了立法、处方、配伍比例与 e 系统的改变有一定的联系。如 6、7、8 类无抗-HBe 出现，其中助阳益气药第 7、8 两类偏低，6、10 两类偏高。

表 5-1　治疗后 e 系统的 10 种变化

编号	治疗后 e 系统的变化归类	各类药物占 e 系统变化各类用药总量的百分比							肝功能恢复的显效率	
		解毒	理气通阳	活血通阳	利湿通阳	助阳益气	滋阴养血	健脾	例数	百分比
1	HBeAg 转阴，抗-HBe 转阳	35％	20％	12％	7％	8％	10％	0	17/17	100％
2	HBeAg 一度转阴，抗-HBeAg 一度转阳	36％	15％	18％	5％	8％	15％	2％	3/6	50％
3	HBeAg 转阴，抗-HBe 一度转阳	14％	16％	23％	20％	10％	13％	5％	4/6	66.60％
4	HBeAg 治疗前为阴性，治疗后抗-HBe 转阳	26％	18％	17％	13.90％	8％	13％	4％	11/12	91.60％

续表

编号	治疗后 e 系统的变化归类	各类药物占 e 系统变化各类用药总量的百分比							肝功能恢复的显效率	
		解毒	理气通阳	活血通阳	利湿通阳	助阳益气	滋阴养血	健脾	例数	百分比
5	HBeAg 治疗前为阴性,治疗后抗-HBe 一度转阳	22.40%	13.30%	17%	12%	12.10%	21.10%	2%	7/11	63.60%
6	HBeAg 转阴,抗-HBe 阴性	26%	18%	16%	8%	15%	12%	5%	6/6	100%
7	HBeAg 一度转阴,抗-HBe 阴性	33%	17%	22%	16%	3%	12.20%	2%	3/7	42.80%
8	HBeAg 治疗前为阴性,治疗后抗-HBe 仍阴性	44%	26%	10.20%	1%	0	15.30%	1%	3/3	100%
9	HBeAg 阳性,抗-HBe 阴性,之后未变	30%	19%	18%	8.70%	9%	12%	3%	8/28	28.50%
10	e 系统逆转	22%	21%	16%	1%	26%	10%	0	1/4	25%

三、大剂解毒与小量助阳促使转阴

促使抗-HBe 的产生单用苦寒清热解毒药不及配伍小量助阳益气药有效,其比例似以 3~4:1 为好。比例过小,抗-HBe 不易出现,或出现后不稳定;比例过大(如第 10 类)则疗效亦欠佳,我们认为:乙型肝炎既是毒邪引起,解毒固然重要,但乙肝毒邪易于入里,又易抑制阳气,倘一派苦寒,则易冰凝气血、导致毒邪内陷,正邪相持,病情迁延,难以出现气分激烈抗邪的局面,因此,宜用少量助阳益气药反佐之,以温煦其"少火"。若助阳益气药量过大,则易成"壮火"。所谓"少火生气","壮火食气"(《素问·阴阳应象大论》),"亢则害,承乃制,制则生化……害则败乱,生化大病"(《素问·六微旨大论》),因此解毒与助阳药的比例应当随证调整,"以平为期"。

虽然第 3 类解毒药比例较低,但由于利湿与活血均占首位,故对解毒作用有所弥补。第 10 类解毒药的比例不及助阳药高,因此反而导致 HBeAg 阴转阳也最差。说明解毒药比例不足,可能是 HBeAg 不能阴转的原因之一。结合临床所见,苦寒清解药的剂量一般都在 20~30g,剂量偏小HBeAg 不易转阴,肝功能亦不易恢复。

四、滋阴与助阳结合抗体稳定持久

除应注意解毒药与助阳药的配伍比例外,中医理论认为"阴以阳为主,阳以阴为根"（张景岳《真阴论》），阴阳互根，具有互生互化的作用。因此，助阳时亦须配伍一定的滋阴药，这不仅有助于 HBeAg 转阴，抗-HBe 产生，加强助阳益气作用制止其副作用，而且能延长抗体存在的时间，加强其稳定性。苦寒与滋阴药相配又具有润燥相济的作用。最忌苦寒与清利和（或）辛燥药的伍用，这极易伤阴耗气，导致病情反复。

五、慎用活血谨防反复

理气、活血、利湿都有通达阳气之效。活血须防止用量过大过猛，以免导致凝血酶原时间延长和凝血酶原活动度下降，造成出血和转氨酶的上升。利湿药的使用必须要辨别虚实，实证可配伍苦寒；虚证则宜甘寒清解兼以运脾。两者均须保阴存津，否则通利太过，虚焰易起，导致肝功能的反复，甚至 e 系统的逆转。

根据临床所见，中医中药对 e 系统的作用在肝炎初、中、后三期有所不同。其中以中期治疗较难，似与病毒复制活跃，免疫功能紊乱，参与的因素较多（即所谓气分证属无形邪热与正气相搏，虚实错杂），肝功能变化起伏大，补泻两难有关。初期邪浅，后期邪去正衰，此两者治疗相对较易；特别是后期，控制残邪较易，唯祛瘀较难。

中药传统的阴阳分类是酸苦咸寒为阴，辛甘淡热为阳。在对乙肝的治疗中，阴阳两类药物的作用是显然有别的（个别者例外）。一般而言，用阴药 HBeAg 容易消失，但抗-HBe 出现所需时间较长且不稳定；用阳药则抗-HBe 产生所需时间较短且较稳定，但并不绝对。临床上依靠一方一药不加变动地应用到底而使 e 系统稳定的较为少见，需要随证调整。解毒，助阳、活血、利湿、理气诸法一用到底，都会引起 e 系统的波动；而运用辨证论治的方法，结合本病特点，不断调整各类药物的配伍比例，使之紧扣病机，保持其机体的平衡态势，往往能得到较为稳定的疗效。

第 2 节　通阳助阳解毒法治疗慢性乙型
肝炎 100 例的临床总结报告

1984 年在大连举行的全国中医肝病会议上，我们曾提出通阳助阳法治疗乙型肝炎的思路。经过两年的临床观察，现将住院的 100 例慢性乙型肝炎病例的临床总结报告如下。

一、临床资料

自 1984 年 11 月初至 1986 年 8 月底，我们共收治慢性乙型肝炎 100 例。

男性 91 例，女性 9 例，男女之比为 10：1。其中慢性活动性乙型肝炎 80 例，慢性迁延性乙型肝炎 20 例。慢性活动性乙型肝炎组年龄最大的 52 岁，最小的 15 岁，平均 34.8 岁，病程最长的 21 年，最短的 3 个月，平均为 2 年 1 个月。慢性迁延性乙型肝炎组年龄最大的 48 岁，最小的 18 岁，平均 25.9 岁。病程最长的为 13 年，最短的 7 个月，平均为 2 年 6 个月。

全部病例严格按照 1983 年在南宁举行的第三次全国肝炎学术会议上制定的诊断标准，除少数有凝血机能障碍或年龄较大的患者外，有 67 例做了肝穿术得到病理诊断。其中 51 例为慢性活动性乙型肝炎，16 例为慢性迁延性乙型肝炎。在慢性活动性乙型肝炎中，经病理证实为脂肪性变者 3 例，重型或早期肝硬变者 13 例。后者 13 例加上临床诊断为肝硬变者 11 例，共 24 例，占慢性活动性乙型肝炎总人数的 30.0%。B超示肝血管瘤者 1 例，伴相关抗原肾病型肾炎 1 例。

本组病例中起病缓慢的占 63%，偶然被发现的占 50%，主诉中有乏力的占 81.3%，脘腹痞满胀闷者占 59.3%，胁痛者 68.6%，尿黄者占 77.9%，睡眠欠佳者占 68.1%，纳差的占 52.3%，赤缕红丝及肝掌占 65.1%，眼干或视力减弱者占 47.6%。脉象以弦脉为主，其中弦细脉为最多，占 56.9%，沉细脉占 11.6%，其余为弦滑、弦数、弦缓。舌色大多瘀黯或有瘀点，占 83.7%，其中黯紫舌与黯淡舌各占 50%。舌苔薄白或薄黄者占 68.3%，厚腻苔占 31.3%，其中黄腻苔仅占 19.8%，白腻苔 11.6%。

二、治疗方法

我们认为乙型肝炎病毒是一种具有抑制阳气，易于深入营血和脏腑经络，缠绵难祛的湿热毒邪。因此，把扶助阳气，温煦脏腑经络，疏通阳气，促使脏腑功能活跃，促使内蕴之毒由深出浅，由血转气，继而清之，作为基本的治疗方法。本病至慢性阶段，其证候特点是本虚标实，虚实夹杂，但随着个体差异，病情变化，主要有偏虚与偏实的两个类型。

偏虚证的辨证要点是：起病缓慢，无急性起病见症，舌质淡而黯，舌苔薄白或薄黄，脉象弦细无力或沉细，纳差，乏力，大便无干燥或臭秽，面晦唇黯，口不渴，无黄疸成轻度黄疸，手心扪之不热，ALT 多在 500 金氏单位左右者，方用"助阳通阳汤"，由黄芪、仙茅、女贞子、柴胡、土茯苓等 12 味中药组成。

偏实证的辨证要点是：多有急性起病的病史，有黄疸或黄疸较重，舌质紫而黯，舌苔黄腻或黏，脉象弦滑、弦数或弦细有力，脘闷胁痛，腹胀，大便干燥或黏滞臭秽，尿色深黄，唇干，口渴喜饮，恶心纳差。ALT 多在 1500～2000 金氏单位者。方用"宽胸解毒汤"，由黄连、法半夏、枳实、蒲公英、虎杖等 11 味中药组成。

三、疗效标准

我们的治疗目的主要是恢复患者的肝功能，故疗效判定分以下 5 级：①近期治愈：经辨证治疗后，ALT 降至 30 国际单位以下（或金氏法 130 单位以下），AST 降至 40 国际单位以下（或金氏法 110 单位以下），总胆红素降至 1mg％以下（或黄疸指数降至 6 单位以下），麝香草酚浊度试验降至 8 马氏单位以下，血清白蛋白升到 4g％以上，球蛋白降至 3g％以下者。②近期基本治愈：麝香草酚浊度试验在 9 马氏单位以下，接近正常；血清白蛋白、球蛋白也均接近正常，前者在 3.5g％以上，后者不超过 3.5g％，总胆红素仅有轻微升高或偶有一次偏高而不超过 1.5mg％，其余均同上条。③近期好转：在上述各项指标中，经治疗有两项以上达到近期治愈标准者。④单项有效。仅有 1 项达到近期治愈标准者。⑤无效。凡未达到上述标准者，一律列为无效。

四、治疗结果

（一）慢性活动性乙型肝炎

本组 80 例，治疗时间最短 20 天，最长 247 天，平均治疗时间为 107 天。治疗结果近期治愈 28 例（35％），近期基本治愈 9 例（11.3％），近期好转 14 例（17.5％），单项有效 12 倒（15％），无效 17 例（21.2％）。显效率（包括近期治愈和近期基本治愈在内，下同）为 46.3％，总有效率为 78.8％。其肝功能单项疗效统计见表 5-2。

表 5-2　慢性活动型乙型肝炎 80 例的肝功能单项疗效

项　　目	治疗前异常例数	治疗后恢复正常例(%)		治疗后恢复正常的时间					
				<3 个月		3～6 个月		>6 个月	
		例数	所占百分比(%)	例数	所占百分比(%)	例数	所占百分比(%)	例数	所占百分比(%)
ALT	80	54	67.50％	39	48.75％	12	15.00％	3	3.75％
AST	74	64	86.49％	49	66.22％	12	16.22％	3	4.05％
TTT	72	55	76.39％	30	41.67％	21	29.17％	4	5.56％
胆红素	57	50	87.72％	44	77.19％	4	7.02％	2	3.51％
白蛋白	62	53	85.48％	39	62.90％	10	16.13％	4	6.45％
球蛋白	70	65	92.86％	59	84.29％	5	7.14％	1	1.43％

（二）慢性迁延性乙型肝炎

本组 20 例，治疗时间最短 59 天，最长 180 天，平均治疗时间为 114.8

天。治疗结果近期治愈 8 例（40%），近期基本治愈 4 例（20%），近期好转 2 例（10%），单项有效 2 例（10%），无效 4 例（20%）。显效率为 60%，总有效率为 80%，其肝功能单项疗效统计见表 5-3。

表 5-3　慢性迁延性乙型肝炎 20 例的肝功能单项疗效

项　目	治疗前异常例数	治疗后恢复正常例数(%)	治疗后恢复正常时间		
			<3 月例数(%)	3～6 月例数(%)	>6 月例数(%)
GPT	20	14(70.0)	11(55.0)	2(10.0)	1(5)
GOT	20	20(100)	19(95.0)	1(5.0)	0
TTT	13	12(92.3)	7(53.8)	5(38.5)	0
胆红素	17	17(100)	16(94.1)	1(5.9)	0
白蛋白	15	14(93.3)	13(86.7)	1(6.6)	0
球蛋白	19	18(94.7)	17(89.5)	1(5.2)	0

（三）治疗前后抗原抗体系统的改变

我们发现抗原抗体系统的好转与否取决于辨证是否准确。其中 HbeAg 阴转，抗 HBe 阳转与肝功能的恢复和病情的稳定有密切的关系，见表 5-4。

表 5-4　抗 HBe 阳转与肝功能恢复和病情稳定的关系

项　目	治疗前异常例数	治疗后阴转例数(%)	治疗后阴转时间		
			<3 月例数(%)	3～6 月例数(%)	>6 月例数(%)
HBsAg	93	10(10.7)	3(3.2)	4(4.3)	3(3.2)
抗-HBc	99	12(12.1)	6(6.1)	2(2.0)	4(4.0)
HBeAg	81	51(62.9)	38(46.9)	12(14.8)	1(1.2)
抗-HBe	97	47(48.4)	30(30.9)	10(10.3)	7(7.2)
抗-HBeIgM	81	52(64.1)	36(44.4)	13(16.0)	3(3.7)
PHSA	37	13(35.1)			
HBV-DNA	35	20(57.1)			

注：表内治疗后统计的抗-HBe 为阳转例数，括弧内为阳转率

五、讨论

（一）关于恢复肝功能的治法问题

综观目前中医中药治疗慢性乙型肝炎总的治疗趋势，一是侧重用清热解毒或清热利湿法，二是用清补结合法。清解或清利固然重要，但有掌握运用时机与把握分寸的问题，有清与补孰先孰后、孰轻孰重的问题。

　　本组病例表明，慢性乙型肝炎出现湿热或寒湿见证者并非多数。在上述 100 例中，具有黄腻或白腻舌苔，脉象弦滑或弦数有力，尿色深黄，大便黏滞臭秽或干燥者仅占 30％ 左右，绝大多数见舌苔薄白或薄黄，乏力纳差，脘腹胀闷，脉弦细或沉细之虚象。因此，在慢性乙型肝炎中明确虚为本、实为标、虚实夹杂的基本病机，从而首先辨别虚实之偏重，是亟堪重视的。我们曾统计 100 例患者 ALT 上升与用药的关系，从中发现服清解剂上升与服补益剂上升的比例大致相仿。关键在于首辨虚实而后才能予补予清。临证之时，对虚实错杂，难以分辨虚实偏重者，我们主张先补后清。因慢性乙型肝炎患者患病已久，阴阳气血亏损，清之必然伤正，气血凝涩，致毒邪更易结聚内陷，胶着不去，症状加重。而先补者，部分患者虽然可能使酶、絮甚至胆红素等指标上升，但由于正气得补，正邪交争，内蕴之毒方能有蒸腾外越之势，是时复用清解，其指标往往速降，症状好转。多数患者得补之后酶、絮均可获较大幅度下降，以至正常。我们在后期接收的 6 例慢性活动性乙型肝炎患者，都是经多种中西药物治疗无效，酶、絮长期不正常的虚实夹杂证，全部以先补的方法给予通阳助阳汤，除 1 例初服时酶、絮有中度上升，后自行下降至正常外，其余 5 例都是直接大幅度下降至正常的，他们获得显效的时间最多只有 40 天。对实证明显，正气较强者，则以先清后补为优，但用清需有制，进补当有节，否则容易发生反复。

　　（二）HBeAg 及抗-HBe 与肝功能恢复之间的关系

　　HBeAg 和抗-HBe 是 HBV（乙型肝炎病毒）的传染指标．也是复制指标之一。我们发现，肝功能的恢复和病情的稳定与否，都与 HBeAg 和抗-HBe 有密切关系。在 HBeAg 转阴（包括部分治疗前即为阴性者）的 64 例中，肝功能恢复者 57 侧，未恢复者仅 7 例，而在 HBeAg 阳性的 36 例中，肝功能恢复的为 9 例，未恢复的 27 例（$P < 0.001$）。在抗-HBe 阳性的 51 例中，肝功能恢复的为 41 例，未恢复者 10 例。而在抗-HBe 阴性的 49 例中，肝功能恢复的为 22 例，未恢复者达 27 例（$P < 0.001$）。可见 HBeAg 是否阴转，抗-HBe 是否出现，与肝功能的恢复有非常密切的关系。提示中医中药治疗乙型肝炎可能系抑制了 HBV 的复制，促使抗-HBe 产生，从而中止肝脏的进行性损害而使肝功能恢复的。一般而言，宽胸解毒汤有助于 HBeAg 转阴，通阳助阳汤有助于抗-HBe 产生；但并不绝对如此。e 系统的好转与稳定，首先要靠正确的辨证。虚其虚，实其实，只能促使 e 系统逆转，而 e 系统的逆转往往是肝功能发生波动的先兆。

第 3 节　双虎清肝颗粒抗乙型肝炎的临床及实验研究

　　从"六五"期间开始，我院承担了国家肝病重点研究课题，运用并观察了240余个处方，并从中筛选出两个最佳处方：宽胸解毒汤和通阳助阳解毒汤；并在1987年第6期的中医杂志上进行了报道。"七五"期间，继续承担国家肝病重点研究课题，遂将宽胸解毒汤更名为"肝可康"（颗粒），按研制第三类中药的程序在中国医学科学院等单位的协助下，进行了药效学、毒理学及药学方面的一系列基础实验研究。在取得了准予进行二期临床研究的批复后，由上海中医药大学牵头，在曙光医院、龙华医院、解放军302医院及天津市传染病医院等四家医院的协助下进行了二期临床试验观察。共观察慢性乙型肝炎409例，1992年2月通过了国家组织的专家鉴定，1995年通过了北京市卫生局药检所的检验，次年通过了国家卫生部药品审评中心的新药审评，于1996年5月获得新药生产准字号证书，按要求定名为"双虎清肝颗粒"，由北京华神制药有限公司正式投产。现将该药的实验研究和临床情况作如下报告：

一、实验研究部分

（一）双虎清肝颗粒的抗病毒作用
1. 双虎清肝颗粒在鸭体内对鸭乙型肝炎病毒感染的治疗作用。
2. 双虎清肝颗粒在体外对鸭乙型肝炎病毒的作用。
3. 双虎清肝颗粒在体外对流感病毒和单纯疱疹病毒的作用。

（二）双虎清肝颗粒对四氯化碳所致中毒性肝损伤的保护作用
1. 双虎清肝颗粒对CCl_4造成小鼠急性肝损伤的作用。
2. 双虎清肝颗粒对CCl_4造成大鼠慢性肝损伤的作用。

（三）双虎清肝颗粒对免疫功能的影响
1. 对小鼠体液免疫功能的影响　①对小鼠体内产生抗SRBC抗体的影响。②对小鼠体内产生抗流感病毒抗体的影响。
2. 对细胞免疫的影响　①对正常小鼠足跖迟发性过敏反应的影响。②对免疫功能被抑制小鼠足跖迟发性过敏反应的影响。③对体外脾脏淋巴细胞转化的影响。
3. 对小鼠非特异性免疫功能的影响　①对小鼠网状内皮系统吞噬功能的影响。②对小鼠腹腔巨噬细胞吞噬功能的影响。

（四）实验研究简况
1. 双虎清肝颗粒的抗病毒作用　以体内外方法观察双虎清肝颗粒的抗病毒作用，结果表明该药以5、7.5g/kg剂量灌胃给药治疗鸭乙肝病毒感染的鸭，显著抑制鸭血清中DHBV-DNA的复制（53%～94%）；5mg/ml浓度的双虎清肝颗粒能抑制鸭乙肝病毒感染的原代细胞培养中DHBV-DNA的复制（58.21%）；1.25mg/ml浓度的双虎清肝颗粒完全抑制流感病毒甲型

和乙型病毒空斑形成（100％），5mg/ml 浓度时，能抑制单纯疱疹病毒Ⅰ型
（100％）和Ⅱ型空斑形成（92％）。以上结果证明：该药有抑制鸭乙肝病
毒、流感病毒甲、乙型及单纯疱疹病毒Ⅰ、Ⅱ型的作用，其作用强度优于
阳性对照药：乙肝清热解毒冲剂。

2. 双虎清肝颗粒对四氯化碳所致中毒性肝损伤的保护作用　用 CCl_4 造
成小鼠急性肝损伤和大鼠慢性肝损伤的动物模型，观察双虎清肝颗粒对中
毒性肝损伤的防治作用。结果表明：该药可减轻急性中毒小鼠 SGPT 的升
高（$P<0.05$），可明显减轻肝细胞的浊肿程度（$P<0.05$、$P<0.01$）和坏
死的发生（$P<0.05$、<0.01）；该药可降低慢性肝损伤大鼠肝指数的升高，
（$P<0.05$）及脂肪变性的发生程度（$P<0.05$）明显减轻肝细胞浊肿程度
（$P<0.05$）减轻肝实质的损伤。其保护作用优于阳性对照药乙肝清热解毒
冲剂。以上结果证明，双虎清肝颗粒对 CCl_4 所致的肝损伤有保护作用。

3. 双虎清肝颗粒对免疫功能的影响　双虎清肝颗粒显著提高以 SRBC
和流感病毒为抗原的小鼠体内产生抗体的反应（$P<0.01$），明显提高正常
的和免疫功能被抑制小鼠的足跖迟发性免疫反应（$P<0.01$ 和 $P<0.05$），
在体外对 conA 诱导的脾脏淋巴细胞增殖有双向作用，对小鼠网状内皮系统
和腹腔巨噬细胞功能有增强作用（$P<0.05$）。这些作用均优于阳性对照药
乙肝清热解毒冲剂。以上结果证明：双虎清肝颗粒对小鼠的体液免疫、细
胞免疫及非特异性免疫均有增强作用。

4. 双虎清肝颗粒最大耐受量的测定和长期毒性试验

（1）双虎清肝颗粒最大耐受量的测定：双虎清肝颗粒以 0.5ml/10g 体
重的容积，1 日 3 次灌胃给药，连续观察 7 日，没发现任何毒副反应。一日
最大耐受量为 270g/kg（生药），约相当于成人日剂量的 203 倍。

（2）双虎清肝颗粒的长期毒性试验：为保证临床用药安全，根据卫生
部"新药审批办法"的有关规定，对双虎清肝颗粒进行了长期毒性试验。

用健康大鼠，Wistar 种，体重 70～90g，雌雄各半，以 32、16 及 8g 生
药每千克剂量灌胃给药，每日 1 次，连续 6 个月。结果表明，双虎清肝颗粒
各给药组动物的一般状况、体重、血象、心肝肾功能、心电图、心率值及
主要脏器病理学检验均与对照组无显著性差异，且均在正常生理范围之内。
各脏器大体及镜检无明显中毒性改变。

二、临床实验部分

根据卫生部（91）ZL-56 号文的批示，自 1993 年 5 月至 1995 年 5 月，
由上海中医药大学牵头，上海龙华医院，上海曙光医院，天津传染病医院，
北京解放军 302 医院对双虎清肝颗粒进行了Ⅱ期临床试验，共计 409 例（包

括治疗组 302 例，对照组 107 例）。结果：治疗组好转率（261/302）86.42%，其中基本治愈率 32.12%，对照组好转率（90/107）84.11%，其中基本治愈率 26.17%。

（一）一般资料

全部病例均为住院病例，共 409 例，曙光医院治疗组 47 例，对照组 37 例，解放军 302 医院治疗组 55 例，对照组 35 例，龙华医院治疗组 60 例，对照组 35 例，天津传染病医院为开放治疗组共 140 例。治疗组与对照组之比为 2.82：1。全部病例中有 20 例做了活体肝组织病理检查。所有病例选择标准均符合诊断辨证要求。

1. 性别 本组病例男性 333 例，女性 76 例，男女之比为 4.38：1。两组患者性别构成比详见表 5-5 所示。

表 5-5 两组性别构成比较

组	例数	男性	女性
治疗组	302	252	50
对照组	107	81	26
$\chi^2=3.13$ $P>0.05$			

两组患者性别比较，经 χ^2 检验，$P>0.05$，无显著性差异，具有可比性。

2. 年龄 两组患者年龄分布详见表 5-6 所示。

表 5-6 两组年龄分布与比较表

年龄(岁)	总例数	18~	30~	40~	50↑	平均年龄(X±SD)
治疗组	302	82	119	71	30	35.84±9.84
对照组	107	34	35	27	11	35.15±10.42
$\chi^2=1.64$ $P>0.05$						

表 5-7 两组病种分型比较表

	例数	慢迁肝	慢活肝
治疗组	302	151	151
对照组	107	60	47
$\chi^2=1.19$ $P>0.05$			

3. 病种　本药适用于慢性肝炎，其中包括慢性迁延性肝炎（慢迁肝）和慢性活动性肝炎（慢活肝）。两组病种分型详见表 5-7 所示。

两组患者病种分型比较，经 χ^2 检验，$P>0.05$，无显著差异，具有可比性。

4. 病程见表 5-8。

表 5-8　两组患者病程比较表

病程（年）	例数	0.5～	1～	3～	5～	10↑	平均病程（X±SD）
治疗组	302	115	76	56	41	14	3.49±3.56
对照组	107	47	20	18	14	8	3.80±4.42
			$\chi^2=3.41$		$P>0.05$		

治疗组最短病程为半年，最长为 19 年，平均病程 3.49 年，对照组最短病程为半年，最长为 20 年，平均病程为 3.80 年，两组患者病程分布比较，经 χ^2 检验，$P>0.05$，无显著性差异，具有可比性。

5. 症状与脉、舌证候　根据双虎清肝颗粒具有清热解毒、燥湿化痰、理气活血的功能及主治疫毒热盛，痰湿中阻，气滞血瘀的慢性乙型肝炎患者，其证候分析如表 5-9 与表 5-10 所示。

表 5-9　治疗前两组症状比较表

	例数	胃脘痞闷	口渴口干	恶心厌油	食少纳差	胁肋隐痛	腹部胀满	大便黏滞不爽或臭秽	身目发黄
治疗组	302	302	302	302	247	195	213	202	118
对照组	107	107	107	107	79	58	67	69	29

$\chi^2=$ 检验，治疗组与对照组比较，无显著性差异（$P>0.05$）

表 5-10　治疗前两组舌，脉象比较表

	例数	舌边红	质黯	舌黄腻	苔厚腻	脉弦数	象弦滑
治疗组	302	166	136	164	138	176	126
对照组	107	62	45	50	57	69	38

χ^2 检验，治疗组与对照组比较，无显著性差异（$P>0.05$）

由表 5-9 与表 5-10 可见，治疗组与对照组治疗前在年龄、性别、病种、症状、舌象与脉象方面均无显著性差异（$P>0.05$），具有可比性。

6. 体征　两组患者治疗前 B 超及体征情况比较详见表 5-11 所示。

表 5-11　两组治疗前体征比较

	例数	肝大	脾大	肝区叩痛	蜘蛛痣	肝掌
治疗组	302	120	52	97	83	48
对照组	107	32	20	38	30	10

χ^2 检验，治疗组与对照组比较，无显著性差异（$P > 0.05$）

7. 肝功能及病毒主要指标　两组治疗前肝功能及病毒主要指标比较见表 5-12 所示。

表 5-12　两组治疗前肝功能主要指标比较（$\bar{X} \pm SD$）

项目	组别	例数	原数值	数据转换值	t	P
ALT	治疗组	302	305.76±250.84	2.34±0.36	0.24	>0.05
	对照组	107	300.34±286.34	2.33±0.38		
AST	治疗组	302	220.31±196.01	2.16±0.37	0.23	>0.05
	对照组	107	216.12±247.22	2.15±0.41		
GGT	治疗组	162	96.56±70.69	1.88±0.36	1.79	>0.05
	对照组	107	86.76±60.45	1.80±0.36	1.79	>0.05
BiL	治疗组	302	32.93±36.66	1.42±0.35	1.53	>0.05
	对照组	107	27.71±44.56	1.36±0.34		

表 5-12 所示，两组治疗前肝功能主要指标无显著性差异（$P > 0.05$），具有可比性。

两组治疗前病毒标志比较见表 5-13 及表 5-14 所示。经统计学处理无显著性差异，具有可比性。

表 5-13　两组治疗前病毒标志比较

	例数	HBsAg	HBeAg	抗-HBc	抗 HBcIgM	HBV-DNA
治疗组	302	302	267	288	248	252
对照组	107	107	91	101	80	80

χ^2 检验，治疗组与对照组比较，无显著性差异（$P > 0.05$）

表 5-14　两组治疗前病毒标志比较

	阴性例数	抗-HBs	抗-HBe
治疗组	302	302	267
对照组	107	107	91

χ^2 检验，治疗组与对照组比较，无显著性差异（$P>0.05$）

（二）病例选择

1. 西医诊断标准　病原学诊断：乙型肝炎病毒血清标志，HBV—M 中除 HBsAg 必须为阳性外，其余各项可为阴性或阳性。临床诊断：按 1990 年全国病毒性肝炎学术会议制定的标准。

2. 中医证候　根据 1990 年全国病毒性肝炎第六次学术会议制定的中医证候，结合本方功能和主治确定的适应证是：疫毒热盛、痰湿中阻、气滞血瘀证；其临床见症是：胃脘痞闷、口干口渴、恶心厌油、食少纳差、胁肋隐痛、腹部胀满、大便黏滞不爽或臭秽，或见身目发黄；舌质黯、边红，舌苔厚腻或黄腻，脉弦滑或弦数。

3. 实验方法　本试验采用随机单盲法进行分组观察。治疗组：共 302 例，给予双虎清肝颗粒，每次 24g，每日 2 次，温开水冲服。对照组：共 107 例，给予乙肝清热解毒冲剂（辽宁本溪第三制药厂生产，每次 20g，每日 2 次，温开水冲服）。疗程：3 个月。观察项目：①肝功能：SB、TTT、ALT、AST、GGT、A/G、SEP、PT；治疗前各项均检测一次，治疗后每月复查一次。②乙型肝炎病毒血清标志：HBsAg、抗-HBs、HBeAg、抗-HBe、抗-HBcIgM、HBV-DNA/DNAP；治疗前及治疗后第 1、3、6 个月分别检测一次，试剂可用 Abbott 或珠海的产品。HBV-DNA/DNAP 于治疗前、后 3 个月、6 个月各查一次。③免疫指标：ARFe、CIC、CH_{50}、C_3、IgM、IgA、IgG 治疗前后 3 个月、6 个月各查一次。④血、尿、便常规、血小板计数及心电图、B 超、尿素氮、于治疗前后各查一次。⑤症状、体征、脉象、舌象每半月检查记录一次。

（三）试验结果

1. 疗效标准　本试验方案的疗效判定，按 1990 年全国第六次肝炎学术会议制定的标准。中医证候疗效评定标准：按积分法分显效、有效、无效三级，根据疗效指数判定。

疗效指数（n）＝疗后积分/疗前积分；显效：n≤0.33，有效：0.33＜n≤0.67，无效：0.67＜n≤1。

2. 疗效结果见表 5-15～5-20。

表 5-15　两组总疗效比较表

	总例数	基本治愈		好　转		无　效		总有效率
		例数	％	例数	％	例数	％	％
治疗组	302	97	32.12	164	54.3	41	13.58	86.42
对照组	107	28	26.17	62	57.94	17	15.89	84.11

Ridit　　$u=1.03$　　$P>0.05$

由表 5-15 所示：治疗组总有效率为 86.42％，基本治愈率 32.12％，对照组总有效率为 84.11％，基本治愈率 26.17％，经 Ridit 分析 $P>0.05$ 无显著性差异。

表 5-16　两组症状疗效比较

		胃脘痞闷	口渴口干	恶心厌油	食少纳差	胁肋隐痛	腹部胀满	大便黏滞不爽或臭秽	身目发黄
治疗组	治疗前例数	302	302	302	247	195	213	202	118
	消失例数	185	186	203	155	82	94	129	100
	好转例数	92	77	85	65	46	81	61	18
	有效率％	91.72	87.09	95.36	89.07	65.64	82.16	94.09	100
对照组	治疗前例数	107	107	107	79	58	67	69	29
	消失例数	46	67	62	42	20	30	47	22
	好转例数	43	25	36	26	15	22	18	6
	有效率％	83.18	85.98	91.59	86.08	60.34	77.61	94.2	96.55
	P	<0.05	>0.05	>0.05	>0.05	>0.05	>0.05	>0.05	>0.05

表 5-17　两组舌象、脉象疗效比较

	例　数	舌边红	质　黯	舌黄腻	苔厚腻	脉弦数	脉象弦滑
治疗组	治前例数	166	136	164	138	176	126
	消失例数	17	3	39	24	6	5
	好转例数	31	16	55	36	25	25
	有效率％	28.92	13.97	57.32	43.48	17.61	23.81

续表

	例 数	舌边红	质 黯	舌黄腻	苔厚腻	脉弦数	脉象弦滑
对照组	治前例数	62	45	50	57	69	38
	消失例数	6	0	5	6	1	0
	好转例数	8	4	12	10	8	8
	有效率%	22.58	8.89	34	28.07	13.04	21.05
	P	>0.05	>0.05	<0.01	<0.05	>0.05	>0.05

以上说明：治疗组在改善胃脘痞闷、舌苔厚腻、黄腻等方面优于对照组，经统计学分析，有显著性差异。

表 5-18 两组体征疗效比较

	例 数	肝 大	脾 大	肝叩压痛	蜘蛛痣	肝 掌
治疗组	异常例数	120	50	97	83	48
	显效例数	14	4	72	6	2
	有效例数	81	28	18	60	28
	有效率%	79.16	61.53	92.78	79.51	62.5
对照组	异常例数	32	20	38	30	10
	显效例数	3	0	24	0	0
	有效例数	20	12	9	23	6
	有效率%	71.87	60	86.84	76.66	60
	P	>0.05	>0.05	>0.05	>0.05	>0.05

表 5-19 两组治疗前后肝功能变化比较

	例 数	ALT	AST	GGT	BIL
治疗组	异常例数	302	302	207	118
	显效例数	116	156	77	100
	有效例数	152	118	33	18
	有效率%	88.74	90.73	87.7	100

续表

	例　　数	ALT	AST	GGT	BIL
对照组	异常例数	107	102	75	29
	显效例数	41	62	39	6
	有效例数	53	30	26	6
	有效率%	87.85	90.2	86.67	96.55
	P	>0.05	>0.05	>0.05	>0.05

表 5-20　两组治疗前后病毒标志变化比较

		HBsAg	HBeAg	抗-HBe	抗-HBcIgM	HBV-DNA
治疗组	治前阳性数	302	267	288	248	252
	治后转阴数	19	149	10	117	116
	转阴率%	6.29	55.81	3.47	47.18	46.03
对照组	治前阳性数	107	91	101	80	80
	治后转阴数	6	37	1	31	28
	转阴率%	5.61	40.66	0.99	38.75	46.03
	P	>0.05	<0.05	>0.05	>0.05	>0.05

3. 远期疗效观察　本组 302 例，停药半年后对 52 例进行观察，停药一年后对 20 例进行观察，结果详见表 5-21，表 5-22 所示。

表 5-21　52 例治疗停药后观察结果

	基本治愈		好　　转		无　　效		复发率
	例数	%	例数	%	例数	%	%
治疗后例数	32	61.54	20	38.46	0		
停药一年后例数	25	48.08	17	32.69	10	19.23	19.23

表 5-22　20 例停药一年后观察结果

	基本治愈		好　　转		无　　效		复发率
	例	治愈率%	例	治愈率%	例	治愈率%	治愈率%
治疗后例数	12	60.00%	8	40.00%			
停药一年后例数	7	35.00%	6	30.00%	7	35.00%	35.00%

由表 5-21，表 5-22 所示，停药半年后复发率为 19.23%，停药一年后复发率 35%，说明中、远期疗效较稳定。

4. 不良反应　本组 302 例患者在服药过程中未见任何不良反应。本组患者在治疗前后均进行了血、尿、便常规、肾功能及心功能的检测，结果详见表 5-23 及表-24 所示。

表 5-23　治疗组治疗前后血常规变化表

	红 细 胞		血 色 素		白 细 胞		中　　性		血 小 板	
	正常	异常	正常	异常	正常	异常	正常	异常	正常	异常
治疗前	293	9	298	4	295	7	297	5	294	8
治疗后	299	3	302	0	301	1	302	0	301	1

χ^2 检验，治疗组治疗前后比较，$P > 0.05$ 无显著性差异。

表 5-24　治疗组治疗前后尿、便常规、尿素氮、心电图变化表

	尿 常 规		便 常 规		尿 素 氮		心 电 图	
	正常	异常	正常	异常	正常	异常	正常	异常
治疗前	293	9	301	1	300	2	297	5
治疗后	301	1	302		302		298	4

χ^2 检验，治疗组治疗前后比较，$P > 0.05$，无显著差异

表 5-23，表 5-24 可见，治疗组治疗前后比较，经 χ^2 检验，$P > 0.05$，无显著性差异。且治疗后较治疗前异常人数均有减少，血小板计数有所提高，说明本药无毒副作用，安全性好。

5. 讨论

(1) 本试验表明该药具有：①促使乙肝病毒指标转阴的作用，其 HBeAg 的阴转率为 55.8%，抗-HBcIgM 阴转率为 47.18%，HBV-DNA 阴转率为 46.03%，抗-HBe 的阳转率为 38.95%，与对照组比较 HBeAg 的阴转率明显为高（$P < 0.05$），抗-HBe 的阳转率亦比较明显（$P < 0.01$）。②恢复肝功能的作用：其主要指标 ALT、AST、GGT、BiL 等治疗前后比较，均有显著改善。③对患者的主要症状：胃脘痞闷，恶心厌油，大便黏滞不爽或臭秽，身目发黄四项的有效率在 90% 以上，与对照组比较，胃脘痞闷的疗效最为显著（$P < 0.05$）。对食少纳差、胁肋隐痛、腹部胀满、口渴口干 4 项的有效率在 65.64%～89.07% 之间。对舌苔厚腻、黄腻有明显的改善作用，与对照组比较，疗效显著（$P < 0.05$，$P < 0.01$）。对肝脾肿大，肝区叩痛，蜘蛛痣，肝掌，舌黯，舌边红，脉弦滑或弦数均有一定的治疗作

用。④见效快，2个月内获效者占66.28%，而对照组为54.44%，两组比较，$P<0.05$。

(2) 双虎清肝颗粒治疗前后对所有治疗组病人血、尿、便常规，尿素氮、心电图等项目进行了对比检查，其血象结果表明：血小板计数经治疗后可明显升高（治疗前12.07±4.08/万，治疗后12.82±3.83/万），红细胞、血色素、白细胞及中性粒细胞治疗前后无明显差异。尿素氮治疗前正常300例，异常2例，治疗后正常302例，异常0例；心电图治疗前正常297例，异常5例，治疗后正常298，异常4例；患者在服药过程中未见任何不良反应，说明双虎清肝颗粒对人体主要脏器及其功能无毒副作用，使用安全。

(3) 双虎清肝颗粒以燥湿化痰的功能为其突出特点，可明显改善胃脘痞闷，消退厚腻或黄腻舌苔等痰湿中阻之证，且其清热解毒之力较强，HBeAg阴转率较高，这是明显优于对照组之处，说明慢性乙肝转入慢性阶段之后，疫毒逐渐深伏化热、热蒸湿蕴、熬炼成痰，阻滞气机，进而导致气滞血瘀。它既不同于急性期湿热疫毒熏蒸，又不同于病深入血，血瘀癥瘕积聚的阶段，因而抓住疫毒热盛，痰湿中阻，气滞血瘀的主要病机治疗，可使毒解，热清，湿祛，痰消，气通，血畅，病情向愈。双虎清肝颗粒在针对疫毒，痰湿中阻，气滞血瘀证慢性乙肝患者的治疗中，确有一定的疗效。

6. 结论 双虎清肝颗粒适用于疫毒热盛，痰湿中阻，气滞血瘀的慢性迁延性、慢性活动性乙型肝炎，具有改善临床症状、体征，促使乙肝病毒指标转阴和恢复肝功能等作用，使用安全，无毒副反应，是治疗慢性乙型肝炎的一种与汤剂作用和服法最为接近而较为方便的新的中药制剂，值得推广使用。

第6章
当代中医治疗乙型肝炎的基本原则

中医作为一种传统医学，经过了几千年的发展，在近一百多年的时间内，则经历了历史上空前激烈变革的岁月，这就是西医东渐所带来的变革。然而由于它有着合理的内涵、又有着巨大的药物学潜力，所以，在声、光、电、数高度发展的今天，它仍然没有显出任何与时代的不协调，相反，某些优势已经成为西医学必须深入研究的目标了。借此机会，就乙肝的中医治疗问题谈几点个人意见，供大家参考。

第1节　抗病毒的原则

西医学已经明确地指出各种病毒性肝炎都是由不同的嗜肝性病毒或经粪-口途径，或经直接入血途径以及性接触和体液等传播途径进入人体后感染并传播的。目前已知的病毒型肝炎有甲、乙、丙、丁、戊、己、庚、TTV 等。其中最常见的是前 5 种。在我国历史上曾经发生过的肝炎大流行不在少数。《黄帝内经·素问》就有黄帝对话岐伯所透露出来的信息："余闻五疫之至，皆相染易，无论大小，病状相似，不施救疗如何可得不相移易者？"岐伯答曰："正气存内，邪不可干；避其毒气。"它反映出黄帝时代的"五疫"经常出现，其原因正是这种具有"皆相染易"性质的"毒气"引发。到东汉时期，根据张仲景《伤寒论原序》记载："余宗族素多，向余二百。建安纪年以来，犹未十稔，其死亡者，三分有二，伤寒十居其七。"不到 10 年的时间，张氏宗族的二百余口因伤寒病而死亡者竟占 2/3 的事实说明，"伤寒"仅仅是当时年代对多种传染病的总称；即使是流行性感冒，引起各种继发病，也有很高的病死率。晋代的葛洪曾提及"天行发黄"，是黄疸型肝炎大流行的重要证据之一。因此，将中医看成仅仅是谈虚论补是有失公允的。从《黄帝内经》时代一直到明清的两千多年间，中医学对病因的探索从未止息。《素问遗篇·刺法论》记载的"小金丹"方，内有辰砂二两，水磨雄黄一两，叶子雌黄一两，紫金半两；制成以后，"冰水下一丸，和气咽之，服十粒，无疫干也"，说明此药是为预防流行性传染病而设的专方。张仲景《伤寒论》中记载了"阴阳毒"，隋代《诸病源候论》又有风寒暑湿燥火"五毒"的分类。各种解毒方药如牛黄解毒丸、银翘败毒散、清瘟败毒饮、黄连解毒汤、五味消毒饮、普济消毒饮等数不胜数。明代温病名家吴又可认为温病类的疾病是"天地间别有一种戾气"所引发的。显然这已经不是猜测，而是长期的经验积累和思考的结果。有关毒邪致病的内容已在病因和病机的章节中详述，在此不赘。

根据宋代《圣济总录》和《太平惠民和剂局方》分别记载的"三十六黄"的内容可以看出，所披露的处方绝大部分都是以清热解毒立法组方的。明代李时珍《本草纲目》主治第三卷记载了治疗黄疸的常用药物凡 83 味，书中指出："黄疸有五，皆属湿热。……"包括茵陈、白鲜皮、大黄、胡黄连、黄连、苦参、山慈菇、紫草、恶实（牛蒡）、苍耳叶、龙胆草、马蔺、大青、苦耽、漆草、翘根、紫花地丁、藜芦、木鳖子、土瓜根、百条根、伏鸡子根、山豆根、茜根、白英、菰笋、莼、地锦、乌韭（垣衣）、谷颖、蔓菁子、莴苣子、翘摇、桃根、栀子、乌芋、黄柏、黄栌、柳华、柳根皮、桦皮、柞木皮、木兰皮、方解石、朴硝、苦瓜等 46 种清热解毒（食）药。而笔者从临床观察统计分析同样也发现，在急性肝炎及慢性肝炎有明显炎症活动阶段，运用清热解毒药物或清热利湿药物为主组方的疗效，显著优于其他各类药物的组方。双虎清肝颗粒的临床和实验研究也得出明显的结论，对 DHBV（鸭乙肝病毒）及流感病毒、疱疹病毒等，都具有明显的抑制作用；与临床所观察的结果一致。自从在乙肝的治疗中采用核苷及核苷酸类药物后，一般来说，对病毒的复制、肝功能的恢复和肝纤维化的进行性进展，其疗效是十分确定的。说明在病毒性肝炎的治疗中，抗病毒治疗是为根本治法。至于其他如疏肝健脾、补益肝肾、活血化瘀、软坚散结等，显然都是抗病毒治疗的辅助手段。上海医科大学沈自尹教授指出：清热解毒药物和清热利湿药物为"下向性调节"，而补益类药物则是"上向性调节"药物，他们的共同之点都在于"调节"作用。导致炎症是由复杂的各种细胞因子网络相互作用而发生，中药则因其各自的特性在此复杂的细胞网络中发挥着调节作用。有人曾质疑长期服用某组清热类药物会导致脾胃损伤，这种顾虑如果对核苷或核苷酸类药物而言，应同样适用。但往往病人可连续服用 5 年甚至 10 年以上未出现明显损害。服用清热类中药，则是在不断地斡旋寒热、燮理阴阳的动态调整之中，既不离乎清解抗毒，又不单纯清解。临床证明，长期服用汤药有长达 20 年以上者，基本上都能获得良好的疗效。10 年以上乙肝病毒完全转阴者的比例最高。有是病，即用是药。病毒既在，证之本既在，何以停用？对服西药者如此，对用中药者亦当如此。毒邪一日未除，抗毒药物便一日不止；一俟毒邪清除殆尽，抗毒药自当停止，常理如此。

目前在肝病的治疗中存在着一种以降酶药物为主的治疗倾向。这种治法常常令患者的转氨酶短期之内迅速下降或恢复正常，但稍一减量或停药后迅速反弹，临床症状较用药前更其明显。对于慢性乙肝或丙肝患者来说，这种治法是非常不符合循证医学原则的。病毒性肝炎肝功能的反复升高，其本质显然是病毒的复制和体内的免疫细胞共同作用导致的肝细胞损害。理论和临床都证明：适时的运用抗病毒药物，是改善病情，控制疾病发展最关键的一环。这如同治疗急性阑尾炎一样，此时是不能给予止痛剂的，必须以控制炎症为主。而在肝病的治疗中，则往往将本质性的治疗放诸脑后，舍本逐末，给予强力降酶药物。如此反复，既耽误了病情，又浪费了资源；更不符合医学的本来原则，似当引起注意。重视抗病毒的原则正是为此而写。

第2节　临床再探索的原则

参考西医学各项先进的理化检测，按照西医学对肝炎的定义及其诊断原则和疗效判断标准，运用传统的中药理法方药进行临床治疗。这是摆在当代中医面前的一项崭新的任务。

经过长达半个世纪的临床观察，在现代检测的配合下，发现了许多崭新的临床现象。例如舌诊。传统的认识是：气病察苔，血病察质；察舌质的深浅，可知气血的虚实；看舌苔的薄厚，可知邪气之进退。相对而言，临床上，舌苔的变化较舌质的变化大而快；短期内用肉眼观察舌质的变化则是十分困难的。有关舌质的颜色，不能不提到发生学的问题。一个人舌色的形成，与他在胚胎形成过程中的生理内环境有着密不可分的关系。因此，先天决定着它的基本色调。后天的营养、调摄、有否其他疾病等诸多因素也参与其中。但后天的因素相对而言，其可变性较大。因此，发现舌色的"瘀象"时，不能一味地活血化瘀。临床上用药物改变一个舌色的"瘀象"则谈何容易。我们只能改变其后天疾病影响下可改变的部分，不能改变其先天形成的基本色调。如果不是这样的认识问题，一味活血，势必造成不应有的结果。因此，当某些患者临床症状具有热象的时候，其舌有时却呈淡红色。这时只能舍舌从证。反之，也会发生错误。在这种情况下，能够起决定作用的只能是客观理化指标。

立法选方用药方面也有同样情形。例如某病人肝功能明显异常，其症状和脉象舌苔又多不相符，补则恐留邪；清则畏伤正。经过长期临床观察发现，转氨酶的升高，与临床症状之间并非寒热虚实能够完全概括。此时往往根据客观检测结果来判断其治疗之是否得当。例如传统理论认为，运用生石膏的基本要求是必须具备"四大"证：大热、大渴、大汗、脉洪大。运用得当，效如桴鼓；用之不当，祸不旋踵。其实，某些患者出现舌淡、脉弱时，用生石膏并非那么严重；用其他的清解药物时也未必出现更多的弊病。现代实验证明：清热解毒药物的作用不单纯在于抗菌、抗病毒，而主要是对复杂的细胞因子网络进行精密协调，经过同一类型的调节方式（下向调节）使之适量，不至于过度分泌，由此抑制炎症介质的合成和释放，从而改善了炎症与组织损害。当然，对不同的病理模型应用不同的清热解毒药物，正如：治疗流行性感冒、流行性腮腺炎、流行性出血热等病毒性传染病是用抗戾散，治疗内毒素引起的播散性血管内凝血使用热毒清，治疗腹腔脓毒感染时用化解冲剂。这些从辨病与辨证相结合的处方形成的制剂，都已在临床上取得了良好的疗效。

在内毒素造成肿瘤坏死因子 α、白细胞介素 6 过度而大量分泌情况下，清热解毒药物具有与地塞米松相同的作用，即削弱防御机制的过度反应，使肿瘤坏死因子 α、白细胞介素 6 得以降低。所不同的是，外源性超过生理剂量的激素对机体是一种错误的信息，使机体误以为激素已过量，所以机体就不再产生激素，而且用久了临床上有许多危害性的副作用。清热解毒药物本身不是激素或细胞因子，也非单克隆抗体阻断拮抗剂，或单一的酶抑制剂，而是通过对机体内部的调节，（很可能是通过神经-内分泌-免疫调节网络）达到其治疗效应。人们需要转变对清热解毒药物作用环节的认识。以往人们以为清热解毒药物的作用是祛邪以安正，而今却发现清热解毒药物的杀菌灭毒之力不如其调节细胞因子炎症介质的功效，这是人们始料未及的。其实含有扶正（扶正不一定是指补法与滋补药）以祛邪之意。

通过一系列的实验发现，所用几种清热解毒药物对感染性炎症或引起过度性炎症反应的前炎症细胞因子都有下向调节的能力，也可以说是发挥了免疫调节剂的作用。近年来，人们通过对虚证本质和补益药的研究发现，虚证普遍具有细胞免疫功能低下的情况，而很多种补益药，无论是健脾补肾，还是滋阴温阳，只要用药对证（指补益药针对虚证状态），都可增强细胞免疫，表现为上向调节，这几乎已成为补虚药的共性。这说明虚证或实证都可影响到细胞免疫及细胞因子的功能。按"虚则补之，实则泻之"的原则针对具体的机能状态（即中医的证）辨证用药，才会通过整体各系统间的相互作用对免疫起到双向调节，达到治病的目的。

所以，新的临床条件和新的实验结果，都在迫使我们对传统的东西产生疑问，而这些新思维的萌生、发展和运用到有规可循，都是传统治疗与现代检测相结合的条件下才能实现的。鲁迅先生说：自己抓住自己的头发永远也上不了天。我们必须选择一个最佳的位置，运用一种最佳的外力才能够实现这一飞跃。

第 3 节　辨证论治与辨病论治的原则

辨病，是通过一系列临床现象，客观检测，准确地判断病因和病位的过程。因此，它是临床治疗的基础和前提。辨证，是在此基础之上通过病人的体质特点等相关资料，进一步准确地判断疾病性质，从而贴切地进行治疗的过程。两者是密不可分的。根据中医古籍中所记载的病名来看，都具有独特的性质。例如"狐惑"病，"状如伤寒，默默欲眠，目不得闭，卧起不安，蚀于喉为惑，蚀于阴为狐，不欲饮食，恶闻食臭，其面目乍赤、乍黑、乍白。蚀于上部则声喝"。而"百合"病"意欲食复不能食，常默然，欲卧不能卧，欲行不能行，饮食或有美时，或有不用闻食臭时"等。说明古人对疾病的认识，当然首先是从其特征入手。由于各种疾病在发生发展的某一阶段，特别在其初期，存在着客观上的相似性，在古代一定的历史条件下发展为从证候入手的方法也是不足为奇的。但是，临床经验告诉我们，如果仅仅凭借证候就想准确地进行治疗，则往往会出错。例如酒精性肝炎、自身免疫性肝炎、药物性肝炎、各型病毒性肝炎，在其肝功能受损，出现乏力、纳差、厌油或者黄疸时，如果没有病毒学或相关特异性的诊察手段，就不能进行有效的鉴别，也就不能进行特异性的治疗。在相似性的疾病中如此，在不同疾病的演变过程中更是如此。这是辨病的必要性。

辨证论治是中医独特的临床思维方法。它的基本精神就是：即使患同种疾病，可能由于时间、地点、不同的身体状况等因素，造成临床上形形色色的表现。因此，强调因时、因地、因人制宜的原则，强调"观其脉证，随证治之"。它的实质是：高度注重治疗中的特殊性。而中药运用中最合理和最精彩的部分就是：不仅重视疾病的普遍规律，更加强调个体因素作用下的特殊规律性。这种特殊性包括了它的动态变化、包括了它的整体内多因素间的互动关系。中医传统中方药的随时调整、动态取舍，随时捕捉合理的战机，正是它取效的关键。德国一位懂得中医的汉学家满昕博博士说：东方医学的这种观点，高度地重视个体，而个体医学，即免疫遗传学，正是治疗疑难疾病的关键。

第 4 节　重视药物毒性和慎重择药的原则

许多人误解中药可以随意选择使用。其实中药是一个天然组合化学库。

以每毫克就算一种成分来计算，平均每一味中药所含的化学成分都在80种以上。对于任何一个医生来说，对于中药的认识必然存在着不同。同时存在着认识上的盲区。这个盲区既是我们的弱点，又是可资探索之处。因此，运用中药是一件充满希望、充满探索快乐和存在一定危险的事情。第九届全国中医肝病会议纪要中曾明确指出存在着"中草药性肝炎"的问题。这是当代中医敢于直面现实，敢于坚持科学精神的写照。即使专家，也往往对一些药物所造成的毒副作用一无所知，不参考现代理化检测，不积极地去回顾总结各级不同疗效的病例，就不可能发现临床上哪些药物可用，哪些不可用以及怎样运用的问题。

中药对肝炎有肯定的疗效，但应准确了解其有效的一面，也应清楚其毒副作用。要想达到上述目的，必须借助现代理化检测和其他临床现象所反馈的全部信息。

临床和实验证明中药在抗病毒、恢复肝功能、调节免疫、改善症状体征等方面都有一定的疗效，如丹参活血、茵陈退黄、五味子降酶、银花抗病毒等。但某些中药也存在毒副作用，不利于肝脏功能的恢复。因此医生必须要有清楚的认识，不能含混。中药十分讲究配伍。不同的药物配伍、相同药物按不同比例配伍都可产生不同的临床效应。如茵陈蒿汤利胆作用的正交实验表明：生大黄与茵陈配伍具有协同作用；但茵陈与栀子配伍却抑制了利胆效应，栀子与大黄配伍也能减弱大黄的利胆作用。又如：甘草与柴胡按1∶1比例制成甘柴合剂，其抗肝损伤作用明显优于单味柴胡或甘草，但容易引起部分患者浮肿，加入茯苓利尿，则疗效提高；逍遥散则包括这三种中药，只是剂量小于以上三药的2～3倍，其作用远逊于甘柴合剂。所以，药物之间的"关系"是最具有潜力的一项研究课题。（参见本书第21章有关中药配伍问题的章节）

第5节　重视客观检测的原则

传统中医判断疗效的唯一方法是根据症状学的改善，所缺乏的正是客观检测指标，但这并非中医学不曾或不拟采用客观的检测指标。唐代王焘《外台秘要》就曾对黄疸症状的进退有下列记载："每夜小便里浸少许帛，明书记日，色渐退白，则瘥。"这是运用简易但客观的观察方法来判断疗效的一则记录，只是凤毛麟角而已。但在《黄帝内经》中则有"治病必求于本"的谆谆告诫。反映了前人对此并非没有追求，限于历史条件，只能靠临床症状的进退来判定疗效。

当代中医面对着先进的理化检测，非但毋庸回避，正该重视并利用这些客观的检测手段来佐证中医中药的疗效。根据化验结果来分析诊断各类肝病既具有客观性，又具有准确性。由于肝病的病因不同，所以仅凭一两项化验结果诊断肝病是不全面的，必须仔细分析各种指标的关系和变化，才能得出正确的判断。

（一）肝功能生化指标

肝脏是人体含酶最丰富的脏器，酶蛋白含量约占肝脏总蛋白量的 2/3。肝损伤后肝细胞内的酶类释放出来。目前的肝功化验单中大致可将检测的酶类分为 5 类：①逸出酶，由于肝细胞坏死而被释放出细胞外的酶类，如 ALT、AST。②淤积酶，反映胆汁淤积的酶类，如 ALP、GGT。③反映肝细胞合成功能的酶，如胆碱酯酶。④反映肝纤维化的酶，如单胺氧化酶。⑤肝癌相关酶类，如甲胎蛋白。

目前肝功能指标主要包括了 ALT、AST、T-BIL、GGT、TBA、ChE、ALP 等重要指标。

1. ALT、AST　人体内的转氨酶有 20 余种，常用于检测肝脏病变的转氨酶主要是 ALT 和 AST，这是由于肝脏中转氨酶的浓度比血中高 1000～5000 倍，在肝细胞坏死、细胞膜损伤等情况下，转氨酶将从高梯度向血中释放。因此 ALT 和 AST 成为较为敏感的监测肝脏损害的指标。ALT 在人体组织中的浓度分布为：肝脏＞肾脏＞心脏＞肌肉，AST 浓度分布为：心脏＞肝脏＞肌肉＞肾脏。在肝脏内 ALT 主要分布于细胞浆中，AST 主要分布于细胞浆和线粒体中。在肝细胞病变较轻时，也就是说仅引起细胞膜通透性改变时，存在于细胞浆中的可溶性部分的 AST 和 ALT 可释放入血，而存在于线粒体的酶仍然稳定。释放入血后 AST 比 ALT 灭活要快，所以 ALT 上升幅度要比 AST 高，此时的化验 AST/ALT 比值＜1。当肝细胞严重受损或坏死时，比如重症肝炎等，存在于线粒体的 AST 随之释放入血，引起血中 AST 明显升高，导致 AST/ALT 比值上升＞1。

综合以上原理，归纳 AST/ALT 的临床意义为：

（1）AST/ALT＜1 见于急性肝炎的早期和轻型肝炎；慢性肝炎的轻到中度；药物性肝损害；肝内外胆汁淤积性肝炎。

（2）AST/ALT＞1 见于酒精性肝病如酒精性脂肪肝；各类肝硬化；原发性肝癌及转移性肝癌。一般认为 AST/ALT＞3 时有确诊肝硬化的价值。

2. GGT　其酶含量以肾脏最高，但血清中的 GGT 主要来自于肝脏，具有癌胚蛋白的性质。因癌细胞本身的因素和周围炎症刺激使肝细胞通透性增加，导致血清中 GGT 活性明显增高。它一般反映了肝细胞、毛细胆管的排泄功能。血清 GGT 升高多见于以下疾病：

（1）原发性或转移性肝癌：GGT 呈中度或高度增加，可大于正常指标的几倍到几十倍，而其他系统发生肿瘤时多为正常。GGT 的升高随肿瘤的大小和严重程度而增高。肝癌切除后，GGT 可降至正常范围；如有新的转移和复发时，GGT 可重新上升，故 GGT 有助于疗效观察。

（2）阻塞性黄疸：GGT 高度或极度升高，其上升程度与血清胆红素、碱性磷酸酶一致，但比 ALP 更敏感，阳性率更高，而且不受骨骼疾病和妊娠的影响。无黄疸的胆道疾病如胆管炎患者血清 GGT 也可升高 3～5 倍。

（3）肝炎急性病毒性肝炎 GGT 轻度升高，在恢复期 GGT 仍然升高提示肝炎未痊愈。慢性活动性肝炎 GGT 高于正常的 1～2 倍，如长期升高可有恶化倾向，在治疗过程中 GGT 下降，提示向非活动性移行。肝炎后肝硬化静止期 GGT 正常，如伴有炎症和进行性纤维化则上升，而胆汁性肝硬化则往往早期就有 GGT 升高。晚期肝硬化由于肝细胞合成 GGT 能力丧失，GGT 反而很低，故 GGT 可用于对肝硬化的监测。

（4）酒精性肝病嗜酒者 GGT 常升高，酒精性肝炎、酒精性肝硬化几乎都上升。酒精性中毒者如不伴有肝病，戒酒后 GGT 迅速下降；如有肝病存在，即使戒酒后 GGT 仍持续升高（有资料显示，患者肯定戒酒持续 15 个月以后，实验室值可完全正常），故 GGT 对评价肝脏有无持续性酒精性肝损害有一定的实用性。

（5）GGT 的升高还可见于脂肪肝、血吸虫病、急性肝血流障碍、药源性肝病、传染性单核细胞增多症、胰头癌、壶腹癌、糖尿病、胰腺炎、急性心梗、肾病变、血卟啉病等。

（6）药物的影响：某些药物也可导致 GGT 的升高，或 ALT 升高，或 GGT 与 ALT 同时不同程度升高。此时需要加以鉴别。参见表 6-1 药物的影响——血清中酶活性升高。

表 6-1　药物的影响——血清中酶活性升高

仅 GGT 升高	GGT＋ALT	仅 ALT
抗惊厥药	别嘌醇	细胞抑制药
甲状腺合成抑制剂	NSAR	氟烷
雌激素	三环抗抑制药	速尿
噻嗪类	硫唑嘌呤	
ACE 抑制剂	肝素	
红霉素	维生素 A	

3. TBA 血清总胆汁酸（TBA）　是唯一可以反映肝脏分泌，肝脏合成与代谢、肝细胞损害三种状态的血清学指标。TBA 是在肝脏以胆固醇为原

料合成分泌到胆囊的一种有机酸,当肝细胞损伤或胆道阻塞时,会引起胆汁酸代谢障碍。肝脏疾病时,首先表现出是 TBA 增高,且在肝细胞仅有轻微坏死时,TBA 的升高常比其他检查更敏感。有人对 264 例各型病毒性肝炎病人血清的 TBA 活动期与对照组对比,其值明显增高($P<0.01$,其排列顺序为 CSH(重型肝炎)>LC(肝硬化)>AH(急性肝炎)>CH(重度)>CH(中度)>CH(轻度)($P<0.01$,血清 TBA 异常率与同组 ALT、AST 异常率有显著性差异,说明血清 TBA 检测较其他指标敏感。

(1)急性肝炎时,特别是急性期,TBA 与 ALT 均急剧升高,两者呈正相关,其恢复正常进程较慢,呈渐进状态,因此 TBA 对跟踪检测病毒性肝炎病程进展很有价值。

(2)在肝炎肝硬化时,由于胆汁酸贮存量减少致使血清 TBA 升高。肝炎肝硬化早期 ALT 和肝功能未明显改变时,TBA 浓度明显升高,严重肝炎肝硬化时,其他常规肝功能检测基本恢复正常,而 TBA 却常常保持升高状态,因此,TBA 又可用于低活动期肝炎肝硬化的监测,TBA 在肝炎肝硬化的不同时期均增高,但以后期为明显。TBA 比 ALT 更敏感。

(3)另有文献报道餐后连续监测血清 TBA 水平也可以了解肝纤维化进展。另外,空腹血清 TBA 与 PCⅢ亦有显著相关关系。

总之,提示病情越重,肝脏损害越严重,血清 TBA 水平越高,恢复越慢。血清 TBA 水平与肝炎患者病情呈正比。

4. ChE(血清胆碱酯酶)　血清胆碱酯酶是反映肝脏合成蛋白功能的指标之一,肝脏疾病时,由于肝细胞受损,肝脏合成功能下降,导致血清胆碱酯酶活力下降,下降程度与肝损害程度呈正相关。肝硬化及重型肝炎患者 ChE 降低尤为明显,其次为肝癌。慢性肝炎重度者 ChE 比中度和轻度者降低明显,部分急性肝炎也略有降低。治疗后随着肝功能的好转,血清胆碱酯酶活性有所升高。急性肝炎和部分慢性肝炎治疗后 ChE 活力上升明显,提示预后良好。重型肝炎、肝硬化、肝癌患者由于肝细胞受损严重,治疗后上升不明显,预后皆不好。判断预后、评估疗效有一定的临床价值。

5. ALP(碱性磷酸酶)　ALP 是在碱性 pH 中催化有机磷酸酯释放无机磷酸的一组同工酶,正常情况下,血清 ALP 活性主要反映三个来源的同工酶:肝(包括骨骼)型、胎盘型和肠型。血清 ALP 最大的缺点是缺乏器官特异性。许多与肝胆疾病无关的情况,可使 ALP 升高,包括骨病、妊娠、小儿生长。在正常生命的前 20 年和老年,ALP 活性较高,显然与骨骼的改变相关。同时伴有 GGT 增高的 ALP 可能来自肝胆系统。单一 ALP 增高可能是肠源性的。参见图 6-1 ALP 升高的鉴别诊断示意图。

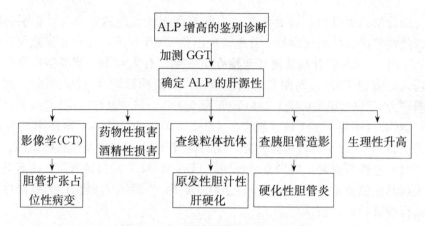

图 6-1　ALP 增高的鉴别诊断示意图

（1）可见于淤胆性疾病：ALP 经胆汁排出，肝内外胆管阻塞时，ALP 有明显增高，ALP 增高先于黄疸，在黄疸消退后还可持续异常。也有明显胆管阻塞 ALP 正常的。

（2）肝内占位性病变：包括肝肿瘤、肝脓疡。在肝硬化的病程中发现 ALP 增高，需考虑合并肝细胞癌的可能。对肝实质的肉芽肿浸润性病变，如结核、结节病、某些真菌病，ALP 较灵敏，有助于这些疾病的早期诊断。

（3）肝细胞性病变：肝细胞性黄疸绝大多数 ALP 升高，但不超过正常上限的 2.5 倍；而且在阻塞性黄疸时则常超过，故持续轻度升高，阻塞性黄疸的可能性较小；持续高值时则肝细胞黄疸的可能性不大。

6. AFP（甲胎蛋白）　AFP 是在胚胎发育过程中存在于胚胎血清中的主要蛋白，妊娠时 AFP 升高，分娩时，其含量明显降低。

（1）病毒性肝炎患者血清 AFP 与临床、病理的关系：血清甲胎蛋白（AFP）升高长期被视为原发性肝癌的特异性指标。近年，虽已注意到病毒性肝炎者可有 AFP 水平的异常，但有关肝炎患者 AFP 异常与临床、病理的关系报道甚少。复旦大学中山医院有关专家对 310 例经肝穿刺活检诊断的病毒性肝炎患者 AFP 检测的结果进行分析，结果发现 310 例肝炎患者中 AFP 异常 115 例，阳性率为 37.1%。急性肝炎、慢性肝炎、慢性重型肝炎患者中均见有 AFP 异常者。根据病理，急性肝炎患者 AFP 阳性率最低，慢性肝炎、慢性肝炎肝硬化患者比较高，慢性重型肝炎患者阳性率最高，分别为 11.7%、34.2%、57.5%和 66.7%。按临床表现诊断，阳性率以慢性重型肝炎最高，慢性肝炎最低，而急性肝炎居中。在肝炎病因分类中单纯 HBV 感染或 HBV 基础上又有 HAV/HEV 感染者 AFP 阳性率较高，为 35.5%和 62.8%；HBV 与 HCV 双重感染者为 27.3%。单一 HCV 感染者 6 例中 1

例 AFP 阳性，单纯 HAV 或 HEV 阳性者未见 AFP 异常。此外，有肝癌家族史的肝炎患者 AFP 阳性率 57.9%，高于无肝癌家族史者。作者最后得出结论认为肝炎患者 AFP 异常颇为常见。一旦发现肝炎患者 AFP 异常时，应考虑患者 HBV 感染的背景，或为单纯 HBV 感染的慢性乙型肝炎，或 HBV 基础上有 HAV 或 HEV 重叠感染者。大多数 AFP 异常的慢性肝炎患者可以在积极治疗过程中顺利恢复，即使 AFP 呈现高水平阳性者，多数也能逐渐恢复正常，预后较好。在随访 3～10 年后，仅 1 例于 5 年后发展为肝癌。

慢性乙肝可伴有 AFP 升高，但大多为一过性或持续低浓度升高，而持续高浓度升高者较为少见，极易误诊为原发性肝癌。对 AFP 持续高浓度升高的慢性乙肝，虽然具有肝癌的较大概率，但仍有慢性肝炎的可能。对此类患者除动态观察 AFP 外，尚须结合临床表现及多项化验指标进行综合判断，以免误诊。慢性乙肝 AFP 升高，可能与以下因素有关：①乙肝病毒复制活跃，肝细胞不断发生炎症、坏死，部分坏死后的肝细胞出现再生现象，会诱发体内 AFP-mRNA 上升，而出现 AFP 表达；②肝炎病毒对 AFP 的合成基因去抑制而使 AFP 升高；③肝细胞不断坏死，肝脏对雌激素灭活减少，致使雌激素水平增高，当与孕妇体内激素水平相当时，则有利于 AFP 的合成。因为孕妇体内 AFP 升高时同时伴有雌激素升高，两者可能有一定相关性。

（2）有关 AFP 的诊断标准：凡 AFP 升高，而影像学诊断中未见占位者可做如下判断 A、AFP 大于 $400\mu g/L$，持续 4 周以上，而肝功能始终在正常范围者，可做出肝癌的诊断。B、AFP 升高，但低于 $200\mu g/L$，应密切随访。C、AFP 持续攀升，而肝功能始终正常，亦以肝癌可能性为大。E、AFP 随 ALT 波动而波动，则应继续观察。F、AFP 升高而 ALT 转成正常，出现所谓分离现象，则也以肝癌为可能。

7. TB（总胆红素）　本项检测是反映肝细胞的胆红素代谢和肝细胞受损的情况。在急慢性肝炎及肝硬化中都可以出现 TB 升高。升高的情况一般有以下 3 种：

（1）TB 在 17～$171\mu mol/L$ 之间。此种多发生在急慢性肝炎之中。

（2）高胆红素血症：TB＞$171\mu mol/L$，相当于原来的 10mg，一般多发生在急性重症肝炎、淤胆性肝炎等，临床报病重。若凝血机制尚可，治疗及时有效，预后较好；当 TB 达到 $513\mu mol/L$，相当于原来的 30mg，此时肝功能已到了衰竭的阶段，病情凶险，若凝血酶原时间＞20 秒，凝血酶原活动度＜25%，其病死率极高。

（3）残留黄疸：TB 在 $34\mu mol/L$ 左右，主要有两种情况：一是属于胆道系统的慢性病变；另一个是慢性肝炎恢复期的肝细胞轻度炎症反应。残留黄疸虽然不高，但有时退起来很棘手。另外，在胆红素升高时，若以间接胆红素升高为主，属于肝前的病变，如溶血性黄疸，若以直接胆红素升高为主，则代表着肝细胞的病变或肝后的病变。临床上需鉴别清楚。

（二）肝纤维化指标

肝纤维化过程是个复杂的过程，是由多种因素参与的。肝纤维化的血清学指标主要包括了细胞外基质（ECM）、胶原酶类和细胞因子三大类。目前可做到检测第一大类。

1. 胶原蛋白

（1）Ⅲ型前胶原氨基端肽（procollagen Ⅲ N-terminal peptide，PⅢNP或PⅢP）：血清PⅢP是Ⅲ型前胶原在细胞外形成原胶原前，被相关酶切下后进入血液循环的氨基端尾肽，故被视为肝纤维生成的血清学指标。血清PⅢP增高提示活动性肝纤维化。血清中的PⅢP除由肾脏排泄外，也由肝窦内皮细胞经受体介导而摄取，故急性肝炎、慢性活动性肝炎、酒精性肝硬化和肝功能损伤时，血清PⅢP也增高。此外，值得提出的是，在年幼儿童，生长导致全身间质胶原的更新可使血清水平明显增高，故血清PⅢP检测对儿童肝纤维化没有判断价值。

动态检查PⅢP水平对判定肝纤维化的诊断和程度有较大价值。持续升高往往提示慢性肝炎的恶化及肝纤维化的发展，下降则表示病情缓解或治疗有效。

（2）Ⅳ型胶原：组织中的Ⅳ型胶原是以原胶原形式交联组成三维网状结构而存在的，故其网状结构中不仅含Ⅳ型胶原的主三螺旋区（TH），也含其氨基端的四聚体（PⅣ-NP，7S胶原）和羧基端的二聚体（PⅣ CP）。故检测血清7S胶原、PⅣ CP或TH含量，能反映Ⅳ型胶原降解的情况。但降解的增加常伴有更多的再合成，因此，确切地说，它们是反映基地膜胶原更新率的指标。血清7S胶原对判断肝硬化有较高敏感性（79％）和特异性（82％），是反映活动性肝硬化的最佳指标。PⅣP胶原与PⅢP联合检测，可提高判断的敏感性。两者的比值PⅣP/PⅢP对判断肝纤维化更有参考价值。比值增大，表示降解占优势，减少表示纤维沉积占优势，二者都降低表明肝病稳定。

值得注意的是甲亢、中晚期糖尿病、硬皮病等亦有Ⅳ型胶原降解异常。

2. 非胶原蛋白　层粘连蛋白P1片段（laminin P1，LN P1）：其血清值被认为是反映基底膜更新率的指标，可反映肝窦的毛细血管化和汇管区纤维化。血清LN P1对判断肝纤维化的特异性和正确率分别为98％和92％，但其敏感性不及 PⅢP 和 7S 胶原。有报道血清 LN P1 水平还与门静脉高压、食管静脉曲张程度正相关。应注意的是，层粘连蛋白是反映血管基底膜变化的一个指标，在许多恶性肿瘤、结缔组织病也会明显增高。

3. 多糖（GAG）　GAG 中的 HA 是临床常规指标。HA 代谢主要是在肝内皮细胞。血清含量升高可间接推测肝脏的功能。但分析其临床价值时应考虑：①血清 HA 与肝分泌能力及肾排泄速率相关，并与门静脉压力成正相关；②血清 HA 水平升高亦见于肺纤维化、硬皮病、晚期恶性肿瘤、类风湿性关节炎等；③在急性肝炎及大量肝细胞坏死时（药物、酒精、炎症等）HA 水平可很高，但此时最多是肝纤维化早期或者有肝纤维化形成的可能；④真正到假小叶形成，肝脏已缩小时（肝纤维化晚期），HA 水平反而并不太高，甚至正常。

（三）肝炎病毒指标

1. 甲肝病毒　抗-HAVIgM 是诊断甲肝最可靠、最灵敏的指标。此抗体出现较早（发病初期，黄疸刚出现时即可发现此抗体），上升快，滴度高，持续时间最短 30 天，最长 420 天，通常 2 天时达到高峰，1～2 月后开始下降，6 个月后大部分消失。此检测优点是采血一次出现抗-HAVIgM 阳性即可诊断。试剂盒也相当便宜。

2. 戊肝病毒　近年来有上升趋势。它主要的传播途径是粪-口途径，传播媒介是污染的水。其潜伏期平均 40 天。全病程一般比甲肝要长。在甲、戊肝炎同时存在的流行区内，戊肝的病死率明显高于甲肝。绝大多数病例为急性病例，有极少部分有可能向慢性转变。诊断依据是测定抗-HEV。目前市售大部分试剂盒为抗-HEVIgG，它较 IgM 型抗体出现要稍晚。随着病情发展 IgG 滴度逐渐升高，它可以在体内持续阳性 1～10 年以上。所以抗-HEVIgG 阳性只代表有戊肝的感染，而不是戊肝近期感染的标志。另一类试剂盒为测定抗-HEVIgM，它出现在 ALT 高峰期前，病程进入恢复期则开始消失。所以抗-HEVIgM 阳性被认为是急性感染的标志。但目前试剂盒的稳定性还需进一步提高。

3. 丙肝病毒　HCV 为单股正链 RNA 病毒。HVC 感染的潜伏期大约是 30 天。从血液制品感染病毒的病人潜伏期较短（20 天）。该病毒比乙肝更易变成慢性。50％～70％输血后丙肝感染演变成慢性。有 30％病例可经很长时间（10～20 年）发展成肝硬化，其肝硬化病人具有发展成肝细胞癌的危险。

家庭内的非性接触并不增加 HCV 传播的危险性；但转氨酶升高的病人比 ALT 正常的携带者更有传染性。HCV 母婴垂直传播已经证实，但远不如乙肝。

确诊丙肝感染的病毒学指标为抗-HCV、HCVRNA。

4. 乙肝病毒

（1）HBsAg（表面抗原）：HBsAg 是乙型肝炎病毒的外壳蛋白，本身无传染性，它的阳性只说明一个人有过或正存在有乙型肝炎病毒的感染，因此，不能将其作为传染性的标志，但它往往和其他的乙型肝炎病毒标记物并存，这样就有了不同的意义。HBsAg 的滴度高低与肝损害的程度不一致，它的自然阴转率很低，每年 7.8%。

（2）抗-HBs（表面抗体）：它是乙型肝炎病毒的表面抗体，健康人如果注射了乙型肝炎疫苗后就会出现抗-HBs（即产生保护抗体）。它在表面抗原消失数周后在血中出现，它是一种保护性抗体，可保护人体免受乙型肝炎病毒的侵害，可保持多年，一般 3~5 年。

（3）HBeAg（e 抗原）：它是乙型肝炎病毒核心成分之一，当 HBV 繁殖复制时产生，它出现较表面抗原稍后，消退较早，因此，HBeAg 阳性时即 e 抗原存在，是病毒复制的重要指标，传染性强，临床证明，HBeAg 阳性的母亲 80%~100%将乙型肝炎病毒传染给婴儿，而 HBeAg 阴性的母亲只有 30%传染给婴儿。

（4）抗-HBe（e 抗体）：乙型肝炎病毒的 e 抗体，正常人为阴性。抗-Hbe 阳性有两种情况；一是血清转换后出现抗-HBe，表示病毒复制已很少或病毒复制中止，传染性较低，正在恢复期。另一个是抗-Hbe 阳性可能是病毒变异的情况，病情有一定的复杂性，仍具有病毒复制。

（5）抗-HBc（核心抗体）：它是乙型肝炎病毒的核心抗体，正常人阴性；因核心抗原（hbCaG）主要存在于受感染的肝细胞核内，不游离在血液中，经特殊处理后方可检出，方法复杂，故临床上一般检测抗-HBc（核心抗体）；它出现于 HBsAg 出现后 2~4 周；抗-HBcIgM 型，只维持 6~18 个月，是近期感染的主要标志；抗-HBcIgG 型出现迟，但可保持很长时间，是过去感染的标志。

（6）HBV-DNA（乙肝病毒脱氧核糖核酸）：HBV-DNA 位于 HBV 的核心部分，是 HBV 的遗传物质。乙肝病毒感染时，外周的血中 HBV-DNA 的检出反映了完整的 HBV 颗粒的释放，是病毒复制的最直接可靠的指标。目前多采用聚合酶链反应（PCR）法检测。PCR 是一种体外的基因扩增技术。它可将体内极微量的 HBV-DNA 通过扩增至数百万倍（10^7）而被发现，是目前检测血清中 HBV-DNA 最灵敏的方法。有资料报道："大三阳"（表面抗原、E 抗原、核心抗体阳性）的患者中 HBV-DNA 阳性率为

87.76%；"小三阳"（表面抗原、E 抗体、核心抗原阳性）的 HBV-DNA 阳性率为 45.71%（部分可能与变异的病毒株有关）。单项核心抗体阳性中也有检出 HBV-DNA 阳性（可能与病毒变异有关）。

HBV-DNA 阳性的意义：①HBV 感染的标志。②反映病毒复制的指标，它与 HBeAg 多数呈正相关。③有助于判断母婴垂直传播的危险性。若 HBsAg 与 HBV-DNA 同时阳性，则传播率>80%。④可做为抗病毒疗效判断指标。

第7章
乙型肝炎病毒转阴病例分析

第1节　基本情况

　　乙型肝炎病毒（HBV）是导致乙型肝炎的基本原因。目前虽然有了核苷和核苷酸类药物及干扰素等，但临床上彻底清除乙肝患者体内的乙肝病毒，使血清乙肝病毒标志物（HBV-M）彻底永久转阴，并产生相应的抗体，仍然是非常困难的。因此，许多学者将攻克乙肝的愿望寄托在中医中药上。经过长达半个多世纪前赴后继地努力，实践证实传统的中医中药在改善患者的临床症征，保肝和改善肝功能以及促使乙肝病毒标志物转阴等方面，有着肯定的疗效；但同样不能达到临床满意的水平。临床大量实践证实：中药的正确运用对于乙肝病毒指标的阴转的确有着一定的关联性。通过大量的病例分析，从中总结用药的规律性以驾驭之，提高其转阴率，就显得十分必要。

　　判断乙型肝炎的临床疗效，概括地说分为满意疗效和终极疗效。所谓满意疗效是指：乙肝病毒的标志物（HBV-M，俗称"两对半"）：HBsAg，抗-HBs；HBeAg，抗-HBe；抗-HBc 这五项指标中的 HBeAg 和抗-HBe 实现血清学转化，或 HBeAg 转阴，肝功能恢复正常。所谓终极疗效是指：不仅 HBeAg 和抗-HBe 实现血清学转化，而且还要实现难度更大的 HBsAg 和抗-HBs 的血清学转化，同时实现肝功能恢复正常并持久稳定，其他临床症征均得到持久的改善和恢复。

　　乙肝病毒的阴转率，理论上 HBsAg 的自然阴转率不超过 10％。而长期的临床观察中粗略统计，以中医中药治疗为主的 HBsAg 阴转率并不能超过10％。如此看来是否中医中药在促使病毒指标阴转方面就无效了呢？应该说，理论上的自然阴转率 10％ 显然估计过高，实际上达不到 10％ 的水平。HBeAg 的自然阴转率略高，在 15％ 左右。中医中药 HBeAg 的阴转率在25％～30％之间（短期中期和长期阴转率的均值）。以上两者虽然有着密切的联系，但对于乙肝病毒指标阴转来说，前者则是关键。

彻底清除乙肝病毒，获得终极疗效，无论中医西医都曾有过一定数量的病例报告，但都是不容易实现的。由于乙肝病毒的顽固性，更由于人体特点的多样性，一方一药，墨守死方，临床上不仅无效，反而更加有损患者身体。临床实践证明，因人制宜，动态调整，正确施治，是获得终极疗效的基本条件。《黄帝内经》中多处谆谆告诫："夫物之生从于化，物之极，由乎变；变化之相薄，成败之所由也。成败倚伏生乎动，动而不已，则变作矣。"这种永恒的动态观，是指导临床用药的基本宗旨。药物的长期积累，是影响人体生理病理的动态因素之一，既不能无视其作用，亦不能使其作用无所制约。这就是《黄帝内经》里所说的："无生则发育无由，无制则亢而为害"，"亢则害，承乃制。制则生化，外列盛衰，害则败乱，生化大病"，"久而增气，物化之常也，气增而久，夭之由也"，这都是《黄帝内经》中论述中最为精彩之处，其核心思想就是变和动；生和制。对于后世运用中药来治疗各种疾病，确立临床治则，历久而弥新，有着深刻的指导意义。

第 2 节　影响乙肝病毒阴转率的相关因素

一、治疗的合理与坚持

乙肝患者的临床症状虽然有其共性，如肝区隐痛或隐胀，疲乏无力，食欲下降等。但随着不同的个体特点，会出现多种临床表现，如关节痛，皮肤或眼睛的干燥，失眠或睡眠欠安，大便干燥或溏薄，心烦易怒，齿鼻衄血等。按照中医辨证论治原则主要可分为湿热中阻、肝郁脾虚、肝肾阴虚、瘀血阻络和脾肾阳虚等 5 种基本证候。但在临床中非常单纯的证候类型并非普遍，往往是几个证候交叉互见，实际立法用药时不能刻舟求剑，当从实际出发，合理选方用药。怎样才能判定为合理正确？首先是患者临床症征逐渐改善，其次是肝功能指标尽快地恢复正常，病毒指标逐渐下降或转阴。但也有特殊情形：即用药之初，自觉症状无明显变化，但肝功能指标反而突然明显升高，甚至出现黄疸。但在不太长的时间内病毒指标中的 HBeAg 出现转阴，抗-HBe 同时或随后出现，即 e 系统的血清学转化，肝功能随即迅速恢复正常，相应的临床症征明显好转或恢复正常。这同样也属于合理正确的治疗。惟其表现特殊，故对于这种先升后降的临床表现病人会心存疑虑，以至于在关键时刻放弃治疗。据报道，国内外大约 1/3 的患者会出现先升后降的情形，因此成为一种规律性的表现；随着治疗经验的增加，这类现象便逐渐被接受。

二、随证施治，合理调整

慢性乙肝的治疗是一个长期过程，不能毕其功于一役，也不能一个处方恪守不变。往往随着疗程的延长，在药物的长期作用下，就会出现"久而增气"的表现，如理气药物运用过久，就会出现燥象，如不假变化地守方应用，就会发生"气增而久，夭之由也"的后果。必需适时改燥用润，减轻理气药物，酌加滋阴润燥之药，以维持其治疗上的平衡再造。又如清热解毒药物或清热利湿药物，针对湿热中阻证是合理有效的。但若用之过久，亦能伤其中阳，导致纳食减少，胃脘痞闷不舒，甚至大便溏薄或泄泻等症。此时就应减阴用阳，将清热解毒药物中具有致泻的药物暂时祛除，或减轻药物剂量，适当加入温中健脾类药物，以扶其中阳。类似的调整原则是"以平为期"。只有在不断动态地燮理阴阳，斡旋寒热温凉燥润的过程中，才能使中药维持其平衡阴阳的目的得以实现。概括其用药的动态调整无非是：润燥相佐，寒热互调，补泻得宜，动静相制的调整过程。不是这样地认识中医中药的治疗，一法一方死守到底，都不可能取得积极的疗效。

三、清热解毒与活血化瘀最值得研究

纵观所有乙肝病毒转阴的病例，都是在长期服用清热解毒和活血化瘀的药物后获得疗效的。通过大量的临床病例分析发现，清热解毒药物对于乙肝病毒有着肯定的疗效。直接表现为肝功能的迅速改善或恢复，HBeAg的转阴以及相应的临床表现。经统计，显效处方中清热解毒药物的运用可达 100%，其中与助阳或益气药物的配合运用则是成功的重点。单纯清热解毒，则一派阴凝，没有生气；于大队清热药物中加入益气助阳药，清而不凝，补而不滞，温而不伤，恰到好处。这如同蒲辅周先生论白虎加参汤，但用大寒之石膏，则成"死白虎"，如出同义。实验研究证明，清热解毒药物对实验用鸭乙肝病毒（DHBV）有明显的抑制作用，与临床所见相同。

活血化瘀药物在乙肝病人身上表现最突出之处在于对免疫功能和肝功能的影响。活血化瘀药物中最常用的是丹参、鸡血藤、莪术、水蛭、三棱、桃仁等。所用剂量偏大，运用时间较长时，最常见的变化是肝功能 ALT 的升高和免疫指标 LBT 等的升高。如与清热解毒药物和益气助阳药物配比合适，则可能较快地发生 HBeAg 的转阴。一如正邪相持、将解未解之时起到催化作用一样，迅速开启免疫吞噬细胞的作用阀门，使原来绵长不解的癥结迅速融化。颇似《黄帝内经·素问·离合真邪论》中所描述的"知机道者，不可挂以发；不知机者，扣之不发"的深刻寓意。此前所叙述的关于

"免疫功能得到激发"，"药物击中靶细胞"和"正复胜邪"等临床现象的发生，据观察，是与活血化瘀药及清热解毒药物共同作用于人体后所产生的神奇结果息息相关的，颇值得进一步研究。

清热解毒药物与活血化瘀药物从其基本属性上来说，前者属阴，主静；后者属阳，主动。但并不绝对，清热解毒药物中的某些药物如金钱草、茵陈、野菊花、蒲公英等，具有一定的通利作用，可使阳气疏通，阴霾得散，故往往在临床中发现有导致 ALT 升高等作用。活血化瘀药物则完全是走而不守之性，对于免疫耐受状态、转氨酶长期处于低位升高、反复不正常；临床症状持久不能缓解等类似"气血凝滞"的现象，运用得当，可使枢机运转，获得拨云见日之效。

四、讲究滋阴与助阳药的比例

一般来说，滋阴药物为主，酌加少量助阳益气药物，对于乙肝处于明显的活动状态，而湿热证并不显著的患者疗效最好。助阳益气药物并不像其理论上所说的那样，具有强阳、益气、升举的作用，而是相反，起到稳定病情，抑制肝功能持续升高，以及对抗长期服用清热解毒药物导致的病情反复，脾胃纳运功能失调的作用。临床运用的要点就是要掌握助阳益气药物的剂量及其与滋阴药物或清热解毒类药物之间的比例关系。益气助阳药物的剂量应该只占滋阴药物的 1/5 左右，这种配比关系最具有稳定肝功能的作用。这与所谓"善补阴者，须阴中求阳；善补阳者，须阳中求阴"的含义似有所合。大剂量地使用益气助阳药物的机会相应较少，大多用于肝硬化的失代偿期或肝功能处于相对稳定期。原因是助阳益气药物具有类似肾上腺糖皮质激素样的作用，对抑制肝脏炎症反应有很好的临床效果。

五、注重个体特点

促使 HBeAg 和抗-HBe 的血清学转化，是乙型肝炎病毒学指标彻底转阴的前奏。在"中药抗病毒的临床和实验研究"部分中，已经就乙型肝炎 HBeAg 和抗-HBe 血清学转换的 10 种临床现象作了比较详细的探讨。其最重要之点就是清热解毒药与助阳益气药；清热解毒药与滋阴润燥药；清热解毒药与活血化瘀药等三组药物之间的动态比例变化与疗效之间关系的观察分析研究。乙型肝炎虽然有其共性，但也因感染的个体不同而呈现出鲜明的个体特点。而上述药物的动态调整则是与个体特点的要求息息相关的。上述内容中已经强调了中药治疗乙肝中清热解毒药物与清热利湿药物运用的重要性，也即共性即清热解毒或利湿。其他药物的配伍则均围绕病人的个性展开。例如患者赵某，女性，患乙肝 10 年以上，有家族聚集病史，为母婴垂直感染者。就诊前最突出的临床症状是大便闭结，数日甚至十数日一行，经常伴有肛裂出血。形体消瘦，口干舌燥，舌苔黄腻且干燥少津，证属毒热深伏，伤津耗液。乃专予调胃承气汤与小陷胸汤，再加五味消毒饮出入，仅用4个月，HBeAg即转阴，肝功能从此长期稳定。另一患者陈某某，男性，福建莆田人士，其母为乙肝患者，同胞中五人均被感染乙肝。初诊时临床症状以畏冷为主，面色白，舌淡红，脉沉细无力，属于肝肾阳虚证；这类证候的患者比较少见，遂在双虎清肝汤的基础上酌加自拟"启元丹"，其中以小剂量鹿茸配以皂角刺等制成粉剂，与汤药联用。因特点突出，加用该药后不到半年，HBeAg即转阴，病情较前明显改善。但其胞弟治疗时间较其更长，却不能转阴。另一李姓患者治疗近十年。临床见证以乏力、神疲、胃纳欠佳，便溏畏冷为主。近两年在服用汤药基础上，亦加服启元丹，竟出现HBsAg与抗HBs的血清学转换，肝功能正常并稳定，临床症征消失的终极疗效。中医这种从个体出发的医疗特点，即辨证论治，就是个体医学，即免疫遗传学，被公认为是治疗疑难重症的关键。在乙肝病人病毒指标彻底转阴的所有患者中，没有一例不是首先从HBeAg转阴开始的。在此基础上随证而变，坚持治疗，也是非常重要的。

六、清热解毒或清热利湿为恪守不移的基本治法

所有慢性乙肝彻底转阴的病例中，经粗略统计，最短的是4个月，仅1例而已。少数为3年，5年以上开始增多，10年以上最多。说明乙肝病毒的彻底转阴是与疗程成正比的，治疗时间越长，转阴率就越高。同时也反证了乙肝治疗的难度。转阴者的年龄以30~50岁为最多，50~70岁的较少，30岁以下的最少。这也说明，年龄较小或较大，其免疫力和对药物的适应力都不及年富力强的青壮年人。只有能够耐受长期用药、并保持正气不衰者，才有可能使病毒指标最终转阴。例如杜某某，男性，山东栖霞某厂厂长。其母为乙肝患者，杜某某弟兄三人均患乙肝，而且均为"大三阳"患者。1990年，杜某因CT检查发现肝内存在7~8个大小不同的结节，被诊断为慢乙肝肝硬化来京就诊。当时年仅29岁。肝功能非常不稳定，ALT、AST一般都升高到200单位以上。因工作关系，经常饮酒，故病情发展很快。起初给予汤药，以小陷胸加枳实汤、五味消毒饮、鳖甲煎丸等方化裁治疗，获得一定疗效，肝功能逐渐恢复并趋于稳定。一年半以后逐渐加入散剂配合治疗。散剂的基本方以鳖甲煎丸方加入丹参、水蛭、桃仁、鸡血藤、三棱、莪术、地龙、川、浙贝母、夏枯草等破血软坚散结药物等数十味药物组成，服药年余，经原地CT复查发现肝内结节已大部缩小或消失。令当地CT医生有所震动，更增强了杜某某的信心。每日坚持汤、粉药联合

服用；并坚决忌酒。经十年间的反复加减化裁，其"大三阳"指标终于全部转阴，并出现了抗-HBs，实现了乙肝病毒表面抗原和表面抗体的血清学转化，获得了所谓"终极疗效"。然而他的两个弟弟却不像他那样坚持，至今仍是乙肝"大三阳"患者。这是一个鲜明的对照。同时也雄辩地证明：中药合理正确地运用，完全可以将为数不少的、顽固的、母婴垂直感染的患者从乙肝病毒的阴影中拯救出来；它显示了中医中药的力量。

又如万某某，北京师范大学中文系博士，湖南长沙人士。其父及其弟均为乙型肝炎。1995 年前后其父患肝癌病故，自是深知乙肝对生命的严重威胁，遂开始治疗。当时的病毒指标为"大三阳"，肝功能时高时低，面色萎黄，形体消瘦，神疲少力。经用汤药治疗，连续 12 年后，于 2007 年 HB-sAg 终于转阴，临床症征基本消失，遂结束治疗。万某在长达 12 年的漫长岁月中，坚持不懈，每日服药不止，这是取得优异疗效的主观因素。治疗期间，其弟亦常来京治疗，当时已经发现肝内结节，曾怀疑为癌前病变。经用汤、粉联合治疗，其结节一度缩小，惜乎未能坚持，治疗中断。

以上两例是纯粹中药治疗获效的例子。区别之处是杜某某为汤、粉结合；万某某则为单纯汤药治疗。剂型对疗效的影响肯定存在，不同剂型依患者的具体病情而定，但不是疗效优劣的关键因素。事实证明，坚持服药，正确施治才能取得最终疗效。

七、联合核苷（酸）类药物可加快转阴

自从拉米夫定、恩替卡韦及替比夫定等核苷类药物及阿德福韦酯及替诺福韦酯等核苷酸类药物用于乙肝的治疗以来，乙肝患者在肝功能的恢复，病毒载量的下降，HBeAg 与抗-HBe 的血清学转化以及临床症征 4 方面，都有明显的疗效。特点是见效较快，稳定性较好。但也出现某些副作用，如特发性眩晕，男性病人阳痿以及上腹部不适，容易产生耐药性等；但毕竟只是少数，总体上是安全的。联合中药服用后，副作用减少，更重要的是长期服用发生耐药性的很少。在中西药联合服用的患者中，出现病毒指标彻底转阴所需要的时间，经粗略统计，没有超过 10 年的，以 5 年期的为多。例如地质大学骆某，非母婴垂直感染者，男性；曾在北京佑安医院做过乙肝病毒基因分类检查，发现 C 和 B 基因均呈阳性。前 4 年以纯中药治疗为主。第 5 年起加用拉米夫定和阿德福韦酯片，1 年后首先出现 HBV-DNA 载量的下降，继而出现 HBeAg 和抗-HBe 的血清学转化，肝功能从此一直稳定。两年后 HBsAg 及抗-HBs 实现了血清学转化，肝功能及临床症征完全正常。又如睢某，女性，北大毕业生，为某合资企业职工。非母婴垂直感染者。给予中药汤剂联合拉米夫定治疗约 5 年，"大三阳"逐一阴转。第三

例为孙某某，江西某私企老板，40 岁。因家境殷实，经常膏粱厚味，酒肉并进，故体态丰盈，大腹便便。舌淡苔厚腻，脉象弦滑有力，血脂升高，兼患酒精性脂肪肝。前两年予单纯汤药治疗，嘱其戒酒，并减荤近素，适当增加粗粮和体育活动。孙某某均努力配合，相当克制。经一年左右治疗，肝功能逐渐恢复，但病毒标志尚无明显变化。第二年起，加用恩替卡韦和粉剂，以汤、粉及恩替卡韦联合治疗。次年，HBeAg 和抗-HBe 出现血清学转化，肝功能完全正常，体力精神明显改善。继续上述治疗。

第 3 节　小结和思考

乙型肝炎病毒是一种直径仅有 42nm 的微小颗粒，又称 Dane 颗粒，具有很强的抵抗力，不易杀灭。如此微小的病毒在人体内有着很强很快的复制能力，其每 24 小时可复制的数量是 10^{11-12}。因此，希望用一两种有效药物在短期内全部杀灭乙肝病毒感染者体内的病毒是不现实的。很显然，不仅因为乙肝病毒颗粒非常小，而且复制速度非常快，又有很强的抵抗力。人体的免疫系统当乙肝病毒侵入的时候，是未经人体黏膜屏障而直接入血的。其抵抗和吞噬能力，不能作出即刻反应。在速度如此之快的大量乙肝病毒的迅速复制情况下，免疫功能势必出现疲劳、衰减甚至麻痹。这应该是乙型肝炎发病相对缓慢、症状相对轻浅、黄疸相应少见，容易转变为慢性肝炎、治疗比较困难的基本原因。根据这样的假设，单纯依靠一两种药物主动性地去杀灭病毒肯定是不尽合理的。那就需要考虑调动体内的各种免疫因子，配合比较有效的抗病毒药物去产生协同作用。从中医的角度来看，就是扶正与抗邪的动态配合。在研究中医治疗乙肝的初期，往往多侧重于后者，即扶正为主。但事实证明疗效不尽如人意。于是又出现了"以毒攻毒"的治法，多选用全蝎、蜈蚣等虫类有毒药物。事实证明，这样的药物较之用参芪一类的扶正益气药物的疗效更差。20 世纪 80 年代国家"六五"重点科研工作给中西医结合研究治疗乙肝提供了极好的机会。在统一的检测下，自由地运用中医辨证论治的方法对所有被确诊的慢性乙肝患者的用药规律进行了细致的分析和总结，发现清热解毒药物、清热利湿药物与益气助阳药物、滋阴补血和活血化瘀药物之间的动态配合，结合患者病情发展的不同时期进行调整，比恪守死方的疗效优越得多。事实上，仍然未能离开辨证论治的基本原则，即：正虚者宜补，邪盛者宜清。实现这一治疗原则的方法主要需借助于中药汤剂的运用。我们所发现的在肝病的不同阶段用清解类药物和补益类药物恰恰呈相反的走势，或许能说明扶正与抗邪与病程演变之间存在着明显的关联性。参见图 7-1，清、补两类药物与病程之间的相关性示意图：

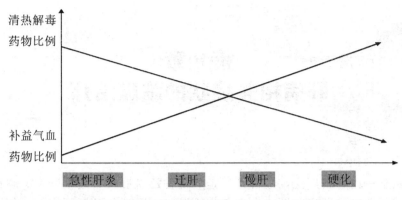

图 7-1　清补两类药物比例与病程相关性示意图

　　根据以上的假设，甚至可以推而广之，不啻是乙肝病毒、丙肝病毒、艾滋病毒，甚至还有难以想象的多种更其微小的病毒或致病微生物以各种途径进入了人体而出现了令人浑然不觉的，或逐渐有所觉察的，或非常明显不适的各种症状、体征及其相应的理化检测变化。其治疗或许都不离乎扶正抗邪的基本原则。如果在运用这两类药物时，能够更精确地作用到靶点上，加上两类药物结合病程的动态调整，或许就是打开所有疑难怪病的钥匙。我们有理由期待着这一天的到来。

第8章
肝病相关症状的临床治疗

肝病的内容很广泛，最常见的是病毒性乙型肝炎、丙型肝炎、酒精性脂肪肝和非酒精性脂肪肝，自身免疫性肝炎、肝硬化乃至肝癌等。与肝病相关的疾病最多当属胆系疾病，如胆囊胆管炎、胆结石、肝内胆管梗阻等。肝原性的消化道疾病如胃炎、胃溃疡、十二指肠炎、十二指肠溃疡，小肠炎等，都可能影响到肝病的临床表现。本篇就最常见的一些症状及其治疗原则讨论如下。

第1节 胁 痛

中医所谓"胁"、"两胁"，是指解剖学两乳以下包括肋弓下的季肋部分。因为包括肋骨，故往往"胸胁"并称。主要指的是锁骨中线到腋前线的下半部分。腋中线下称之为"胠"，不在其中。胁肋为肝之分野，故胁肋不适首先考虑肝之为病。《灵枢·五邪》所谓："邪在肝，则两胁中痛。"《素问·藏气法时论》谓："肝病者，两胁下痛引少腹。"《素问·举痛论》谓："寒气客于厥阴之脉，厥阴之脉者，络阴器，系于肝，寒气客于脉中，则血泣脉急，故胁肋与少腹相引痛矣。"《景岳全书·胁痛》指出："胁痛有内伤外感之辨，凡寒邪在少阳经，乃病为胁痛，耳聋而呕，然必有寒热表证者，方是外感。如无表证，系属内伤。但内伤协痛十居八九，外感胁痛则间有之耳。"《症因脉治·胁痛论》说："内伤胁痛之因……或死血停滞胁肋，或恼怒郁结，肝火攻冲，或肾水不足……皆成胁肋之痛矣。"以上论述可知，胁肋与肝胆疾病有密切关系；胁肋疼痛因其原因而有不同的临床表现；胁肋疼痛的主要原因系内伤所致。

从解剖学的角度来看，右胁主要的脏器除肝脏以外，包括胆囊胆管、壶腹区、胃的幽门、十二指肠、膈肌及横膈膜、结肠肝曲、肋软骨、肋间内、外肌、肋间神经以及相关部位的肌群，如腹直肌、背阔肌、腰方肌等。左胁则包括脾脏、胃大弯部、结肠左曲、膈肌、横膈膜以及与右侧相对应的其他脏器组织。这里尚需要提及的是左右两侧的肾脏和上输尿管部分。必要时还需考虑位于胃后部的胰腺。这些脏器组织都会参与各种胁肋疼痛机制的发生，不可不知。而肝脏本身并无疼痛神经，疼痛神经分布在肝膜上，只有肝的被膜受到牵拉和刺激，才会产生疼痛。所以当患者主诉胁痛的时候，不能简单地归结为肝脏疾病，必须结合临床上的各种复杂因素进行分析判断。精确的脏器解剖知识是诊断的物质基础，在进行传统的和现代诊断过程中，不仅能减少失误，更有助于全面深刻地进行辨证论治。

常见的胁痛类型分述如下：

（1）肝郁气滞：多与情志不快、周围人际不和以及居住环境恶劣等因素有关。其特点是两胁胀满或右胁胀闷、嗳气频频，或嗳之不畅，或嗳声高亢响亮；得嗳气则快然，与是否进食无关。脉象多为弦细或弦滑。一般女性多于男性，更年期妇女亦可出现此类表现。

（2）肝胆湿热：胁痛口苦，心烦易怒，口出浊气，或见身目发黄，腑气不畅，小便黄赤短涩，脉象弦滑有力，舌红苔黄厚腻；或右胁疼痛连肩，伴恶心厌油等。

（3）瘀血癥块：面色晦黯或黧黑，可见明显赤缕红丝，肌肤甲错，大腹便便，腹壁明显静脉曲张，痛处固定，二便不通，舌边或全舌瘀紫，苔厚腻或薄干少津，脉象沉弦滞涩。在此需要指出的是，有些病人，特别是大便闭结者，往往自觉右胁下有硬块，但时大时小，甚至时有时无。医者触诊时亦可触及所谓硬块，这往往是结肠曲（左右）停滞的燥粪使然。对病人解释清楚即可，不宜造成病人心理紧张。

（4）脾肾两虚：胁痛隐隐，神疲乏力，腰酸背楚，纳少便溏，喜热畏冷，下肢水肿，脉象沉细无力，舌淡边有齿痕，苔薄白或白腻。

综上可知，辨识胁痛无外气血虚实。气病轻浅，病多在腑；血病则深，病必及脏。但不可拘泥；气血相关，行气当及血；活血必行气。既识其证，当求治法。

清代名医王旭高所著《王旭高医书六种》中《西溪书屋夜话录》一节记载了他的肝病治法 30 种，如肝气证治，分为疏肝理气、疏肝通络、柔肝、缓肝、培土泻木、泄肝和胃、泄肝、抑肝八法。上述 8 法，既有区别，又相联系。疏肝理气法针对肝气郁滞，故以散气为主。疏肝通络法，以散瘀活血为主。柔肝法，重在养阴补肾。缓肝法，注意甘缓培中。以上 4 法，前 2 法针对实证，后 2 法针对肝虚。至于培土泻木、泄肝和胃 2 法，虽均为木病及土，一为木强土弱，一为木旺胃逆。泄肝、抑肝之法，一是肝气犯心，一是肝气犯肺。其肝风证治，分为熄风和阳、熄风潜阳、培土宁风、养肝、暖土以御寒风 5 法。熄风和阳与熄风潜阳 2 法，均是针对阴虚阳亢、肝风内动而确立的治法，只不过和阳之法较潜阳之法为轻，前者重在凉肝，后者重在养阴。培土宁风、暖土御寒风之法，均适应于虚风，前者重在养中焦气阴，后者侧重于补益中阳。养肝法，适用于肝血虚之风动，故重在养肝血而非养阴。其肝火证治，分为清肝、泻肝、清金制木、泻子、补母、化肝等6法，其中清肝、泻肝之法，针对肝火实证。清金制木、泻子、补母之法，适用于肝火影响他脏。化肝法侧重于治疗肝经郁火。除此之外，王氏还有温肝、补肝、镇肝、敛肝、平肝、散肝、搜肝之法，其用药各有不同。如补肝法药用制何首乌、菟丝子、枸杞子、枣仁、山萸肉、黑芝麻、沙苑蒺藜等，镇肝法药用石决明、牡蛎、龙骨、龙齿、金箔、青铅、代赭石、磁石等，敛肝法药用乌梅、白芍、木瓜等，平肝法药用金铃子、蒺藜、钩藤、橘叶等，散肝法药用逍遥散（柴胡、白芍、当归、茯苓、白术、甘草、生姜、薄荷），搜肝法药用天麻、羌活、独活、薄荷、蔓荆子、防风、荆芥、僵蚕、蝉蜕、白附子等。对于肝虚之人，王氏又提出补肝阴法、补肝阳法、补肝血法、补肝气法。补肝阴法药用地黄、白芍、乌梅等，补肝阳法药用肉桂、川椒、苁蓉等，补肝血法药用当归、续断、川芎、牛膝等，补肝气法药用天麻、白术、菊花、生姜、细辛、杜仲、羊肝等。但在临床上，上述内容有繁琐之嫌，可以适当参考。兹简述如次。

（1）疏肝理气法：代表方是柴胡疏肝汤。常用药物有：香附、青皮、陈皮、厚朴、枳壳、薄荷、佛手、香橼、木香等。

（2）清热利湿法：代表方有茵陈蒿汤、平胃散、藿朴夏苓汤、连朴饮等。常用药物有：茵陈蒿、薏仁、金钱草、厚朴、黄连、清半夏、石菖蒲、石韦、金银花、败酱等。

（3）软坚破瘀法：代表方有：鳖甲煎丸、抵当汤、己椒苈黄丸、通窍活血汤等。常用药物有：鳖甲、穿山甲、丹参、鸡血藤、水蛭、葶苈子、白芥子、鸡内金、莪术、三棱、凌霄花等。

（4）补肾健脾法：代表方有：参苓白术丸、方氏加味一贯煎、加味黄精汤等。主要药物有：山药、生黄芪、灵芝、当归、黄精、枸杞子、女贞子、五味子、紫河车、炒白术、茯苓、炒扁豆、莲子肉、芡实、甘草等。

以上仅仅是典型用药模式。临床上需根据具体病人的不同情况，分析病情的轻浅层次，采用逐级深入，渐次加强、主辅配合；必要时尚可按照反向循之或淡化处理的原则，以求渐渐接近患者的全部病情，使之不仅取得症状学的改善，更要获得临床症征客观指标的改善并稳定其疗效。

第2节 腹 胀

腹胀既是肝病的常见症状，也属于中医所谓"风、痨、臌、膈"四个基本病证之一"臌证"的范围。无论是急性期或慢性期，腹胀都是肝病的常见证候，也是肝病后期最常见、治疗最棘手的临床症状之一。腹胀的病机总是由气及血，自腑入脏，从浅渐深的。患病之初，出现肝（胆）脾（胃）不和，可见轻度腹胀，伴有胃纳和大便等方面的障碍。随着病情的逐步发展，腹胀的程度会逐渐加重，多伴有面色晦黯、尿少、齿鼻衄血等临床见症。发展到后期，则可见腹部高度膨隆并伴有腹壁静脉充盈、胁下有块、二便不通等血瘀水留等严重见症。

1. 肝（胆）脾（胃）不和 肝病初期，常见症状多有纳少胃胀，恶心厌油、大便溏薄或干结，尿少尿黄，疲乏无力等见症。在治疗上，只要不是病毒性肝炎，就应当以调和肝（胆）脾（胃）为主，宜用轻香疏理之剂，或重于胃，或重于脾，总以调和为主。《温病条辨》所谓："治中焦如衡，非平不安。"其要点就是用量轻、药性平和；切记不宜偏颇，反伤脾胃，导致病情加重。如选用香砂六君子汤，柴胡疏肝汤、三仁汤之类。此时治疗重在轻调气机。若确诊为病毒性肝炎，则时时以清毒为念，断不可以为药太苦寒而改用温补或轻调气机，则有留寇之嫌，杯水之误。宜选用小陷胸汤加五味消毒饮或连朴饮、茵陈蒿汤、藿朴夏苓汤等加减组合。务须直清其毒，适当调理气机为主。

2. 气滞血瘀 肝病进入慢性期的重要标志就是出现了比较明显的血瘀见证。如皮肤，特别是面、颈、胸、腕、手等部位出现蜘蛛痣、毛细血管扩张等体征。检验则显示出转氨酶反复升高或伴有 GGT、TBA 等的异常。与上述肝脾不和证比较有着显著的进展。此时的治疗当以理气活血通络为主。如酒精性肝损伤或酒精性肝硬化，需采用王清任通窍活血汤及其加减方如膈下逐瘀汤、少腹逐瘀汤之类。若系病毒性肝炎，则不仅需要活血化瘀和化痰散结，尤不可忘记抗病毒的原则，需要继续运用清解或清利的方药。

3. 癥积水停 这是肝病极期的证候，也是治疗最困难的阶段。病人出现严重的瘀血，形成癥积，可见脾脏明显增大，肝脏显著缩小，硬度增加，临床症状以面色晦黯黧黑，肌肤甲错，腹壁静脉扩张，高度腹胀，尿量减少，腹大水停，下肢水肿等水湿停蓄见证。此时的治疗应兼顾两端：活血软坚与利水消肿。由于病程迁延日久，正气也明显下降，随着个体的特征出现阴虚阳弱，气血两虚等复杂见证。因此，一个汤药处方肯定不及两个处方运用得当，为此笔者首先采用了"双处方法"来治疗肝硬化的癥积水停证。其一可以活血软坚为主，其二可以利水消肿为要。两方交替运用，协同配合，既不相互干扰，又不致伤及正气。方一的作用既是方二的补充，又借助方二作为基础，两两配合，病人多感觉生动且有效。临床长期运用证实,"双处方法"显著优于单处方的疗效。有关双处方的临床观察可参见本书第11章的内容。

第3节 虚 劳

虚劳又称虚损,是由于秉赋薄弱、后天失养及外感内伤等多种原因引起的,以脏腑功能衰退,气血阴阳亏损,日久不复为主要病机,五脏虚证为主要临床表现的多种慢性虚弱证候的总称。

虚劳是气血津液病证中涉及脏腑及表现证候最多的一种病证,临床较为常见。中医药在调理阴阳、补益气血、促进脏腑功能的恢复等方面,积累了丰富的经验。历代医籍对虚劳的论述甚多。《素问·通评虚实论》所说的"精气夺则虚"可视为虚证的提纲。而《素问·调经论》所谓"阳虚则外寒,阴虚则内热",进一步说明虚证有阴虚、阳虚的区别,并指明阴虚、阳虚的主要特点。《难经·十四难》论述了"五损"的症状及转归。《金匮要略·血痹虚劳病脉证并治》首先提出了虚劳的病名。《诸病源候论·虚劳病诸候》比较详细地论述了虚劳的原因及各类症状,对五劳、六极、七伤的具体内容作了说明。金元以后,许多医家对虚劳的理论认识及临床治疗都有较大的发展。如李东垣重视脾胃,长于甘温补中。朱丹溪重视肝肾,善用滋阴降火。明代张景岳对阴阳互根的理论作了深刻的阐发,在治疗肾阴虚、肾阳虚的理论及方药方面有新的发展。李中梓《医宗必读》强调脾、肾在虚劳中的重要性。绮石《理虚元鉴》为虚劳专书,对虚劳的病因、病机、治疗、预防及护理均有较好的论述。清代的《不居集》对虚劳的资料作了比较系统的汇集整理,是研究虚劳的一部有价值的参考书。西医学中多个系统的多种慢性消耗性疾病,出现类似虚劳的临床表现时,可统称之为虚劳,肝病迁延日久,消磨人体正气,特别是到了肝硬化阶段,阴阳气血津液多有损耗,参考传统中医对虚劳病证的治疗,无疑具有重要意义。

慢性肝炎的治疗中不能不涉及虚证及其治疗的问题。中医所谓四大证中的"痨",包含广义的"劳",即虚劳、虚损。狭义的"痨"主要指各类结核病,尤以肺结核为多。慢性肝病自然进入虚劳虚损的范畴。但有它的治疗特点。从肝病的整体来看,初期不宜盲补,后期不宜太清。用补的曲线随着病情的发展日益向上;用清的曲线则是日益向下。清与补是相对而行的。在临床上,出现虚寒证的预后好于虚热证。气虚证的预后好于血虚证和阴虚证。换言之即:毒热之象越重就越不好。可见,后期肝病治疗中如何有效地防治其热象是最重要的一环。而最关键的就是如何清其余热,如何保其真阴和如何燮理其阴阳,使之正气不为药物重伤,维护阴液以制止其虚热，从而使病情得以相对稳定的过程。这与阴阳理论中阴寿阳夭，阴缓阳急的论点以及一捧稻草的燃烧与一灯如豆的燃烧等物候现象似有一定的内在联系，非常值得深思。在具体的临床运用中，当时时以护阴清热为念，勿使药物过于辛燥，过于苦寒和过于通利。常选用的药物有芦根、石斛、山药、百合、天冬、麦冬、玉竹、天花粉、紫河车、地龙、白僵蚕、知母、川贝母、浙贝母、女贞子、枸杞子、当归、茯苓、猪苓、黄精等滋阴养血中的平和之品为主。生地、熟地宜慎用或少用，或避其滋腻；益气药物中宜选用灵芝、生黄芪为主，慎选人参、西洋参或党参，或免其燥烈。有阳气虚者，可适当选用少量之仙茅、仙灵脾、巴戟天或海马、海龙等助其元气。取"少火生气"之意，避"壮火食气"之害。

第 4 节　其他见症

慢性肝病的临床表现多种多样，最常见的通常是上述 3 种。但如失眠、便秘、关节痛、全身疼痛、齿鼻衄血、神疲乏力、月经不调、男性阳痿等均常见于各病例中，兹简要叙述如下。

1. 失眠　这类症状与个体特征有密切关系。临床多见于从事繁琐性的工作或在嘈杂环境中工作的病人，女性多于男性。临床上要区别其失眠是肝外表现还是与肝脏功能相关。如其失眠与肝功能波动有关时，要积极恢复其肝功能，兼治失眠。其原则是清热解毒兼养心安神。常用的养心安神方是栀子豉汤、百合地黄汤、交泰丸、自拟忍蒲汤、酸枣仁汤或天王补心丹之类化裁。治失眠的方剂中要尽量避免选用辛燥、走窜和有特异性香味的药物，有干扰睡眠之嫌；如冰片、乳香、没药、檀香、沉香、丁香之类。宜选用守而不走之药，疗效较好。也可采用双处方法，具体使用为日方和夜方。即上午服日方，晚间服夜方。这样将有助于提高疗效。

2. 便秘　出现便秘在临床上一定要仔细加以鉴别。一般有数日不导致大便干结如球，有先干后调或先干后溏（或软）等的不同。不能一概选用通腑攻下的方剂。对阴虚内热、肠道枯涩者，宜选用增液承气汤为主。先干后溏者，宜选用麻仁润肠丸；年老体衰，阳气虚弱者，宜选用济川煎、黄龙汤加减。这 3 种类型中，要注意大黄的使用：只能短期、中量，避免少量和长期服用，谨防大黄中所含鞣质的副作用。在停用大黄期间，可选用元明粉、芦荟粉或番泻叶粉酌情伍用。气血不足者，可嘱其常食用海参，以其富含黏蛋白，有润肠养血的功效；不要轻易让病人用蜂蜜，极易导致病毒量的增加从而引起肝功能的波动。在《温病条辨》中可参考 5 个承气汤的用药法度。便秘者最易被忽略的就是饮水过少，所以必须强调多饮水的重要性。

3. 关节痛或身痛　慢性肝炎出现类似关节炎或肌肉炎的患者不在少数。但他们就诊时往往以关节痛或全身肌肉痛为主诉，若临床医生不对他的原发病加以仔细诊查，就会按关节炎或类风湿性关节炎用药，这将大大地损害原发脏器——肝的功能，导致病情进一步加重。因此当遇到关节痛的患者时，医生必须要询问并检查其肝脏功能，如系肝外表现，当以恢复其肝功能为主，兼治其他。具体运用时要辨别湿重，阳虚或气虚，阴虚等主要证候。舌苔厚腻者用芳香化湿和利湿通痹，可选用三仁汤、四妙散、藿朴夏苓汤等方，侧重化湿通痹。气虚者可加重黄芪用量，阳虚者则酌加仙茅、仙灵脾等药；阴虚者则宜重用百合、乌蛇肉之类。要之，主方当以改善肝功能为主，切不能喧宾夺主。

4. 齿鼻衄血　肝脏受损时，凝血功能下降，容易出现各种出血症状，最常见的就是齿鼻衄血或皮下出血，中医称之为肌衄。各种血证不出虚实两端。虚证责在肝脾藏统失司，一宜养肝，二需健脾，三需止血。实证责在毒热内盛，津液不济，脏腑失养。因此治疗需清解热毒为主，适当凉血生津润燥，再加止血。止血之剂可选用四生丸、十灰散；以及仙鹤草、茜草、藕节炭、白茅根、三七粉、白及粉、醋炒当归、乌梅、焦山楂之类。出血时间和凝血酶原活动度的变化，与肝功能和预后有密切关系。当这两项严重下降时，当予以密切注意。

5. 神疲乏力　当病人主诉中出现神疲乏力时，往往会首先考虑病人是否有虚证。其实这种考虑太公式化。前贤曾非常精辟地指出："大实有羸状，至虚有盛候"就是说，当某些患者看起来已经十分虚弱的时候，正是他体内的病邪最猖獗的时候；相反，表面上看起来毒邪很严重的病人其实正是最虚弱的时候。此时最需要的就是医生能洞悉病人的实际病情，不为表象迷惑，准确施治。例如肝病患者，当肝功能明显受损时，往往也是他最感乏力的时候。这就是"大实有羸状"的真相。如被表面现象所蒙蔽，给予滋补为主，就会有"闭门留寇"之嫌；导致病情迁延不解甚至生变。如果以解毒祛邪为主，则往往迅速纠正病情。当某些病人出现颜面及全身烘热、口渴、大便干燥、尿黄短赤等情况时，则常常会误以为毒热炽盛，用清热解毒之法施治。殊不知这往往是阴虚阳亢之象，需要滋阴养液为主，这就是"至虚有盛候"。因此，面对真虚假实或真实假虚的病人，一定要综合脉证，去伪存真，才能正确施治。在此需要特别强调的是：部分病人，在长期治疗的过程中，其乏力神疲的表现有进行性加重时，千万不可大意！这往往是慢性肝病出现恶性肿瘤或肿瘤发展从隐性向显性发展的征兆。需要进行肿瘤相关因素和形态学的进一步深入检查，谨防病情贻误。

6. 性功能紊乱　肝脏是性激素的代谢场所，肝功能的健康与否，直接影响着性功能和生殖代谢。前已述及，传统中医认为肝的经脉络于阴器，具有疏泄功能。肝脏有病，男性病人可能出现性欲减退，阳痿遗精或相反的性欲亢进。女性病人则出现月经不调，周期混乱甚至闭经或带下、少腹隐痛等症。上述病症绝不能孤立看待或治疗，必须紧紧与肝病相联系。以恢复其肝功能为基本治疗方案。临床证实，性功能的进退是与肝功能的变化密切相关的。决不能单纯迎合病人专予补肾以兴阳事，必须时时以护肝为念，待肝病恢复，则诸证自可解除。

7. 干燥综合征　慢性肝病患者最常见的症状之一就是出现口眼鼻和皮肤的干燥，有的伴有皲裂、瘙痒、脱屑甚至烦躁。干燥综合征（SS）是一个主要累及外分泌腺体的慢性炎症性自身免疫病，又名自身免疫性外分泌腺体上皮细胞炎或自身免疫性外分泌病。临床除有唾液腺和泪腺受损功能下降而出现口干、眼干外，尚有其他外分泌腺及腺体外其他器官的受累而出现多系统损害的症状。其血清中则有多种自身抗体和高免疫球蛋白血症。本病分为原发性和继发性两类。肝病患者出现干燥综合征都是继发性的。根据中医"燥者润之"的原则，必须采用滋润的方药来加以拮抗。但在具体滋润治疗的过程中，则不可能采用一派阴凝寒凉的药物，必须根据具体病情或养肝滋肾，或滋补肺阴，或辛润通络、复其化源，当时时以清解毒热为念。常用方药为清燥救肺汤、沙参麦冬汤、大补阴丸、六味地黄汤和一贯煎等。

第9章
拉米呋定联合中药治疗慢性乙型肝炎100例临床初步观察

根据拉米呋定对乙型肝炎的疗效，以及长期应用中药治疗乙型肝炎的临床经验和实验研究报告，设想将中药与拉米呋定联合应用来治疗乙型肝炎，有可能发挥中西药物各自的优势，避免或减轻各自的不足，提高总体疗效。为此，在格兰素公司的推动下，从2001年5月上海会议之后，便开始了此项临床观察。经多年所观察的情况来看，发现一些问题，值得进一步思考。

第1节　一般资料及观察方法

（一）分组观察

拉米呋定与中药联合组100例；拉米呋定单用组34例；单纯中药组104例。

（二）药物使用

联合组用汤剂每日一剂加用拉米呋定100mg/日；拉米呋定组：100mg/日；

单纯中药组：中药汤剂1剂/日。（注：汤剂以清热解毒、化痰散结及活血化瘀为组方原则。）

（三）观察项目

1. 肝功能　ALT AST TB DB GGT 五项，每月检查一次。

2. 病毒指标　HBsAg、HBsAb、HBeAg、HBeAb、HBcAb 和 FQ-HBV-DNA 每3个月检查1次。

3. 临床主症　疲乏无力、胁肋隐痛、纳食欠佳、睡眠不安、有时腹胀等5项内容；按积分法分显效、有效、无效3级，根据疗效指数判定。疗效指数（n）＝疗后积分/疗前积分；显效：n≤0.33，有效：0.33<n≤0.67，无效：0.67<n≤1。治疗前后各检查登记1次。

4. 临床体征（包括脉象及舌象）　B超检查肝脏、脾脏、门脉内径等3

项，治疗前后各查1次。

(四) 疗程

12个月。

(五) 病例选择及剔除标准

1. 病例选择标准 肝功能 ALT 高于正常值一倍以上；HBV-M 呈 HB-sAg、HBeAg、HBcAb 3 项阳性；FQ-HBV-DNA＞500 个/copy/ml 者。

2. 病例剔除标准 肝硬化失代偿期的患者；乙肝兼有肾脏、心脏、肺脏等兼杂病的患者。在治疗中擅自加用其他药物的患者。

第2节 疗效标准

根据2000年西安会议制定的标准分为以下3级按肝功能主要项目、乙肝病毒标记、HBV-DNA 的定量以及临床主要症状4个方面分别制定：显效：肝功能复常并保持稳定3个月；HBeAg 及 HBeAb 实现血清转化；FQ-HBV-DNA 下降至≤500 个 copy/ml；临床主症积分较治疗前下降50％以上者。有效：肝功能前3项指标下降超过50％以上者；FQ-HBV-DNA 下降＞10^3 copy/ml 者；无效：凡未达到上述两级者；包括在治疗满1年时未达到上述指标者。

第3节 观察及统计结果

表9-1 肝功能主要项目治疗前后变化比较

		ALT	AST	GGT	TB	DB
联合组	异常例数	100	91	52	45	38
	显效例数	41	19	17	13	12
	有效例数	33	18	7	8	9
	有效率％	74	40.65	46.15	46.6	55.26
LMD组	异常例数	34	22	23	17	14
	显效例数	12	4	5	4	2
	有效例数	7	2	2	2	0
	有效率％	55.88	27.27	30.43	35.29	14.28

续表

		ALT	AST	GGT	TB	DB
中药组	异常例数	104	92	49	39	44
	显效例数	37	19	13	13	9
	有效例数	26	20	7	6	15
	有效率%	60.57	42.39	40.81	48.71	54.54
P 值	ALT 联：L＜0.05；中：L＜0.05　DB 联：L＜0.05；中：L＜0.05					

表 9-2　治疗前后 HBeAg 及 HBeAb 血清转化比较

	治　疗　前	治　疗　后	
	HBeAg（＋）/ 病例总数	HBeAg（－） HBeAb（＋）/ 治前 HBeAg（＋）数 （%）	仅 HBeAg 转（－）/ 治前 HBeAg（＋）数 （%）
联合组	100/100	23/100 （23）	7/100 （7）
单 LMD 组	34/34	5/34 （14.70）	1/34 （0.2）
中药组	104/104	20/104 （19.23）	3/104 （2.88）

$P＞0.05$　联：L　联：中　L：中

表 9-3　治疗前后 FQ-HBV-DNA 变化比较

	治　疗　前		治　疗　后					
	治前 （＋）	总例数	下降至≤ 500copy/ml	治前 （＋）数	（%）	下降＞10^3/ copy/ml	治前（＋） 数	（%）
联合组	100	100	35	100	0.35	11	100	0.11
LMD 组	34	34	9	34	0.2647	4	34	0.1176
中药组	104	104	29	104	0.2788	8	104	0.0769

$P＞0.05$ 联：L　联：中　L：中

表 9-4　治疗前后主症疗效比较

	临床主症	疲乏无力	胁肋隐痛	纳食欠佳	睡眠不安	有时腹胀
联合组	治前例数	67	81	39	32	37
	消失例数	28	27	12	11	11
	好转例数	17	21	20	4	8
	有效率%	67.16	59.25	82.05	46.87	51.35
LMD组	治前例数	24	19	11	14	8
	消失例数	5	7	3	3	3
	好转例数	4	4	3	3	2
	有效率%	37.5	57.89	54.54	42.85	62.5
中药组	治前例数	71	83	42	40	44
	消失例数	20	28	16	13	17
	好转例数	19	24	14	11	12
	有效率%	54.92	62.65	71.42	60	65.9
P 值	联：L＜0.05					

讨论：

通过以上 4 方面的疗效比较初步可见，联合组在降低 ALT 和 DB 两个方面以及改善疲乏无力症状上，较其他两组有明显优势。其他各方面，特别是对 HBV-M 和 FQ-HBV-DNA 等抗病毒指标上，并没有明显的优势。或许可以初步说明，清热解毒中药与拉米夫定联合应用，并没有如预期的那样，产生协同或疗效的叠加作用。但在临床上可以看出的是，拉米夫定对病毒有近期的抑制作用，其作用特征表现为迅速、准确。在与中药联合或单独使用中都能表现出来。一般在用药后的 2～3 个月开始出现 ALT 的下降，然后带动其他肝功能指标下降。但拉米夫定产生耐药性和停药反复的问题亦颇明显。最多见于用药 8～12 个月时。在这方面，中药并没有明显地延长其疗效或强化其有效期的作用。有 1 例先用拉米夫定 1 年，然后开始加用中药的患者，服用拉米夫定和中药 4 年之久，病情一直稳定，服满 4 年后停用拉米夫定第 5 个月起，肝功能出现明显反跳，ALT 高达 1000 单位以上。服用 1～2 年停药的患者反跳率就更高。

不良事件的发生率，总的来说并不多。但必须指出的有 3 点：①服用拉米夫定的患者（无论服用中药与否），发生眩晕的有 5 例，1 例发生于服药后1周时，1例发生于服药后2周，其余3例发生于服药后1年左右。为了证实是否准确，其中1例患者在停用拉米夫定后半年，再次使用当天，便再次发生眩晕症状，随即再次停药。②发生全身不适、精神不振的2例，停药后好转。③发生阳痿的1例。

　　本文对拉米夫定与中药的联合应用治疗乙肝的观察仅属初步，资料的统计与分析比较粗疏笼统，或许不能完全反映这种联合用药的真实疗效亦未可知。但从初步观察中似亦感到，拉米夫定作用的单一靶点性，既是优点，也是缺憾。这是造成短期内作用迅速但反跳率高的原因。中药虽然具有多层次、多靶点的作用，但其作用的强度和准确度都远逊于西药。这是令临床医师深感遗憾的事。我们希望，通过同道的共同努力，在提高西药作用靶点的深度和广度的同时，也需提高中药作用的准确度和强度。才能真正提高治疗乙肝的疗效。

第10章
肝硬化的中医治疗

第1节　中西医名释

肝硬化是西医学名词，其来源于公元前 300 年，埃及亚历山大市的 Erisistratus 已经认识到肝脏坚硬如磐石、伴有水肿的一种疾病；雷内克（Laennec）引自希腊文 kirrhos，意为"黄褐色"，突出了"硬化"，表现为肝脏突出的结节呈"淡褐色或黄褐色，近乎淡绿色"的特点。这就是"硬化"一词的来源。

以上描述在中医古典医学著作中未曾出现过，但是其"坚硬如磐石"这类相似的叙述则比比皆是，惜乎都不是解剖学或形态学意义上的描述，而是作为病机演绎上的一种推论或者对病人突出病症外观的笼统描述。例如《难经·五十五难》记载："故积者，五脏所生，聚者，六腑所成也。积者，阴气也，其始发有常处，其痛不离其部，上下有所终始，左右有所穷处；聚者，阳气也，其始发无根本，上下无所留止，其痛无常处，谓之聚。故以是别积聚也。"《金匮要略·五脏风寒积聚病脉证并治》记载："积者，脏病也，终不移；聚者，腑病也，发作有时，展转痛移，为可治。"《诸病源候论·癥瘕候》指出："癥瘕者皆由寒温不调，饮食不化，与脏器相搏结所生也，其病不动者，直名为癥；而病虽有结瘕而可推移者，名为癥瘕。瘕者，假也；谓虚假可动也。"从这些描述中可以看出，中医将"癥瘕积聚"这些留滞于人体的（包块）病征，做了既有特色又有分析的归纳。其轻浅的、可移动的，归咎于六腑的气分；较重的、固守不移的则归属于五脏的血分。而前者为聚、为瘕；后者则为积、为癥。癥瘕积聚是与中医所谓四大病证"风、痨、臌、膈"中的"臌胀"息息相关的。根据《黄帝内经·灵枢·水胀》记载："臌胀何如？岐伯曰：腹胀，身皆大，大与肤胀等也。色苍黄、腹筋起，此其候也。"臌胀则根据腹内水、气、虫、血等的不同，分为"气臌"、"水臌"、"虫臌"、"血臌"4 种基本类型。由于年代久远,滋生出诸如"单腹胀"、"膨脝"、"蜘蛛蛊"、"蛊胀"等异名。

第2节 肝硬化成因及图解

关于臌胀病的成因,古代医籍大多归结于寒温不节,饮食失调、情志不遂、酗酒贪杯和感受"水毒"等因素。如《诸病源候论·水蛊候》指出:"此由水毒气结聚于内,令腹渐大,动摇有声……名水蛊也。"显然,对血吸虫引起的肝硬化已经有所了解。但对于西医学所发现的各种嗜肝性病毒引起的慢性肝炎乃至肝硬化则没有认识。虽然《黄帝内经》记载了"五疫之至,皆相染易,无问大小,病状相似"和"正气存内,邪不可干,避其毒气"等一整套与当代传染病防治原则完全一致的认识;也有"溽暑湿热相搏,民病黄疸",即黄疸型肝炎与发病季节之间相关性的了解;《伤寒论》甚至有"瘀热在里,身必发黄"这样接近于肝炎发病状态的推测,但毕竟受到历史条件的限制,不可能从微观上真正认识到发生病毒性肝炎的致病因子,更不能够从免疫学和细胞病理学的水平来解释肝硬化的形成机制。然而《黄帝内经》和《伤寒论》等经典医籍则依据中医气血经络,卫气营血的运行,脏腑的整体动态功能,分析并解读癥瘕积聚与臌胀之间的相关性。

中医认为营卫气血津液在体内应保持恒定和循环状态。心主血脉,肺主宣肃、肝主疏泄、脾司运化、三焦通调水道,肾主温煦鼓舞。在此基础上,气血津液营卫均应畅流不息。若因外邪或内伤导致气血津液营卫运行不畅,则病变由此而生:气滞可致血瘀、血瘀可令水停、湿从中生,湿郁日久,则生痰凝,痰凝日久,或流注于经络,或阻滞于气道,导致气血津液相继为病,形成癥瘕积聚,最终成为臌胀。故《黄帝内经》多处提及"必先五胜、通其血气、令其条达而至和平","治之各通其脏脉","大积大聚其可犯也,衰其大半止"。《伤寒论》也有"上焦得通,津液得下"的告诫。清代名医何梦瑶《医碥·肿胀》指出:"气水血三者,病常相因,有先病气滞而后血结者,有病血结而后气滞者;有先病水肿而血随败者,有先病血结而水随蓄者。"清楚地解释了在病理因素作用下,气血水之间相互作用的病理过程。为了更直观地了解肝硬化的形成机制,特附录以下两幅示意图,分别从中医学(图10-1)和西医学(图10-2)的角度来表示之:

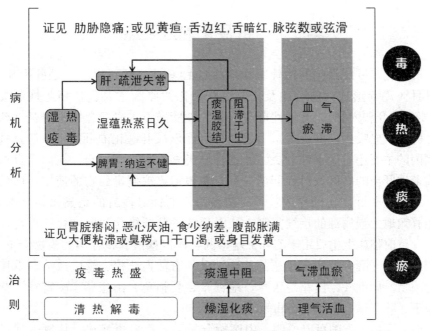

图 10-1　中医学有关乙型肝炎发生发展的示意图

肝纤维化、肝硬化形成示意图

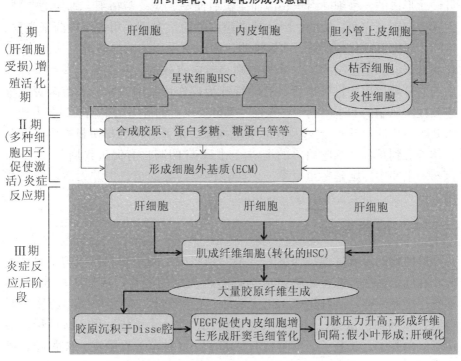

图 10-2　西医学有关乙型肝炎发生发展的示意图

第3节 肝硬化治疗要点

肝硬化及肝纤维化的治疗首重病因的针对性。肝硬化首先是肝损伤，迁延日久逐渐形成。前已述及，导致肝硬化的原因主要包括病毒性肝炎（主要是乙肝和丙肝）、酒精性肝炎、单纯性脂肪肝、自身免疫性肝炎、药物性肝炎、血吸虫型肝炎等。上述六种可能形成肝硬化的肝病中，最宜针对病因的主要还是病毒性肝炎、酒精性肝炎和血吸虫型肝炎。在此重点讨论病毒性肝炎的病因针对性问题。有资料报道：抗病毒药物的使用可以延缓肝纤维化和肝硬化的形成过程。这种治疗的针对性目的是显而易见的，它能有效地干预病毒的持续复制，从而延缓了肝纤维化和肝硬化的进行性进展。目前临床上主要用于乙肝抗病毒药物的以核酸和核苷酸类药物为主。中药则需选择既有抗病毒作用的药物，又具有活血化瘀、软坚散结多重作用的药物。如虎杖、白花蛇舌草、地锦草、夏枯草、山慈菇、凌霄花、紫花地丁、叶下珠、防风、连翘等。

以上两幅示意图可以说明：中医所分析的乙型肝炎病机，从发生到终结，有四大因素伴随其间，即：毒、热、痰、瘀相因而生。这与西医学对肝硬化形成的各种细胞因子相因而生虽有简易、笼统与精细、确切的差别，但其方向则是完全一致的。因此越来越多的西医专家采用中医中药来观察、治疗、研究肝硬化的疗效。实践证明，中医所采用的清热解毒、活血化瘀、化痰祛湿、软坚散结为主的系列治则是行之有效的。从中甚至发现了许多中药对肝硬化形成过程中所具有的特殊治疗作用。例如北京友谊医院王宝恩教授所研制的861制剂"在慢性乙型肝炎患者的肝组织中观察到在中药复方861治疗后，HSC数量及胶原沉积均减少，而肝细胞却明显增生。同时在体外看到正常肝细胞培养的上清液对HSC的凋亡有促进作用"。而组成该药的主要中药则是冬虫夏草。该药在传统药物的记载中并无活血软坚作用，但经现代研究证实了这一新功能。

一、择药总则

肝硬化的形成过程是伴随着复杂的细胞因子网络相互作用的结果。因此，在确定治法，选择药物时应选择多种类别的药物，从临床疗效来看，多选用气血两补、活血化瘀、化痰散结、行气健脾、软坚散结类药物来联合组方。例如：丹参、当归、灵芝、黄芪、莪术、水蛭、川、浙贝母、葶苈子、白芥子、莱菔子、王不留行、苏子、夏枯草、青陈皮、凌霄花、桃仁、枳实、厚朴、紫河车、地龙、桂枝、穿山甲、瓦楞子、鳖甲、生龙骨、生牡蛎、川芎、枸杞子、菟丝子、女贞子、三七等。这些药的剂量与配伍都与对病人的辨证论治结果息息相关。如气血两虚者，其血象偏低，凝血机能较差、伴有脾厚、脾功能亢进时，则要选择较重的益气补血药物的剂量。

二、活血软坚需分层次

临床提示，如丹参等活血化瘀药物随着剂量的增大，患者的凝血酶原时间出现相应延长，凝血酶原活动度则有所降低。因此在活血药物中应适当佐入止血药物或具有止血活血双重作用的药物；而活血化瘀药物与益气止血药物应根据患者的出、凝血功能来恰当地加以确定。软坚散结类药物一般比重较大，剂量亦应随之加大。长期的临床观察发现，鳖甲作为一个历史久远的著名方剂"鳖甲煎丸"用以治疗"疟母"的汉代古方，对肝硬化和脾脏增大已有明确的实验室研究数据得以证实。故在选择软坚散结的药物时总不离乎鳖甲。临床资料表明，选用丹参、当归、莪术、水蛭、鸡血藤等药物的学者占有较多的比例。依照瘀血程度轻重，初期当选择轻清通络之药，如鸡血藤、络石藤、小量丹参、丝瓜络、当归须、竹叶、防风、木瓜、生山楂之类。中期则选用丹参、桃仁、红花、桂枝、薤白、凌霄花、蛇蜕、刘寄奴、瓦楞子、龙骨、牡蛎、海藻、昆布等。至于重证，则采用穿山甲、鳖甲、丹参、川芎、制乳香、制没药、水蛭、莪术、大剂量鸡血藤和络石藤、乌梢蛇、蝎尾、赤芍、藏红花、龙脑香、麝香、沉香、绛真香之类。依病情轻重渐次深入，有助于观察指标，考察患者的耐受性和药物剂量、配伍的规律性，也避免了出血和肝功能的反复。

三、化痰散结当味多量少

化痰散结药物的运用原则是多品种小剂量联合运用。一般每味药物不超过 10g，品种越多，每味药物的剂量就越小。最常用的是"三子养亲汤"加葶苈子、王不留行、川贝母、浙贝母、夏枯草、银杏、桃仁、杏仁、路路通、地龙、百合、薤白、鸡内金、焦三仙、冬瓜子、枳实、厚朴、青皮、陈皮等。也可根据病人对药物的承受力而改为散剂，或能得到更好的疗效。也可汤、散交替给药。多品种小剂量的化痰散结药物联合软坚散结、活血化瘀药物和适当的益气补血药物治疗肝硬化，疗效最为明显；特别是在酒精性肝硬化失代偿期，出现低蛋白血症、腹水、残留黄疸、面色黧黑等症征的患者，一般在 2～3 年的治疗中可令其面色恢复至正常，腹水消退并稳定，白球蛋白倒置矫正，胆红素代谢趋于正常，临床自觉症状改善。对于乙肝或丙肝迁延而成的肝硬化患者，治疗的难度最大。首先是病情复杂，多种复杂的病理因素交织在一起，往往有顾此失彼，牵一发而动全身之虑。而且要时时注意控制其病毒的复制，防止其出血的倾向。患者脾功能亢进出现的血小板、白细胞、红细胞的下降，要使其恢复或接近正常，是非常困难的。经长期观察，在病毒得到有效控制，肝功能稳定的情况下，病情的进行性进展得已基本停止，其血象的恢复也需要 10 年左右的时间。这需要病人具有良好的依从性，坚持不懈地服药，并不断地把握药物的阴阳寒热补泻调理方向，才可冀希望于万一。

四、补益与病程相参

肝硬化患者的补益也是与它的原发病症密切相关的。病毒性肝炎肝硬化者，一般的规律是病程越长，补益药的比例越高，清利药的比例越少；病程越短，清利药越高，补益药越少。这是与正邪交争的胜负密切相关的。臌胀的成因与毒热痰瘀密不可分，病至于成，则癥瘕积聚于腹内，过用清凉冰寒之品，势必加重其胀满之势，宜用温补通达之剂，除其瘀血，动其痰浊，行其津液，化其癥积，消其水饮，则有云开日出之机。臌胀是虚实夹杂之证，其原则是补中有泻，温中有清，燮理阴阳，以平为期。若酒精性肝硬化，药物的运用自然相对单纯，"毒"可暂忽略，专事软坚活血消痰散积为治。故酒精性肝硬化的疗程较短，疗效较优。

五、腹水治疗要中西药物结合

肝硬化后期，由于①门静脉压增高，门静脉回流受阻，使肠壁肠系膜等处毛细血管压力也增高，血管通透性加大，导致水、电解质及血浆蛋白漏入腹腔；同时也使肾脏血流减少，肾小球滤过功能降低，引起钠潴留。②小叶下静脉受压和小叶中央纤维化，肝窦内压升高，液体自窦壁漏出，一部分经未破坏的淋巴管吸收，一部分则经肝膜漏入腹腔。③由于肝细胞合成蛋白质功能低下，再兼消化能力减退，导致低蛋白血症，使血浆胶体渗透压降低而外渗。④肝功能降低肝脏灭能作用下降，致醛固酮、抗利尿激素等在肝脏内的破坏减少，而在血液内的水平升高；腹水形成之后，有效循环血量减少，又引起醛固酮和抗利尿激素的分泌增多，造成水钠潴留，导致恶性循环。中医虽不可能如此认识腹水的形成，但就从臌胀的发生发展和终结也能掌握其中规律。如清代名医何梦瑶《医碥·肿胀》指出："气水血三者，病常相因，有先病气滞而后血结者，有病血结而后气滞者；有先病水肿而血随败者，有先病血结而水随蓄者。"明确地概括了气、血、水三者循此形成的关系。在治疗上，中医无非采用健脾利水、温肾去水、宣肃上源、疏浚三焦和"开鬼门"、"洁净府"等峻下逐水方法，用舟车丸、禹功散、《圣济总录》十水丸、十枣汤，千金鲤鱼汤、五苓散、五皮饮等众多方剂，但其利尿作用相对较为缓和，故临床上往往配合适量西药利尿剂同服，疗效相应提高，比单纯西药和单纯汤药都更优越。

六、治肝硬化要有耐心

肝硬化的形成是毒邪久羁，痰湿瘀血胶结，缓慢形成。故不宜猛攻峻伐，以求速效。古来传统认为因气滞血瘀导致的臌胀病，不可用补气的方法，所谓"气无补法"，认为补气只能徒增其胀满。而元代名医朱震亨结合实际病例驳斥该说："气无补法，世俗之言也。以气之为病，痞闷壅塞，似难于补，恐增病势，不思正气虚者，不能运行，邪滞所著而不出，所以为病。经曰壮者气行则愈，怯者著而成病，苟或气怯，不用补法，气何由行？或曰：子之药，审则审矣，何效之迟也？病者久在床枕，必将厌子之迟，而求速效者矣。余曰：此病之起，或三五年或十余年，根深矣，势笃矣，欲求速效自求祸尔。知王道者，能治此病也。或曰：胀病终不可予利药耶？余曰：灼知其不因于虚，受病亦浅，脾胃尚壮，积滞不痼，而又是有余之证，亦宜略予疏导，若援张子和濬川散、禹功丸为例，行迅速之策，实所不敢。"明代名医万密斋《伤寒杂症保命歌括》也曾记载道："今之为医者，喜用疏利之药，急于获效，苦于胀满。喜行利药以求通快，殊不知宽得一、二日，腹胀愈甚，真气已伤。去死不远矣。吾今疏利之方不敢用者，恐误人也。宁以拙守，不习巧攻。"笔者在临床中屡屡见到肝硬化腹水患者，初来时基本状况尚可，待动用攻伐之剂，则脾胃迅速败坏不能进食，人体立即进入衰竭，难以救治。而慢治久图，假以时日，则多有良效。

第 4 节　肝硬化的预后

肝硬化是一种世界性的难治病，没有中医中药的地方最好的治疗就是肝脏移植。除此之外的西医内科治疗，效果不佳。运用中医中药治疗肝硬化，已经有了几千年的临床积累。特别是经过长时间的中西医结合，逐步摸索到了一些规律，使得疗效有所提高。但总的情况是疗程长，病情变化大，疗效未能有所突破。从古代医籍可以了解到肝硬化的某些"死证"，即预后不佳的表现。如明代李士材《医宗必读》列出腹胀的"死证"可以参考："腹胀身热者死；腹胀寒热如疟者死；腹大胀，四肢清，脱形泄甚，为逆；腹胀便血脉大时绝者死；唇黑或肿，肝伤；缺盆平，心伤；脐突，脾伤；足心平，肾伤；背平，肺伤；五伤者死。"清代李惺庵《证治汇补》亦有类似记载："先腹胀而后散于四肢者可治；先肢肿而后归于腹者难治；若唇黑耳焦，人中胀满，背平肉硬，赤肿如绯，腹多青筋，阴囊无纵，五谷不化，大便滑泄者俱危。"这些都是十分具体地谈到了臌胀证后期所出现的种种危象，与肝硬化自然有所区别，但仍足堪借鉴。如上述"五伤"罗列的五种表现：唇黑或肿、缺盆平、脐突、足心平、背平，是肝硬化后期门脉高压时出现瘀血、脐疝、高度胸腹水、下肢高度水肿等症征。如"背平肉硬、赤肿如绯，腹多青筋，阴囊无纵，五谷不化，大便滑泄"等，也是与肝硬化后期腹壁静脉扩张，腹压增大，消化功能大减，全身蛋白含量降低导致高度水肿的表现。结合临床观察，肝硬化后期除高度胸腹水、门脉高压、脾大、脾功能亢进，凝血功能降低后的出血倾向，消化功能的明显恶化，肝性脑病以及免疫功能的降低，导致各种感染等因素，都是足以致命的。这就是伤及五脏的所谓"五伤"。根据经验发现：患者脉舌证出现阴证的，即：舌淡苔白、脉象沉细、面色萎黄、虚弱畏冷、大便清稀者（类"低凝状态"），好于舌红而紫、脉象弦硬、面色黧黑紫红、烦躁腑气不通等阳热证候者（类"高凝状态"）。阳者主火、主动、主亢盛、主急速；而阴者主水、主静、主衰退、主缓慢。而中医所谓"阳夭阴寿"，"亢则害，承乃制"等观点都提示了其中所包含的某种规律性。

第11章
双处方治疗肝炎肝硬化临床初步观察

第1节　肝纤维化形成的基本概念

鉴于多种肝病可以形成肝硬化。而肝硬化形成过程又是多因素参与，既有病毒方面的因素，又有免疫细胞因子之间错综复杂的相互作用，加上个体的差异性，在一个相对漫长的纤维化过程中，逐渐发展而成。因此，中医的治疗不能不在传统理论的分析认识基础上，参考西医学病理学的最新研究成果加以参考并提高其疗效。双处方法的提出，恰恰基于此。

根据最新的研究资料，肝纤维化的形成，主要由于肝星状细胞（HSC）激活，细胞外间质成分（ECM）生成过多，降解相对不足，在肝内大量沉积所致。其发生机制较为复杂，大致有以下三方面的因素。

一、细胞外基质合成增加

急性或慢性肝损害时，损伤肝细胞及邻近内皮细胞，首先启动炎性细胞、枯否细胞导致星状细胞（HSC）激活、增生、转化和分裂，合成大量胶原、蛋白多糖、糖蛋白等细胞外基质。其他细胞如肝细胞、枯否细胞、内皮细胞、胆管上皮细胞亦能生成小量 ECM，参与纤维化过程。HSC 一般处于静止状态，肝细胞受损时（Ⅰ期）启动其增殖活化，炎症反应时（Ⅱ期）多种细胞因子促进它的激活；炎症反应后阶段（Ⅲ期），由于 TNFα、TGFβ、成纤维细胞生长因子（FGF）自分泌作用，肌成纤维细胞（转化的 HSC）受到进一步刺激，生成大量胶原纤维，Ⅰ/Ⅲ型胶原比值增加，大量Ⅰ、Ⅳ型胶原沉积于 Disse 腔，使肝窦内皮细胞间空隙减少。同时肝细胞生成的血管内皮生长因子（VEGF）促使内皮细胞增生，形成"肝窦毛细血管化"，导致肝细胞与肝窦间氧及营养物质交换受阻，进一步使肝细胞功能恶化，门静脉压力增高。增生的胶原组织自汇管区-汇管区域或汇管区与中央静脉间延伸扩展形成纤维间隔，构成肝纤维化。当纤维间隔进一步将残存

肝小叶重新分割形成假小叶则最后形成肝硬化。（可参见肝硬化形成图示）

二、ECM 的降解

胶原代谢，既有合成，也有降解，应处于动态平衡。如细胞外间质中的胶原可被多种蛋白酶降解，已发现 8 种，统称为基质金属蛋白酶（matrix metalloproteinase，MMP）。其中间质胶原酶主要降解 I、III 型胶原。IV 型胶原酶/明胶酶主要降解基底膜 IV 型胶原。但亦可因破坏基底膜而激活该处星状细胞。基质分解素（stromelysin）属第三类 MMP，主要分解蛋白多糖、糖蛋白和 IV 型胶原及明胶。不同病因肝纤维化均出现 MMP 活性的相对或绝对降低，一般在肝纤维化早、中期，MMP 活性增高，而晚期及肝硬化时，MMP 活性明显降低。

调控 MMP 的物质有三类，金属蛋白酶抑制剂（TIMP），纤溶酶活化剂（如尿激酶）及纤溶酶活化剂抑制物（如 α_2-巨球蛋白）。肝纤维化时，TIMP 及 α 巨球蛋白因其抑制胶原酶的降解作用而增加胶原沉积。

三、肝细胞因子对肝纤维化的影响

TGFα、TGFβ1、TNFα、PDGF、EGF 均可活化 HSC。活化、增大的 HSC（肌成纤维细胞）以自分泌形式分泌 TGFα、TGFβ，促其自身增殖，导致纤维化发生。此外，胰岛素及胰岛素样生长因子（IGF-1）亦可促进 HSC 增殖并产生 I 型胶原。

TGFβ1 在肝纤维化中扮演重要角色，它不仅能激活 HSC 促其产生 ECM，同时还抑制胶原酶及基质分解和刺激 TIMP 产生，抑制 MMP，使胶原降解减少，促成肝纤维化。近年有学者用拮抗 TGFβ 的基因疗法治疗实验性大鼠肝纤维化，取得明显效果，进一步证明其重要作用。

总之，肝纤维化形成中，居重要地位的有 HSC、MMP、TIMP 和细胞因子中的 TGFβ1、PDGF 等。它们是当前防治肝纤维化的主要目标，值得进一步研究。

第 2 节　双处方产生的临床基础

慢性乙肝治疗的难点主要是促使病毒指标转阴和恢复肝功能。前者因缺乏有效的抗病毒药物而需要较长的治疗时间，后者则因其转氨酶的反复波动令治疗棘手，而肝硬化的治疗就更其复杂。正因为肝炎肝硬化的复杂性，才衬托出中医汤剂治疗的优越性。本来，汤剂在其组方择药的过程中，已经具备多层次、多靶点、灵活机动施治的特点，同时又具有紧随病情，动态变化的优势。因此，在临床实践中显现出一定的疗效。但在治疗肝硬化，特别是在失代偿的病例中，面对门脉高压、腹水、出血倾向、消化功能减退、内分泌功能紊乱、病毒因素、肝功能异常、免疫功能紊乱或减退、体质因素及临床具体症状等问题时，一张汤剂处方往往不能包含所有的治疗意图。勉强处方时，则出现叠床架屋之势，疗效不能尽如人意。于是，运用两张处方，各包含不同的治疗目的和重点，交替让病人服用的想法就逐渐形成了。这就是所谓的"双处方治疗思路"。

双处方，可以一方治本、一方治标；也可以一方攻邪，一方扶正；可以一开一合，一升一降……适事为故。处方的形式可以一大一小，一汤一丸或一丹。它的好处是用药面增宽增大，避免在一张处方中用药过多时产生的相互牵制，防止用药偏激导致的毒副作用；而且两方交替使用，互为铺垫、各有间歇，相得益彰，对病情全局的改善较为有利。例如，转氨酶经常反复升高者，可以一方清其内蕴之湿热，一方健脾活血调理其本，两方协同作用，有理有节，既无连续清利可能发生的伤中化燥之虑，又无健脾活血助火酿湿之嫌。两方交替使用，互不干扰，又相互为用；作用有效而平稳，病人多乐于接受。假如用一张处方，集软坚、健脾、利水、理气等于一方，其力度则可能因药物之间的牵制而减轻，而且一方长期服用，容易出现毒副作用；由于治法单一，缺少必要的缓冲和策应，亦显得单调而少章法，病人易产生厌倦心理。经使用双处方法一百余例的初步分析表明，该法具有见效快，作用平稳，副反应少，有利于长期服用；对肝硬化和某些顽固慢性肝炎病例，往往能收到较好的疗效。对于临床医师而言，则便于理清思路，细致地调理处方，也便于观察和总结经验，是一个治疗病情较复杂的慢性病的好方法。

第 3 节　双处方临床具体运用

根据以上所述，肝硬化的形成至少包括以下多种因素：

（一）毒邪入侵

一般都认为是湿热毒邪。具有缠绵难祛和伤阳蚀气的特征。

（二）痰毒胶结

中医所谓"痰"的形成，多有湿热胶结的环境，脾阳不振，使湿无去路，热未清解，正邪相持，遂使痰浊逐渐形成，阻滞中焦脾胃。而湿热痰浊发生最多见的部位为中下焦。

（三）气滞血瘀

痰浊胶结的直接后果首先是气滞，气机不通既是痰浊形成的原因，也是结果。气病及血，气滞既久，必然血瘀。血瘀、气滞和痰浊是毒邪久羁不祛以致最终形成癥瘕积聚的病理基础。

（四）癥瘕积聚

据上述分析可知，其内容不仅包括血瘀、气滞、也包括痰浊、湿热等因素。

（五）正气亏损

正气包括气、血、阴、阳四个内容。临床表现则与病程的久暂、体质因素、治疗用药的偏差、饮食习惯和生活起居等因素密切相关。

临床上要考虑所有致病因素，并将所有的治疗意图都囊括在一张处方之内，显然是有困难的。而针对具体患者的情况，捉住其最具本质意义的症结和最痛苦的临床症状，分别制定两个处方，交替服用，既能避免药物之间的消极影响，又能集中主要药物治疗其标和本证，较单处方具有一定的合理性。

治疗肝硬化双处方的运用规律：一般是"方一"以活血、化痰、益气、解毒为主；"方二"以疏肝、理气、健脾、利水为主。也可以根据病人情况灵活变通。

治疗慢乙肝双处方的运用规律：一般是"方一"以清热解毒、宽中化痰为主；"方二"以健脾和中、分消湿热为主。总的原则是一方清，一方调。遇毒热较盛者，也可以两方均用清法，但所选药物应有所区别。目的是扩大清热解毒药物运用范围，减少病毒变异的概率，提高病毒指标的阴转率。

以下附1例在6年中反复发作，6次住院的慢性活动性乙型肝炎病例，运用双处方治疗的情况作一扼要介绍，以飨读者（该病例曾发表与1999年第12期《中医杂志》）。

病例介绍：姓名：卢某，男性，1965年6月出生，中科院工程师，来我院初诊时间：1996年9月10日，病案号：283189

1986年体检时发现HBsAg阳性，当时肝功能正常，无明显自觉症状。1991年肝功能出现异常，经门诊给予保肝药物治疗，肝功能时好时坏，症状仍不明显。五天前无明显诱因出现乏力、纳差、上腹部隐痛、尿如浓茶色、巩膜黄染，由门诊以慢性活动性乙型肝炎收住某医院。住院时HBV-M示 HBsAg（＋）、HBeAg（＋）、抗-HBc（＋），肝功能示 T-BIL234.58mmol/L，D-BIL162.52mmol/L，ALT 124u/L，AST70u/L，

GGT93u/L，ALP240u/L，PT11.6秒，PTA68%。体检：左胸可见蜘蛛痣一枚，肝脾不大，肝掌（一），症状有皮肤瘙痒、纳后腹胀等，给予强力宁、肝太乐等药物保肝治疗及对症治疗，4周后好转出院。

出院后于1993年4月10日至1996年9月的3年间曾反复发作，前后6次住院治疗后，于1996年9月转我院用中药治疗。

1996年9月10日肝功能示：ALT：149u，AST：61u，TBiL30.2μmmol/L，DBiL（一）。当前症状：脘胀、恶心、嗳气频仍、得嗳气则快然，乏力、便溏2～3次/日，纳、眠可。脉细、舌紫、苔薄白。结合既往病史可知，疫毒之邪不全在气分，其病史长，舌紫，即是其证；当气血两清，兵分两路：

方（一）活血凉血为主：

丹参 15g	桃仁 12g	莪术 12g	防己 20g
地龙 20g	茵陈 20g	海藻 15g	青陈皮各 10g

方（二）清气化痰为主：

苏叶 18g（后下）	藿佩兰各 12g	黄连 10g	姜半夏 10g
全瓜蒌 30g	银花 30g	虎杖 30g	野菊花 30g
白花蛇舌草 30g	海金砂 30g	石韦 15g	鸡内金 30g

两方交替服用，各7剂。

9月26日，经查肝功能示：ALT 291u、AST 119u、TBiL28.6、DBiL3.4。

目前：自觉神疲目涩、腿软、背部有压迫感，拍击背部则嗳气快然、反酸吐食，右胁隐痛，睡眠不安、纳可，尿清。脉细弦，舌如前。拟加大破气行血、疏肝理气之力。

9月10日方（一）加昆布15g、山楂15g、茵陈30g、秦艽20g。

方（二）减黄连为6g，加薄荷20g（后下）、木香12g。

煎服法如前。各7剂。

10月10日　复查肝功能示：ALT 360u、AST 142u、TBiL20、余（一）。

目前：大便转调、日行一次、尿（一）、嗳气畅则背部不痛、反之则痛、口淡、反酸、入睡较难、易醒，纳可。脉弦细，舌紫瘀苔薄白。脾气渐复、肝气未畅，当宗前法，处方再议：

方（一）：

砂蔻仁各 6g	木香 6g	枳壳 12g	白檀香 10g
丹参 15g	桃仁 15g	茵陈 30g	干姜 3g
肉桂 3g（后下）	薄荷 15g（后下）。		

方（二）：

茵陈 30g	海金砂 30g	鸡内金 20g	炒莱菔子 10g
黄连 6g	法半夏 10g	全瓜蒌 15g	银花 30g
白花蛇舌草 20g	秦艽 20g	海螵蛸 15g	干姜 5g

各 7 剂，服法同前。

10 月 23 日　昨日肝功能示：ALT 463u、AST 179u、TBiL 30.6　γ-GT 52u。

目前：上症时发时无，大便时调时溏，尿黄、纳差、右胁隐痛。脉细、舌瘀苔薄白。

治疗 43 日以来，转氨酶节节上升，尿黄、纳差为初见，似是内蕴疫毒有外发之象，当慎用温通，转用清柔。拟 10 月 10 日方（一）去肉桂、干姜，加桃仁 15g、海藻 20g。方（二）加茜草 20g、鲜茅根 30g。

11 月 6 日　恶心、纳差、尿如浓茶、大便（一）、右胁胀痛、睡眠不安。脉细、舌瘀苔薄白。疫毒外发已无疑义，当以清降为主，辅以健脾化湿之剂：

方（一）：

黄连 10g	法半夏 10g	全瓜蒌 30g	茵陈 45g
丹参 15g	桃仁 15g	银花 30g	虎杖 30g
白花蛇舌草 30g	蒲公英 30g	野菊花 30g	紫花地丁 20g
柴胡 15g	制香附 30g	青陈皮各 12g	生甘草 10g

方（二）：

炒白术 15g	炒山药 15g	炒枳壳 12g	砂蔻仁各 6g
青陈皮各 10g	猪茯苓各 15g	木香 10g	苏梗 15g
焦三仙 20g	炒莱菔子 15g	银花 30g	茵陈 30g
藿香 10g(后下)	玫瑰花 10g(后下)	竹叶 10g	鲜茅根 30g

各 7 剂，煎服法同前。

11 月 21 日　自觉症状明显改善，尿转清，嗳气减少，纳增，大便溏，日行 3～4 次，少腹痛，便后缓解，反酸烧心，睡眠欠安；自述每有黄疸时胸背部皮肤可有痤疮样改变。舌淡瘀苔薄白，脉细略弦。疫毒受挫，但脾气亦伤，拟上法稍加出入：方（一）减桃仁为 12g；方（二）去竹叶加白芍 30g。各 7 剂，煎服法同前。

96 年 12 月 3 日　11 月 21 日 HBV-M 示：HBeAg 转阴，HBV-DNA（－），肝功能示：ALT 81.7，AST 正常，余（－）。

目前：仍以肠鸣、脘闷、反酸、嗳气、背部梗胀为主，时有水样便 1～

4 次。脉细舌淡苔薄白，脾气未复，宜酌减清润，加以分利。11 月 6 日方（一）减全瓜蒌为 20g、茵陈 30g，加秦艽，去桃仁；11 月 6 日方（二）去竹叶、鲜茅根，加车前子 45g（包）秦皮 20g。各 7 剂，煎服法同前。

12 月 17 日　目前大便溏，每日 1～3 次，矢气臭秽，少腹痛，反酸嗳气烧心，口干欲饮、齿龈肿痛。脉细弦，舌略红苔薄白。脾气未复，有苦寒化燥伤阴之象，拟 11 月 6 日方（一）减全瓜蒌为 15g、茵陈 30g，加生石膏 20g、秦艽 15g；方（二）去焦三仙、藿香，加海螵蛸 15g、制香附 20g、车前子 30g。各 7 剂，煎服法同前。

12 月 31 日　据 12 月 20 日肝功能复查示：ALT 28^u、AST28^u，各项均告正常。

目前：右胁隐痛连背，大便溏及少腹痛较前减轻，纳佳，尿黄，睡眠可。脉细，舌淡瘀苔薄白。拟酌减苦燥伤伐之品，加健脾和中之药。11 月 6 日方（一）减黄连为 6g、茵陈 30g、生甘草 6g；方（二）去苏梗、炒莱菔子、藿香，加海藻 15g、莲子肉 20g。各 7 剂，煎服法同前。

1997 年 1 月 28 日　1 月 4 日肝功能复查示：ALT、AST、TBiL、DBiL、γ-GT 等主要项目均告正常。2 月 20 日 HBV-M 示：HBeAg 仍阴性、HBsAg（＋）、抗-HBc（＋），HBV-DNA（＋）。此后基本上每月复查肝功能一次，到目前为止，一直保持正常稳定。

【病例讨论】

1. 诱导湿热外发从而清之　西医用药的原则是对因、对症与营养保肝；中医治疗是分析病情，寻找支点，再造平衡。但当时西药抗病毒药物的疗效是不及中药全面的，因此，只有短期疗效，时间稍长就发生反复。这就是本则病例在西医西药治疗的 6 年中不断反复，而在中医中药治疗的 1 年零 4 个月获效并保持稳定最基本的原因。

2. 中药具有肯定的抗病毒作用　HBeAg 的首次阴转伴随肝功能及相关证征的改善，反映了中药不仅能够清除血清中的 HBV，而且能够清除肝细胞内的 HBV。而在治法上显示出与西医不同之处，即步步为营、随证施治。我院的一系列实验证明：该病例所使用的基本处方，正是双虎清肝颗粒的基本方。它在抗乙肝病毒、疱疹病毒和流感病毒等多种常见病毒方面，都有不同程度的抑制或杀灭作用。临床与实验室的结果是完全一致的。

3. 创造合适的治疗时机　本例从 9 月 10 日～10 月 23 日的 43 天内，最初虽然也使用了清降药物，但转氨酶仍然节节上升，并开始出现纳差、尿黄如浓茶等类似急性肝炎的症状。这不能不说是中药在调节全身症状的过程中，起到了调控免疫，造就了有利于清除病毒的机会。在转氨酶节节升高的同时，却可以看到 GGT 从治疗初期的 93u/L 下降到 52u/L 单位。说明在 1 个半月的前期治疗中，对肝内胆管炎性梗阻具有一定的治疗作用，为下一步治疗奠定了基础。此时使用更加有力的清降药物，仅仅半个月，HBeAg 转阴，症状随之明显改善，肝功能迅速恢复。这里显然提示了一个创造合适的治疗时机的问题。

在肝炎治疗的过程中，转氨酶先期大幅上升的情况并不少见。据国内外的资料报告，HBeAg 转阴前，有相当一部分患者出现转氨酶升高。上海传染病医院在 20 世纪 70 年代就曾报道过使用自制参三七注射液治疗 26 例血瘀型慢性肝炎过程中，6 周后有 13 例出现转氨酶的升高，2 例发生黄疸并有 LBT 升高，有如一次急性肝炎发作；但经坚持治疗，竟有 12 例获得显效。他们认为这是"细胞免疫功能得到激发"的缘故。为什么在黄疸明显、转氨酶升高时使用了合适的处方后才会出现明显的效果呢？除了"治疗时机"、"火候"等解释外，其实质又是什么呢？是细胞免疫功能调节到了某一个临界点，从而对某些中药处方产生的敏感效应吗？对这个现象还有不同的解释，认为是一种或多种药物的中毒。他们认为中药中有些药物对肝脏是有害的，例如青黛，不少病人在服用青黛制剂后往往发生黄疸。"中毒"和"免疫得到激发"两者，在临床现象上究竟有何不同呢？根据我们从临床上的观察发现，转氨酶升高，但 AST/ALT 的比值 <1，而且 PT/PA 并没有明显的恶化，这种情况应考虑是免疫得到激发，有望获得较好的疗效；假如 AST/ALT 的比值 >1，γ-GT 也同时升高，并伴有急性或亚急性的神经精神症状，较重的消化道症状等，就应考虑中毒和合并重型肝炎的可能了。在临床上发生这种现象，往往得不到病人的理解，特别是当有人认为这是"中毒"时，治疗就更难以继续下去。那么为什么用西医西药治疗较少发生类似情况呢？据我们的观察与分析，是否与西医的"对症"治疗有关呢？如病人黄疸稍有升高，就会使用中西退黄药物，为什么不能再观察一段时间，从中发现其更有利的治疗点呢？总之，这是肝病治疗中一个十分有意义的问题，它所涉及的不仅是免疫反应问题，还涉及炎症发生的复杂细胞网络问题，值得进一步讨论。

第 4 节 单、双处方治疗 100 例肝炎肝硬化疗程比较

在 100 例肝炎肝硬化的临床观察中，对使用单处方和使用双处方的两组病人在症状、主要体征和肝功能等三方面的改善所需要的时间进行了初步比较。发现双处方组症状恢复和主要体征改善以及肝功能完全复常所需要

的治疗时间都明显短于单处方组。以下表 11-1、表 11-2、表 11-3 即两组比较结果：

表 11-1　主要症状基本消失所需平均时间（月）比较

	腹胀	齿鼻衄血	腹水	大便溏频	明显乏力	睡眠欠安	水肿消失
双处方	6	3	5	6	4	5	8
单处方	12	5	9	12	12	8	12

表 11-2　主要体症初步改善的最短时间（月）比较

	门静脉回缩	脾脏回缩	面色转淡	精神好转	蜘蛛痣减少
双处方	3	4	6	2	6
单处方	8	6	12	6	12

表 11-3　6 个月疗程中肝功能比较（复常/异常%）

	ALT	AST	GGT	TBA	TB	DB	IB	ALB	GLO
双处方	31/45	28/50	29/50	26/47	39/48	27/48	29/48	28/50	17/50
	66.88	56	58	55.31	81.25	56.25	60.41	56	34
单处方	12/43	11/47	9/48	5/41	17/49	13/46	12/46	16/50	10/50
	27.9	26.82	18.75	12.19	34.69	28.26	26.08	32	20

以上结果说明，双处方组之所以疗效明显好于单处方组，与扩大了用药范围，增加了有效靶点，两个处方间的相互作用等因素导致药力强大并具备明显的和及时的扶正祛邪效应，有密切关系。

第 12 章
肝纤维化及肝硬化的中药研究进展

第 1 节　肝纤维化概念及中药的优势

肝纤维化 (hepatic fibrosis，HF) 是一切慢性肝病的共同病理学基础，也是肝硬变早期的必经阶段，慢性肝病中 25%～40% 最终发展为肝硬化甚至肝癌。20 世纪 80 年代后期以来，随着肝脏细胞分离培养与生化分子生物学技术的发展应用，发现肝纤维化是一种结缔组织的主动性增生过程，是肝细胞发生坏死和炎性刺激时，肝脏内以胶原纤维为主的细胞外基质弥漫性过度增生和沉积，发展成肝硬化的病理过程。目前认为，肝纤维化的发生是一个动态的过程，是肝脏对损伤的一种创伤愈合反应，并且是可以逆转的。由于肝纤维化发病的广泛性及其结局 (肝硬化、肝癌) 的严重性，故国内外生物学和医学等领域都在致力于研究肝纤维化的发生发展机制及其防治措施。目前认为抗肝纤维化的策略主要包括：祛除病因；抑制肝星状细胞 (HSC) 的激活；促进肝星状细胞凋亡；抑制细胞外基质 (ECM) 的合成；促进 ECM 的降解；抑制肝脏炎症反应；保护肝细胞；基因调控等方面。中医学认为本病通常由湿热、疫毒、内生痰浊等内、外因素侵袭，留着不去，日久致湿热痰结、瘀毒深伏而形成。湿热邪毒侵犯人体，病邪稽留，难以骤去，迁延日久，湿热痰结而成瘀阻，为本病重要的病机。中医中药通过抑制胶原纤维生成及促进已形成的胶原纤维的降解和吸收等途径起着抗肝纤维化的作用；并具有多成分、多环节、多层次、多靶点的药理作用，且毒副作用少，在抗肝纤维化中显示出明显的优势。

肝纤维化是各种慢性肝病发展为肝硬化的必经阶段。有效地预防、逆转肝纤维化，可以延缓或防止肝硬化发生，从而在很大程度上改善肝病患者的预后。目前研究表明：莪术、三七、柴胡、丹参、姜黄、三七、鳖甲等多种中药具有很好的抗肝纤维化的疗效。其机制主要以减少转化生长因子 β1 (TGFβ1) 及血小板衍生因子 (PDGF) 的表达、抑制肝星状细胞

（HSC）增殖和活化、诱导活化 HSC 凋亡、降低对基质金属蛋白酶（MMPs）的抑制、抑制细胞外基质（ECM）生成等方面为主。中药抗纤维化有独特优势，从天然药中挖掘抗纤维化药物已成热点。近年来，莪术、三七、柴胡、鳖甲、水蛭、冬虫夏草等药在抗肝纤维化治疗中得到广泛应用，研究人员在其作用机制的探讨上取得了许多进展。经查阅多种文献，对以下 16 种中药抗肝纤维化的机制做了约略总结；同时对中药的动物实验和复方临床观察都做了归纳综合，兹分述于下。

第 2 节　单味中药及有效成分抗肝纤维化机制研究概述

一、莪术

莪术为姜科植物蓬莪术的根茎，辛、苦、温，具有行气破血、消积止痛作用，是治疗肝纤维化肝硬化的常用中药。莪术抗肝纤维化机制如下：①莪术可通过对血小板衍生因子（PDGF）受体介导的细胞内信号传导通路的干扰来抑制肝星状细胞（HSC）的增殖和细胞外基质（ECM）的合成，从而降低 ECM 在肝内的沉积[9]。②莪术可调节细胞凋亡相关蛋白 bax、bcl-2 表达，抑制肝细胞凋亡，起到抗肝纤维化作用[10]。③莪术提取物 β 榄香烯可抑制 HSC 的血管紧张素 Ⅱ（ANGⅡ）分泌和血管紧张素 Ⅱ 1 型受体 mRNA（AT1R mRNA）表达，减少 HSC 活化[11]。④莪术油能通过抑制 HSC-T6 细胞的白细胞介素 6（IL-6）、金属蛋白酶抑制物（TIMPs）表达，降低对基质金属蛋白酶（MMPs）的抑制，从而使 MMPs 对 ECM 的降解增强[12]。⑤莪术醇通过抑制 HSC-T6 细胞 TGFβ1、P450a 表达，降低氧应激和脂质过氧化反应，抑制 HSC 活化和 ECM 生成，从而达到抗肝纤维化作用[13]。

二、三七

三七为五加科人参属植物三七的干燥根，其味甘、微苦，性温，归肝、胃、心、小肠经。临床观察发现，三七可提高肝病患者的血浆白蛋白[14]，抑制成纤维细胞、肝星状细胞增殖及细胞内外 Ⅰ 型胶原的生成等[15]。其有效成分三七总皂苷可以抑制活化 HSC 增殖、诱导活化 HSC 凋亡，改善肝纤维化病理分级[16]，具有很好的抗肝纤维化疗效。三七总皂苷抗肝纤维化机制如下：①通过多途径减少 TGF-β1mRNA 和蛋白的表达，减轻 HSC 细胞的活化，达到减少胶原纤维产生的作用[17]。②通过抑制磷脂酶 A2 （sPLA2）、前列腺素 E2（PGE2）水平来减少对肝细胞的炎症刺激和枯否氏细胞激活[18]，抑制肝组织中 NF-κBp65/ IκBα 的过度表达，使肿瘤坏死因子 α（TNFα）的生产减少，降低血清 IL-6 的水平[19]，抑制肝组织中成纤维细胞及胶原纤维增生。③降低肝组织羟脯氨酸，减轻贮脂细胞增生及胶原的沉积[20]。④通过抗炎、抗坏死、防治 HSC 增生并转化为肌成纤维细胞，抑制成纤维细胞合成、分泌胶原，而达到抗肝纤维化目的[21]。

三、柴胡

柴胡始载于《神农本草经》，列为上品。其味苦、辛，性微寒，归肝胆经。研究表明，北柴胡和春柴胡均具有良好的抗肝纤维化作用，而北柴胡疗效优于春柴胡[22]。柴胡的主要活性成分柴胡皂苷能显著降低血清透明质酸（HA）、层粘连蛋白（LN）、Ⅲ型前胶原（PCⅢ）含量，提高血清白蛋白（ALB）的含量，从而抑制或逆转肝纤维化[23]。柴胡皂苷根据化学结构不同分为 SSa、SSb1-4、SSc、SSd、SSe、SSf、SSh 等单体成分，其中最具活性的成分是柴胡皂苷 d（SSd）[24]。柴胡及其有效成分抗肝纤维化的作用机制是：①通过减少 TGFβ1 及 PDGF 的表达而抑制 HSC 增殖活化，从而下调 TIMP-1/MMP-1 从而促进细胞外基质降解，减少其沉积[25]。②SSd 可降低血液和肝组织中丙二醛（MDA）的含量、升高超氧化物歧化酶（SOD）的酶活力，从而增强机体清除活性氧的能力和抗脂质过氧化来保护肝细胞免受损伤从而防治肝纤维化[26]。③SSd 可降低 α-SMA 表达，抑制 HSC 活化和增殖，从而减少肝内纤维组织增生[27]。④SSd 可提高体内白细胞介素 10（IL-10）、一氧化氮（NO）含量，从而降低 TNF-α 水平，抑制胶原合成，刺激胶原酶的产生，阻止肝纤维化的发生、发展[28]。⑤SSd 能明显增高血清锌含量、降低钙离子含量，从而保护肝细胞，提高胶原酶活性，促进胶原降解[29]。

四、鳖甲

鳖甲含有蛋白质、多肽、氨基酸、多糖等物质，化学成分较为复杂。传统的炮制理论认为醋制具有增强药物入肝消积、软坚散结的作用，故临床上治疗肝病常用醋鳖甲。研究证实鳖甲醋制前后化学成分及其含量发生了变化，且醋制后产生了一些新的有效成分[30]。炙鳖甲能降低肝硬化患者 Chlid-Pugh 积分值，增加血清白蛋白，缩小脾脏，有一定的逆转肝纤维化肝硬化的作用[31]。唐尹萍等[32]用葡聚糖凝胶 G-25、G-15 对鳖甲的活性部位进行分离，得到 Bj61-Bj68 共 8 个部位，再采用 MTT 比色法确定 Bj66、Bj67 具有明显的抑制大鼠肝星状细胞系 HSC-T6 的增殖作用，即为鳖甲的抗肝纤维化活性部位。鳖甲合成多肽可以诱导 HSC 的凋亡，抑制 HSC 增殖，发挥抗肝纤维化的功能，且其作用呈剂量依赖性[33]。高建蓉等[34]研究发现鳖甲对肝星状细胞影响的物质基础为小分子肽类物质，其作用机制是通过抗脂质过氧化、改善肝组织病理、改善肝功能、调控细胞因子水平及信号传导通路等而发挥抑制 HSC 活化增殖及 ECM 合成分泌、促进 ECM 降解吸收等综合作用，阻断和治疗肝纤维化[35]。

五、水蛭

水蛭，为水蛭科日本医蛭、宽体金线蛭、茶色蛭等的干燥虫体，始载于《神农本草经》，其味咸苦，性平，有毒，入肝经。水蛭主要含蛋白质，新鲜水蛭唾液中含有一种抗凝血物质——水蛭素。《本草汇言》云："水蛭逐恶血，散瘀血之药也。"常用于癥瘕、积聚、蓄血证、血瘀经闭、跌打损伤、瘀血肿痛以及干血痨证，为内科、妇科及伤科常用药[36]。现代研究表明，水蛭具有良好的抗纤维化作用[37]，可运用于肝纤维化的临床治疗。水蛭及其有效单体水蛭素抗肝纤维化的机制如下：①通过抑制 HSCs［Ca^{2+}］的升高，阻断或抑制了 HSCs 的 Ang-Ⅱ信号转导通路，从而抑制 HSCs 活化与增殖[38]。②通过下调 Smad4 mRNA 的表达抑制肝脏细胞外基质异常增生[39]。③通过下调结缔组织生长因子 mRNA 的表达，抑制肝脏细胞外基质异常增生发挥抗肝纤维化作用[40]。

六、冬虫夏草

冬虫夏草为虫草菌的子座与其宿主蝙蝠蛾科昆虫绿蝙蝠蛾幼虫尸体的复合体，是一种名贵的中药材，其人工培养品叫虫草菌丝。研究表明，虫草菌丝提取物既能显著抑制肝硬化的形成，也可有效促进已成型的肝硬化逆转[41]，具有很好的抗肝纤维化肝硬化作用。虫草菌丝抑制并逆转肝纤维化的机制如下：①抑制 TGFβ1 表达，从而下调 PDGF 表达，抑制 HSC 活化，减少Ⅰ型和Ⅲ型胶原合成[42]。②通过调节解偶联蛋白 2（UCP2）的适度表达、减轻内毒素血症等下调 TNFα 的表达而抑制 HSC 活化，降低细胞外基质的合成和分泌[43]。③降低基质金属蛋白酶-2（MMP-2）、基质金属蛋白酶-9（MMP-9）活性，减轻肝窦内皮细胞损伤和表型改变，抑制肝窦毛细血管化的启动和形成[44]。④抑制 IFN-γ 与 IL-4 的蛋白表达，从而抑制异常增加的辅助 T 淋巴细胞免疫应答并通过这种对细胞免疫损伤的抑制而发挥抗肝纤维化作用[45]。⑤降低肝脏羟脯氨酸含量，减少肝内胶原和脂质的沉积，减轻肝细胞炎症坏死，抑制肝脏纤维化[46]。⑥降低肝组织 MDA 含量及肝组织谷胱甘肽巯基转移酶（GST）活性分，提高肝组织谷胱甘肽过氧化物酶（GSH-Px）及 SOD 活性，从而减轻过氧化损伤，保护肝细胞，减少胶原生成[47]。

七、丹参

丹参为唇形科植物丹参的根，始载于《神农本草经》，归心、肝经，微寒、味苦、无毒，其功效为祛瘀止痛，活血通经，清心除烦安神；其有效成分有水溶性和脂溶性两大类，脂溶性部分主要为二萜醌类化合物（包括丹参酮、隐丹参酮等）；水溶性部分主要为酚性酸类化合物（包括丹参素、原儿茶醛、丹酚酸等）[48]。其抗肝纤维化成分机制分析如下：丹参酮：丹参脂溶性部分有效成分丹参酮ⅡA（TanshinoneⅡA，TSN）早已被证实具有抗急性肝损伤和抗肝纤维化等作用。覃筱燕等相关实验证明[49]：TSN 能通过减少 γ 干扰素（IFN-γ）等炎性细胞因子的大量释放，同时提高抗炎性细胞因子的释放，抑制 kupffer 细胞活化而减少肿瘤坏死因子（TNF）- α释放，平衡各细胞因子在其中的作用而发挥其保护肝损伤的作用；而且 TSN 对肝组织中胶原纤维的合成过程具有显著的抑制作用，从而能阻断肝纤维化的病理过程。TSN 具有改善肝功能、抑制肝星状细胞活化、减少 ECM 生成、保护肝细胞的作用，其机制可能与阻止、转化生长因子 2β1（TGF2β1）/Smad3 信号通路，降低肝组织胰岛素样生长因子结合蛋白 7（IGFBP7）的表达有关[50]。刘石萍等[51]实验结果证明：经正常大鼠及肝纤维化大鼠分别制备的两种丹参酮ⅡA 药物血清预处理后，其钙荧光强度均明显低于肝纤维化模型对照组及正常对照组，显示两种丹参酮ⅡA 药物血清均显著抑制了 HSC 细胞内钙的升高。该结果提示，丹参酮ⅡA 可能通过抑制 HSC［Ca^{2+}］的升高，从而抑制的 HSC 活化与增殖，此可能是其发挥抗肝纤维化作用的重要途径之一。丹参素：呂琳琳等[52]研究证明：丹参素可通过抑制血小板衍生生长因子（PDGF-BB）诱导的 HSC 增殖和活化，同时抑制与肝纤维化密切相关的蛋白的磷酸化，负性调控肝纤维化过程，其机制可能与抑制 ERK1/2 和 PI3K 信号转导通路有关；姜中华等[53]研究也指出，丹参素可抑制受纤维连接（FN）刺激 HSC 的 RhoA/RockⅠ信号通路活化；RhoA/RockⅠ信号通路阻断对整合素通路信号蛋白 FAK 下调效应为丹参素抑制 HSC 增殖、胶原分泌等生物活性的机制之一。以上两种抑制作用，皆能说明丹参素可以防止肝纤维化形成。丹参多酚酸盐：丹参多酚酸盐是从单味中药丹参中提取的以丹参乙酸镁为代表的盐类化合物，其主要成分为丹酚酸 B。既往研究发现其具有抗氧化、抗氧自由基、抗血小板聚集、扩张冠状动脉、改善心肌血流量及减少心肌缺血再灌注损伤等作用[54]。NF-kB 通常与抑制蛋白 IkB 结合成无活性的复合物存在于胞浆中，当机体受到外界因素刺激时，IkB 在蛋白激酶和蛋白磷酸化酶的参与下降解，于是 NF-kB 被激活化进入细胞核与相应的靶基因相结合，启动多种靶分子及基因转录，导致炎症细胞因子、自由基等炎性介质的大量产生，引发相应的病变[55]。而丹参多酚酸盐提高肝脏组织胞质内 NF-kB 和 IkBα 蛋白的表达，降低胞核内 NF-kB 蛋白的表达密切相关[56]。

八、黄芪

黄芪为豆科植物蒙古黄芪或膜荚黄芪的干燥根。药性甘、微温，归脾、肺经。其功效为补气健脾，升阳举陷，益气固表，利尿消肿，托毒生肌。主要含黄芪多糖（两种葡聚糖和两种杂多糖）、多种黄酮类化合物和三萜类（黄芪皂苷Ⅰ～Ⅳ）。另外含有生物碱、葡萄糖酸及多种微量元素等[57]。丁向东等[58]通过采用黄芪总苷治疗日本血吸虫病肝纤维化小鼠的实验发现：10 周时，黄芪总苷高、低剂量组与模型组之间的Ⅰ、Ⅲ型胶原含量、虫卵结节大小及肝纤维化程度均具有显著差异；在 14 周时，黄芪总苷高、低剂量组与模型组之间，Ⅰ、Ⅲ型胶原含量和虫卵结节大小均明显降低，肝脏纤维化程度显著减轻，表明黄芪总苷抑制了Ⅰ、Ⅲ型胶原蛋白的合成，使胶原蛋白处于相对稳定的低水平表达，从而抑制了血吸虫病肝纤维化的进程，表现为虫卵结节缩小，肝纤维化减轻。同时通过积极的大剂量黄芪总苷的干预，可能使胶原蛋白的合成较早稳定在较低的表达水平。李成浩等[59]的实验表明，黄芪提取物可明显降低血清 ALT、AST 活性和 HA、TNF-α 含量；改善肝功能，清除肝脏炎症，抗肝纤维化，调节免疫功能，病理结果也显示具有抗纤维化作用。黄芪提取物抗肝纤维化作用其机制可能与降低 HA、TNF-α 含量有关。同时，黄芪有保肝作用，黄芪对 CCl_4 造成肝脏损害引起的血清总蛋白和白蛋白降低有回升作用，并能预防 CCl_4 所致的肝糖原减少，可增加 3H-亮氨酸掺入肝脏蛋白质促进其更新[60]。

九、甘草

甘草为豆科甘草属植物甘草、胀果甘草或光果甘草的干燥根及根茎。主产于内蒙古、新疆、甘肃等地。味甘，性平。归心、肺、脾、胃经。其功效为补脾益气，祛痰止咳，缓急止痛，清热解毒，调和诸药。甘草主要含三萜皂苷类和黄酮类。三萜类苷主要为甘草甜素（甘草酸甘草皂苷）和甘草次酸。甘草甜素含量均 6％～14％，是甘草甜味的主要素源。黄酮类主要包括甘草素、甘草苷、异甘草苷、新甘草苷、异甘草素等。甘草甜素甘草甜素经肌内注射，对 CCl_4 所致的实验性肝硬化有抑制作用，可使肝胶原蛋白和血清 γ-球蛋白含量降低，并使血清 ALT 水平降低，即可抑制肝纤维化组织增生和减轻间质炎症反应，病理组织学检查发现也可使坏死和气球样变性明显减轻[61]。也有研究表明，甘草甜素用药 4 周可使慢性丙型肝炎患者血清 ALT 明显下降，用药 8 周可改善肝脏组织学的变化；临床应用复方甘草酸苷联合拉米夫定治疗慢性乙型肝炎患者，可使血清肝纤维化指标及 TGF2β1 表达明显下降，并有效阻止肝纤维化的形成与发展[62]。另外，甘草酸有类糖皮质激素的作用，可以降低脯氨酸羟化酶的活力，使胶原易于分解。李小翠、刘月平等[63]运用甘草酸二铵进行干预治疗慢性乙型肝炎肝纤维化，结果显示各剂量组 ALT、AST、ALP、TBIL、HA、LN、Ⅳ C、P Ⅲ NP 水平均显著降低，表明该药有较好的降酶、退黄作用。甘草酸苷能使肝纤维化模型大鼠纤维化程度降低。其可抑制培养细胞Ⅰ、Ⅲ型前胶原（PC）mRNA 的表达和肝脏 NF-κB 的活性。对体外培养的 HSC 增殖有明显抑制作用，并能减少 HSC 对 3H-脯氨酸的渗入，进而抑制胶原合成[64]。

十、银杏叶

银杏叶是从银杏科植物银杏的叶中分离纯化的提取物，其主要成分为黄酮苷和银杏内酯，其中黄酮苷母核中含有还原性羟基功能基团，而银杏内酯是天然的血小板活化因子的拮抗剂。因此，银杏叶具有清除氧自由基、抑制脂质过氧化、改善微循环等药理作用。高晓倩等对 CCl_4 造肝纤维化模型大鼠采用银杏叶提取物治疗结果表明，银杏叶提取物能明显降低模型组大鼠血清谷丙转氨（ALT）、谷草转氨酶（AST）、碱性磷酸酶（ALP）和血清纤维化指标层粘连蛋白（LN）、透明质酸（HA）的水平，使肝组织变性坏死及纤维组织增生明显减少，改善肝脏组织病理变化，有明显的抗肝细胞损伤和抗肝纤维化的作用[65]。

十一、苦参

苦参为豆科槐属植物苦参的干燥根，主要药理成分为苦参碱和氧化苦参碱[66]。在动物实验以及临床观察中，多位学者均发现，苦参碱以及氧化苦参碱对 TGF-B1、肿瘤坏死因子-A（TNF-A）水平有明显的降低作用，从而抑制肝星状细胞活化，减少释放 ECM，而发挥抗肝纤维化的作用。而苦参对于具有抑制胶原表达、促进胶原酶合成、影响 ECM 沉积、延缓肝纤维化进程作用的 IL-10 则有明显的增高作用。苦参还通过减少丙二醛（MDA）的生成，减轻肝损伤，抑制肝内羟脯氨酸的生成，产生抗肝纤维化的作用[67]。钱文杰还发现，对于肝炎后肝硬化患者，苦参碱能通过调节外周血 T 细胞亚群紊乱，提高细胞免疫反应，有效抑制乙肝病毒基因（HBV-

DNA）病毒的复制，降低患者血清中肝纤维化指标水平，进而达到清除细胞内病毒、防治肝纤维化的目的[68]。

十二、姜黄

姜黄素是从姜黄属中药中提取的一种酚性色素，具有广泛的药理活性，如抗氧化、抗炎、保肝等，能保护肝损伤，抑制肝脏炎症反应[69]。有研究表明姜黄素能降低实验性肝纤维化大鼠血清中升高的 ALT、AST、NO、HA、LN 水平和肝组织中过高的 Hyp、MDA 含量。病理组织学检查亦表明[70]，姜黄素明显改善实验性肝纤维化，提示姜黄素可能对实验性肝纤维化具有一定的治疗作用。赵珍东等用二甲基亚硝胺诱导大鼠肝纤维化模型，探讨姜黄素抗肝纤维化作用及可能的作用机制，结果姜黄素可明显降低肝纤维化大鼠血清 HA、PCⅢ含量，降低肝组织 Hyp 含量，可明显改善肝纤维化大鼠病理损害，能抑制肝组织 PDGF-BB、PDGFRβ 及 ERK1 的表达，并下调肝组织 PDGFRβ 及 ERK1mRNA 的表达。提示姜黄素具有良好的抗肝纤维化作用，其机制与抑制 PDGF-BB 及受体 β、ERK1 表达有关[71]。

十三、粉防己

粉防己植物基源为防己科植物粉防己的干燥根[72]。粉防己含多种生物碱，主要有粉防己碱（汉防己甲素）、防己诺灵碱（汉防己乙素）、轮环藤酚碱、氧防己碱和防己斯任碱等[73]。其研究较多的成分主要为粉防己碱，即汉防己甲素。其被证实具有降压、抗风湿、抗氧化、抗菌、抗癌、解热、镇痛、肌肉松弛等多种作用[74]。在实验中发现，粉防己碱能抑制 HSC 形态向肌成纤维细胞样转化和活化标志物 A-SMA 表达，同时抑制 LN 和 PCⅥ 的分泌，TGF-B1 表达下调。这表明粉防己碱直接抑制了静止期 HSC 活化和向肌成纤维细胞转化。同时还发现，无论 TGF-B1 存在与否，粉防己碱均可上调 Smad 7 的表达。Smad 7 是 HSCTGF-B1 信号通路的主要负反馈调节信号分子，因此，上调 Sm ad 7 的表达可以抑制 TGF-B1 基因转录和静止期 HSC 培养活化和 TGF-B1 促活化作用[75]。

十四、川芎

中药川芎的有效成分是川芎嗪，具有较强的抗纤维化效果，对肝细胞有保护作用。近年研究表明，肝细胞凋亡在肝纤维化发生和减退中起到了重要作用。采用 CCl4 损伤性肝纤维化模型，观察川芎嗪对大鼠肝细胞凋亡的影响[76]，结果提示川芎嗪可抑制纤维化大鼠肝细胞的凋亡，从而抑制肝星状细胞（HSC）激活、减少 TGF-β1 分泌，达到保肝作用。川芎嗪抗纤维化的可能机制是抑制肝星状细胞的增殖，促进基质金属蛋白酶 13 的表达，从而促进胶原降解，使细胞外基质减少[77]。

十五、蓝莓

蓝莓是杜鹃花科越桔属，美国人类营养研究中心近年的研究结果表明，蓝莓中含有大量生理活性物质，被称为果蔬中"第一号抗氧化剂"。王豫萍等观察蓝莓对大鼠肝纤维化的预防作用及对血红素加氧酶-1（HO-1）表达的影响，发现蓝莓对 CCl₄ 所致大鼠肝纤维化有一定的预防作用；在慢性肝损伤时，蓝莓对 HO-1 的表达无明显影响[78]。同样也是王豫萍等在继续研究蓝莓对大鼠 HSC 增殖、活化的影响及其机制的过程中，结果与生理盐水血清组比较，蓝莓血清组均可显著抑制大鼠 HSC 的增殖；蓝莓低剂量、高剂量血清组培养液上清 I 型胶原的含量明显减低；HSC 内 α-SMA 的表达强度降低；Western 印迹检测显示，蓝莓低剂组、高剂量血清组与阳性对照血清组 HSC Nrf2 和 HO-1 蛋白表达增多，以蓝莓低剂组、高剂组血清组增高更为明显。提示蓝莓可抑制体外大鼠 HSC 的增殖和活化，减少细胞外基质的合成，对大鼠肝纤维化有潜在的干预作用，其机制可能与激活 HSC Nrf2 增加 HO-1 的表达有关[79]。

十六、鬼针草

从鬼针草中提取的鬼针草总黄酮（total flavones of bidens pilosa L，TFB）对 CCl₄ 诱导的肝纤维化大鼠有很好的治疗作用，能够抑制肝纤维化大鼠肝组织中 TGF-β1mRNA 的表达，减少活化的 HSC 数量，改善大鼠肝纤维化程度。陈飞虎等实验结果证实 TFB 160mg/kg、80mg/kg 能显著降低 CCl₄ 诱导的肝纤维化大鼠的透明质酸（HA）、CIV 和 III 型前胶原（PCIII）水平，表明有较好的抑制胶原蛋白合成、促进其降解的作用。病理组织学 HE 和 Masson 染色发现模型组大鼠肝纤维化程度严重，甚至有结节形成，TFB 160mg/kg、80mg/kg 可明显改善大鼠肝纤维化程度。电镜学发现 TFB 亦明显减少肝细胞线粒体肿胀度和脂滴数目，抑制星状细胞的活化和增殖，胶原沉积明显减少。α-SMA 免疫组化结果显示 CCl₄ 诱导的肝纤维化大鼠肝组织中活化的 HSC 数目明显增多，给予 TFB 治疗后，活化的 HSC 数目减少。另外体外研究进一步发现 TFB 能够抑制体外培养的 HSC 增殖，促进活化的 HSC 凋亡，提示 TFB 可能通过抑制 HSC 的活化、诱导活化的 HSC 的凋亡逆转肝纤维化[80]。鬼针草总黄酮对肝纤维化大鼠细胞因子的影响结果显示 TFB160mg/kg、80mg/kg 能明显降低肝纤维化大鼠血清 TNF-α、IL-1β 含量，抑制肝纤维化大鼠肝组织中 NF-κB、TGF-β1 蛋白和 TGF-β1 mRNA 表达。提示 TFB 通过降低肝纤维化大鼠炎症细胞因子而抗肝纤维化[81]。

第 3 节　动物实验研究

宋家武等[82]用血府逐瘀汤治疗大鼠四氯化碳中毒性肝硬化。结果显示，该方能显著减少肝脏胶原纤维总量及 α、ó 型胶原沉积，并有明显的保护肝细胞作用，与秋水仙碱对照，均有显著性差异（$P<0.01$ 或 $P<0.05$）。朱清静等[83]用鸭乙型肝炎病毒（DHBV）阳性血清反复攻击复制鸭乙型肝炎肝纤维化模型，药用剔毒护肝方（苦味叶下珠、莪术、黄芪等）治疗。结果显示，该方能提高白蛋白和降低球蛋白的含量，可显著降低 HA、PC ó 及 HYP 含量，能减轻肝脏纤维化程度。陈建明等[84]用桃仁水蛭煎治疗日本血吸虫所致小鼠早期肝纤维化，采用放免法检测小鼠血清 PCI、PC ó 的含量，结果治疗组的 PC ó 显著下降，说明该方具有抗肝纤维化的作用。王暴魁等[85]用肝纤康（由柴胡、白芍、炙鳖甲、山茱萸、黄芪、白术、牡丹皮、栀子等组成）作用于体外培养的肝硬化大鼠贮脂细胞，发现该方对贮脂细胞的形态无明显改变，但能较好抑制贮脂细胞的增殖及胶原的合成，抑制作用随药物浓度的增加而逐渐增强。刘成海等[86]用不同浓度的扶正化瘀方（丹参、桃仁、虫草菌丝等）对大鼠肝星状细胞胶原的生成与分泌均有抑制作用，并呈一定浓度的依赖性，抑制程度也为细胞内抑制高于细胞外抑制，证明扶正化瘀中药对 HSC 的活化及其胶原生成均有抑制作用。张曼娜等[87]观察用软坚消癥中药治疗的大鼠肝纤维化程度明显减轻，多数大鼠治疗后小叶内纤维间隙减少，甚至结构紊乱消失，早期孙克伟[88]研究证实，大黄䗪虫丸有良好的抗肝纤维化作用，尤其对纤维组织的降解作用趋势较好。通腑逐瘀解毒法，即用中药涤肠汤（大黄 15g，丹参 15g，赤芍 30g，茵陈 18g，川牛膝 15g，黄芩 12g，陈皮 9g，枳实 15g，茯苓 15g，白术 20g）观察对肝硬化大鼠血浆内毒素及 TNF-α 的影响。结果：治疗组指标较模型组均有不同程度下降，以中药高剂量组内毒素及 TNF-α 降低最为明显。结论：通腑逐瘀解毒法能改善肝硬化内毒素血症，减轻肝脏炎症及纤维化，对肝硬化具有治疗作用[89]。给造模大鼠丹参酚酸 B 盐（SA-B），测定各组大鼠血清中丙氨酸转氨酶（ALT）、天冬氨酸转氨酶（AST）、清蛋白（Alb）、总胆红素（Tbil）以及肝组织中羟脯氨酸（Hyp）和内皮素-1（ET-1）的水平，肠系膜上静脉插管测定门静脉压力，观察肝组织病理形态的变化，并与模型组比较。结果治疗组门静脉压力明显降低，血清 ALT、AST、Tbil 及肝组织 Hyp 和 ET-1 水平与模型组比较均显著下降，病理学显示治疗组

基本恢复正常。结论：肝硬化时肝组织中 ET-1 显著升高；SA-B 能显著降低肝硬化时升高的门静脉压力和肝组织中 ET-1 的水平。[90]根据中医理论制定以软坚消癥为主、攻补兼施的中药复方（鳖甲、三棱、莪术、穿山甲、水蛭、人参、黄芪、柴胡），通过动物实验证实：已形成肝纤维化大鼠纤维组织重新吸收，使 ALT 及 HA 下降，肝脏结合经脯氨酸含 t 明显减少，其作用比 HGF 更显著。这为临床治疗肝硬化患者提供了一些线索[91]。龚作炯等的"抗纤维化治疗的实验及临床研究"课题以破血活瘀、益气健脾、行气通络为主，自拟中药金三莪（郁金、三棱、莪术三味纯中药为组分），进行抗肝纤维化治疗的疗效评价，并采用分子生物学技术和免疫组织化学技术等研究探索金三莪的抗肝纤维化作用机制。研究表明：肝脏存在局部肾素-血管紧张素系统（RAS），通过血管紧张素转换酶（ACE）合成的血管紧张素Ⅱ（AT-Ⅱ）可促进活化的 HSC 中的 TGF-β1 表达，AT-Ⅱ和血管紧张素受体 1（AT1R）相互作用在肝纤维化发展中可能起着枢纽作用。本研究组观察了血管紧张素转换酶抑制剂（ACEI）培哚普利和 AT-Ⅱ拮抗剂（ARB）缬沙坦治疗大鼠实验性肝纤维化的疗效，研究大鼠肝内 TGF-β1 与 TGFRⅡ mRNA 变化以及 Smad3 与 Smad7 蛋白变化，探讨拮抗肾素-血管紧张素系统抗肝纤维化的作用机制。①实验证实，肝纤维化大鼠肝内 TGFβ1 表达上调，同时信号通道蛋白 Smad3 表达增加，Smad7 肝内表达下降；Smad7 负反馈抑制 TGFβ1 信号转导作用减弱。②动物实验和临床研究均证实中药金三莪具有明确抗肝纤维化作用。③中药金三莪可降低肝纤维化大鼠和肝硬化患者肠源性内毒素血症。④培哚普利或缬沙坦均能有效地减轻肝纤维化大鼠的肝脏损伤及纤维化程度，其机制可能与直接或间接抑制肝内 TGFβ1/smad 信号通道表达有关。⑤TGF-β1 siRNA 能有效抑制小鼠免疫性肝纤维化的发生，其机制可能是抑制肝内 TGF-β1、Smad3 及 α-SMA 表达，并促进 Smad7 表达。在国内首次证实肝内重要促肝纤维化细胞因子 TGF-β1 及其受体、与下游信号通道蛋白 Smad 在肝纤维化形成发展中作用。首次证实中药金三莪具有改善肝硬化患者肠通透性，降低肠源性内毒素血症的作用。首次证实血管紧张素转换酶抑制剂培哚普利或血管紧张素Ⅱ受体拮抗剂缬沙坦，均能有效地减轻肝纤维化大鼠的肝脏损伤及纤维化程度，其机制与直接或间接抑制肝内 TGFβ1/smad 信号通道表达有关。首次证实 TGF-β1 siRNA 能有效抑制小鼠免疫性肝纤维化的发生[92]。护肝解纤汤主要由柴胡 10g、黄芩 10g、炙甘草 10g、法半夏 10g、姜黄组成。舒建昌等[93]观察护肝解纤汤治疗大鼠肝纤维化效果及有关细胞因子的变化。结果表明护肝解纤汤能降低病理评分，改善肝纤维化病理损伤，抑制Ⅰ、Ⅲ型胶原合成并促使其降解，降低炎症因子 TGF-β1、PDGF-BB 在肝组织的表达,其中低姜黄组效果更明显。舒建昌等[94]实验结果显示经低剂量姜黄素护肝解纤汤干预的大鼠肝纤维化模型,其肝纤维化程度明显减轻,肝纤维化半定量评分下降;同时其新鲜肝组织匀浆的 MDA 明显下降、SOD 上升。由此推断,其抗肝纤维化作用可能与保护肝细胞膜及抗过氧化损伤有关,护肝解纤汤具有明显的抗肝纤维化作用,与复方鳖甲软肝片相当,有望成为逆转肝纤维化的重要治疗靶点之一。金芪降纤保肝颗粒金芪降纤保肝颗粒由金钱草、黄芪、北沙参、百合、白芍药、何首乌、山茱萸、蒲公英、水红花、丹参、小蓟、车前子、白茅根、生地黄、牡丹皮等组成。赵卫国等[95]利用 CCl₄ 成功地诱导了大鼠肝纤维化模型,并采用金芪降纤保肝颗粒治疗,结果表明,治疗后血清 ALT、AST 与模型组比较有统计学意义($P<0.05$),提示金芪降纤保肝颗粒有较好的抗炎作用。大量实验研究证实,HA、PCⅢ、CIV 是反映肝纤维化程度的可靠指标。提示金芪降纤保肝颗粒在肝纤维化治疗中有确切疗效。加味桃核承气汤:主要由桃仁、桂枝、大黄、甘草、莪术、白术、香附、茯苓等组成。赵治友等观察加味桃核承气汤对 CCl₄ 肝纤维化大鼠的治疗作用,结果表明:加味桃核承气汤可有效地减轻大鼠肝纤维化程度,降低肝纤维化计分(SSS),降低其血清 ALT、AST 含量,表明加味桃核承气汤能减轻肝细胞炎症反应,改善肝功能、抗肝纤维化。赵治友等观察加味桃核承气汤对 CCl₄ 肝纤维化的治疗作用,从分子生物学水平探讨其对金属蛋白酶组织抑制因子-1(TIMP-1)的影响。结果模型对照组半定量 SSS 显著高于正常对照组,经加味桃核承气汤治疗后 SSS 显著减轻;模型对照组大鼠肝组织 TIMP-1 的蛋白表达水平增加,各治疗组的 TIMP-1 的蛋白表达水平均显著下降。结论:①加味桃核承气汤对 CCl₄,诱导的肝纤维化有治疗作用。②加味桃核承气汤抗实验性肝纤维化作用机制与抑制 HSC 的活化、调控 TIMP-1 的蛋白表达水平有关。近年赵治友等研究加味桃核承气汤作用机制,结果模型组 α-SMA 免疫组化阳性染色面积明显增加,提示 HSC 已发生激活和转化,加味桃核承气汤明显降低了 α-SMA 的表达,说明可抑制 HSC 的激活,发挥抗肝纤维化作用。另一方面研究结果显示 TGF-β1 蛋白质表达水平显著降低,说明加味桃核承气汤可通过调控细胞因子 TGF-β1 的表达而产生抗肝纤维化作用[96]。

第 4 节　复方临床研究

陈雁南等人使用肝纤泰(主要药物黄芪、丹参、防己、桃仁、鳖甲等)治疗 31 例肝炎肝硬化患者 3 个月,疗程结束后治疗组的前列环素 PGE2、ALP 较治疗前升高,HA、γ-球蛋白及 ALT 较治疗前明显下降($P<$

0.01)，与对照复肝康组比较有显著性差异（$P<0.05$），提示肝纤泰在具有保肝降酶同时，可提高体内的前列腺素水平，保护肝细胞，促进肝细胞的再生，改善肝脏的微循环，抑制胶原的合成，有阻止或抑制肝纤维化的作用[97]。张国梁等人以益气活血散结法为原则组成的软肝饮（主要药物丹参、黄芪、鳖甲、赤芍、柴胡、白术等）具有较明显的降低 HA、LN 水平，改善肝脏功能和临床症状；同时发现随治疗组 SOD 活性的增高、LPO 含量的降低，血清 HA、LN 也同步下降，表明软肝饮抗肝纤维化的作用与提高红细胞 SOD 活性、降低血浆 LPO 含量、增强肝脏抗氧化作用有密切的关系[98]。徐列明等用 319 方（桃仁、丹参、虫草菌丝及松黄等）治疗 12 例慢性乙型肝炎，经腹腔镜、肝活检及免疫组化检查发现，治疗后肝圆韧带、大网膜和肠系膜的血管增生和静脉曲张好转，肝表面纤维束减少，炎性粘连消失，肝细胞变性坏死减轻。同时肝窦周围 I 型胶原和 LN 减少或不再增加，IV 型胶原增多或不再减少，I、III、IV 型胶原在汇管区和纤维隔的表达减少或转阴，LN 也有所减少。认为 319 方能阻止慢性乙型肝炎肝纤维化的进展和促进肝内增生的纤维组织降解，并有一定的保护肝细胞、抑制炎症的作用。杨宏志等用补肾益气活血凉血解毒法（仙茅、生地、当归、黄芪、白术、丹参、赤芍、柴胡、蜈蚣、陈皮、茜草、白花蛇舌草、何首乌、三七、海藻等）治疗肝纤维化患者 2 年以上，治疗半年后，血清 HA、PC III、CIC 均值较治疗前下降，治疗 2 年后降至正常水平。B 超示 92%患者门静脉维持正常宽度，已增宽的门静脉宽度下降，已肿大的脾脏有缩小趋势[99]。王继等报道，用抑肝纤（丹参、鳖甲、黄芪、郁金等）治疗 32 例慢性肝炎，结果显示，该方具有改善免疫作用，与对照组比较，差异有显著性（$P<0.01$ 或<0.05），同时血清肝纤维化指标 HA、LN、PC III 均较治疗前下降，与对照组比较差异有显著性（$P<0.05$）[100]。杨大国等人以重用赤芍为基本组方，治疗 10 例慢性乙型活动性肝炎肝纤维化患者，疗程 3 个月，治疗前后进行 2 次肝脏穿刺活检。治疗前后组织学检查对比发现，中药促进肝纤维化重吸收的有效率为 77.8%，同时患者的肝功能得到了明显的改善，表明以重用赤芍为组方的中药是减轻肝脏炎性细胞的浸润、减少肝细胞的坏死、抑制了肝纤维化的启动因素，促进了肝纤维化组织的重吸收[101]。武伟运用复方丹参颗粒剂（主要药物丹参、三七、冰片等）治疗慢性肝病肝纤维化患者 49 例，与同期西药基础治疗 49 例进行对照，临床症状改善中药组明显优于对照组，同时反映肝纤维化血清指标 IV-C、HA、LN 较对照组明显下降，提示以活血化瘀药为主的复方丹参颗粒剂具有较好的保肝、抗肝纤维化的治疗作用[102]。章以法等人用甘利欣联合丹参抗肝纤维化临床观察治疗 90 例，并与单用甘利欣 70 例、丹参 40 例作对照，疗程 2

个月。3 组在治疗结束时肝功能（ALT、AST、TBil）的复常率中以联合治疗组为最好，与单用药组相比较有明显的差异；对肝纤维化血清标志物 HA、LN、PC-Ⅲ、Ⅳ-C 以联合治疗组下降的幅度为最好，与单用药组比较，具有显著性差异（$P<0.01$ 或 0.05），提示丹参与甘利欣联合应用可明显减轻和抑制肝纤维化形成，而且停止用药后肝功能反跳减少，在改善肝功能及抗肝纤维化方面有互补作用[103]。项阳等人用具有清热解毒、疏肝化瘀、补脾益肾功能的百草柔肝胶囊（原 961 胶囊）治疗慢性乙型肝炎肝纤维化 42 例及早期肝硬化患者 10 例，疗程半年。结果：临床症状改善率达 75.0%～91.7%，ALT 复常率达 68.8%，血清纤维化指标：HA、Ⅳ型胶原、LN 值随着疗程的延长明显下降（$P<0.05$）。肝脏病理组织学炎症计分（分）由治疗前的（$7.79+6.15$）下降至治疗后的（$5.36+3.95$）（$P<0.05$），肝纤维化计分（分）由治疗前的（$7.39+5.55$）下降至（$5.26+4.36$）（$P<0.05$）。病理组织学检查发现肝内增生沉积的纤维组织明显减少，甚至已形成假小叶的早期肝硬化结节消失，同时可见新生肝细胞以及肝小叶的纤维间隔由宽变细，由致密变疏松。提示百草柔肝胶囊对慢性乙型肝炎肝纤维化及早期肝硬化具有明显的治疗及逆转作用[104]。李明等人以活血化瘀为主要功效的复方桃仁软肝胶囊随机治疗慢性乙型肝炎 32 例，并与基本治疗药物 30 对照组 6 个月疗程的比较，观察治疗前后血清肝纤维化各项指标、门静脉血流动力学以及肝组织病理学方面的变化。结果：治疗组治疗后血清肝纤维化各项指标和门静脉主干血流动力学各参数均有明显改善（$P<0.05$ 或 $P<0.01$），与对照组比较，差异有显著性（$P<0.05$ 或 $P<0.01$）。治疗组中有 2 例患者行治疗前后的肝脏穿刺，病理组织学显示肝细胞变性坏死减轻，肝纤维化程度明显下降，同时 a-平滑肌肌动蛋白（a-SMA）免疫组织化学染色也显示治疗后 a-SMA 阳性的肝星状细胞（HSC）数明显减少。初步认为复方桃仁软肝胶囊对慢性乙型肝炎肝纤维化具有一定的抗肝纤维化作用[105]。梁铁军等人用活血化瘀药物作用为主（主要药物丹参、桃仁、当归、赤芍、柴胡、鳖甲、黄芪、鸡血藤等）组成的抗纤保肝汤随机治疗慢性乙型肝炎 54 例，与一般治疗 27 例进行对照，治疗 6 个月后观察 2 组患者前后 HA、PC-Ⅲ、Ⅳ-C、LN、TGFβ1、TNF-a 水平，肝功能及肝脏病理组织学改变。结果：治疗组临床各症状缓解率明显优于对照组（$P<0.05$），治疗后治疗组患者血清 HA、PC-Ⅲ、C-Ⅳ、LN、TGFβ1、TNF-a 显著下降，肝功能明显改善，与对照组比较差异均有显著性（$P<0.05$ 或 $P<0.01$），肝脏活组织病理检查表明：肝内沉积的纤维组织明显减少，肝小叶纤维隔变细变窄，假小叶变的不典型，肝细胞变性有不同程度减轻，碎屑样坏死及桥接坏死明显改善，可见新生肝细胞。提示抗纤保肝

汤具有促进肝内胶原物质的降解，减轻炎症活动度，减少细胞因子对炎症的刺激的作用，可明显减轻乃至逆转肝纤维化[106]。

以上资料表明，传统中医中药的理论和临床实践，包括肝纤维化、肝硬化在内，经现代临床和试验手段都证实了其科学性。已故前中医研究院院长、著名生理学家季钟朴教授曾经说过：对中医的研究首先要肯定临床现象，然后再进入实验室进行研究，如此往复，就能不断地发现其内在的作用机制。正如华东理工大学生物反应器工程国家重点实验室、同济大学生命科学与技术学院及上海生物信息技术研究中心等单位刘雪平、杨琳琳、付鹏、唐凯临、曹志伟等研究人员所做的"活血化瘀类中药抗肝纤维化作用的计算药理探讨"课题的研究那样，虽然发现活血化瘀类中药有效组分结构相似性不高，但是理化性质比较相似。与实验阶段药物和中药数据库中全部活性成分相比，活血化瘀类中药有效组分的化学空间分布更接近已知药物，约90％的有效组分符合 Lipinski 五规则。基于靶点蛋白作用通路的研究发现，活血化瘀中药通过直接作用或间接影响纤维化相关蛋白，并且多靶点多通路协同作用于多条生物路径，直接抑制 TNF 或间接调控 NF-kappaB 是其中典型的两条途径。这些研究结果可为阐明活血化瘀类中药的作用机制提供更多信息，有助于进一步筛选抗肝纤维化作用药物；该项试验也从客观的角度印证了传统中医中药活血化瘀理论与实践的科学性[107]。

古老的中医学在漫长的历史进程中，积累了丰富的感性认识，受制于历史条件的限制，不能进行客观的、近似临床的各种实验研究，使其发展受到制约。而近半个多世纪以来，中西医互相学习，互相借鉴，将临床发现总结的各种现象通过实验手段，进一步发掘其内在机制。上述这些成就使得中医学的发展面临着一个更加广阔的前景。

第13章
探讨"直接入血"致病的问题

第1节　什么是直接入血致病

因输血及血制品、心脏手术体外循环、血液透析、脏器移植或相关原因，丙型肝炎病毒（HCV）、乙型肝炎病毒（HBV）或艾滋病病毒（HIV）等直接进入人体血液而致病，这是当代感染外邪的一个重要途径。

"直接入血"致病与外伤感染引起的败血症，或消化道呼吸道感染的传染病引起的菌血症等也有着概念上的不同。直接入血引发的疾病一般都不会通过黏膜感染，其靶器官也有不同。与古代外感寒邪沿六经传入，感受温邪循卫气营血发展及自上而下的三焦传变途径有所不同。古代或许亦有直接入血的途径，但那绝不是外感疾病的主流，限于条件，也不可能有确切的认知。而今天的中医，则要面对直接入血引发疾病的问题，兹就此进行初步探讨。

第2节　发病学的特点和意义

虽然古代也有外邪"直中三阴"、"逆传心包"和"伏邪"之说，但与"直接入血"的概念仍有着明显的差异。首先，"直中"是区别于外邪循六经逐次传变的一种特例。其次，中医所谓"六经"、"卫气营血"、"三焦"等，都是模拟层次结构，并非实体情形。而"直接入血"，则是真实的感染途径。因此，要想运用中医外感病的上述分析方法来解析"直接入血"的各种临床表现，确有一定难度。

无论是《伤寒论》的六经传变，还是温热之邪沿卫气营血深入抑或湿热之邪自上焦下传，实际上其共同的本质是自轻到重，从气分到血分，从无形到有形，从游移到固定；人体的正气则由强变弱；治疗上相应出现由易及难的过程。外感疾病的传变规律所揭示的不仅是治疗上如何及早拦截、消弭和化解病邪，更重要的是如何时时注意保护人体的正气不使迅速转弱甚至衰竭。

众所周知，大多数感染性疾病，或通过呼吸道或进入消化道感染人体。它们都首先侵犯了人体的黏膜保护系统。仅以胃肠黏膜为例：是覆盖面积第二大的器官，表面积占 $250\sim400cm^2$，仅次于皮肤。根据胃肠衰竭的机制：黏膜屏障的损害；菌群失调；动力损伤；细菌移位等，这些都证实了黏膜与白细胞；黏膜与特异性细胞免疫；黏膜与体液免疫有极其密切的关系。而中医温病学中所谓的"在卫，汗之可也，到气才可清气，入营犹可透热转气"，是紧紧抓住黏膜反应的这个契机，充分利用临床上反应强烈、症状显著的时间段进行有效的治疗。而当有入血的迹象时，"就恐耗血动血，直须凉血散血"，对出现营血层次病变时的治疗原则是果断的和毫不犹豫的。这或许能加深我们对"卫气营血"4个层次中治法的理解。我们的前人当然不会懂得通过输血感染的乙、丙型肝炎的表现及其机制，但却睿智地意识到血液层次的危险和难治性，而谆谆告诫"入营犹可透热转气"，使疾病由深出浅，抓住人体强烈的反应期来加以治疗。在"入血"之际，有先机发制，使病邪得以彻底清除，不留后患的含义。这与西医学有关细菌感染性疾病的病情控制过程可以说是完全一致的。

与上述情况有所不同的是，乙肝病毒（HBV）或丙肝病毒（HCV）除具有直接入血感染人体的特殊性外，还存在着病毒本身的特异性问题。最令人深思的是，同样是病毒性肝炎，靶器官是一致的，甲型和戊型肝炎是通过粪-口途径感染人体；而乙肝和丙肝却是通过直接入血才感染人体。但在他们的临床表现上的确存在着许多差异。如乙肝和丙肝的潜伏期长，起病缓慢，症状相对轻浅，黄疸轻而少，但病情缠绵，容易转为慢性等。而甲肝和戊肝则潜伏期短，起病急骤，症状明显，大多有黄疸，病程较短，不转为慢性。虽然在病程中两者的临床表现也有交叉重叠，但这种明显的相对性，恰恰与阴、阳的相对性相符：乙、丙为阴毒，甲、戊为阳毒。

第3节　治疗学的特点和意义

既然是直接入血引发疾病，按照传统理论，以叶天士《温热论》中所说的基本治法最具借鉴性，即"在卫，汗之可也。到气才可清气。入营犹可透热转气。入血就恐耗血动血，直须凉血散血"。但能够直接入血致病的乙型肝炎，丙型肝炎和艾滋病（这里主要讨论前两种）经上述分析已知属于阴毒，无卫分、气分甚至无营分的证候，其热证并不显著。因此，"凉血散血"之法与证不符。既然是毒邪，解毒是必要的。但该毒性质属阴，临床症征无明显热毒燔盛之象，清之则伤阳气，补之则留毒邪，是以束手。

现代研究认为：乙肝病毒（HBV）进入机体后迅速经血流到达肝脏，在肝细胞中复制，然后从肝细胞中以"发芽"的形式逸出，这并不引起肝细胞损害、却在肝细胞膜表面留下能为机体免疫系统识别的病毒抗原成分。从肝细胞逸出的病毒进入血循环后可刺激免疫系统产生致敏淋巴细胞和特异性抗体。一般认为，T 淋巴细胞介导的细胞免疫反应可能是 HBV 感染后引起肝细胞损伤的主要机制。当病毒感染波及的肝细胞数不多且 T 淋巴细胞功能正常时。临床表现为急性肝炎；若病毒感染的肝细胞众多且范围广、细胞免疫反应激烈，迅速引起大片感染肝细胞损伤，临床上将表现为重型肝炎；T 淋巴细胞功能不足时，免疫反应仅能清除部分病毒和损伤部分感染的肝细胞，未清除的病毒可反复复制和感染肝细胞，表现为慢性肝炎；T 淋巴细胞呈免疫耐受状态或机体免疫功能缺陷时，病毒与宿主共生，病毒在肝细胞内持续复制，感染的肝细胞却不受免疫损害，因而表现为无症状的病毒携带状态。

根据《黄帝内经》中有关阳气的论述，可依患者阳气强弱和正邪力量对比，概分为正邪剧争，正邪相持和正不敌邪 3 种情况。当湿热毒邪侵入人体之后，阳盛者，正气强，起而与邪剧争，出现湿热熏蒸亢盛，黄疸明显，病位偏上，病势向外，偏于气分等腑病为主的见证；为胆胃不和，阳弱者，正气较虚，抗邪无力，可出现正邪相持局面，故虽然亦有湿热之象，但与阳盛者相比，则有起病较慢，黄疸较轻，或无黄疸，病位偏下，病势隐伏，偏于血分等脏病为主的见证；为肝脾不和。而阴阳气血俱弱者，则表现为正不敌邪，故临床上病情变化较为剧烈，可从邪气亢盛如重度黄疸，血热妄行迅而转为阳衰阴盛，四肢厥逆，出现内闭外脱等危重证候。

虽然中西医理论不同，但对上述乙肝发病的解释则有异曲同工之处。因此，笔者提出并在临床上以"通阳助阳解毒"作为乙肝和丙肝的基本治法，取得了一定的疗效。

前已述及，虽然乙肝和丙肝是因直接入血致病，但随着治疗和病情演变，也会出现与甲肝和戊肝相类似的临床表现，如突然出现黄疸加重，症状从隐匿变得显著。特别是在病毒指标行将阴转之前，会突然出现肝功能的反复，症状加重。这种现象国外国内均有报道。上海传染病医院曾报道了一组慢性肝炎病人，在使用自制的参三七注射液治疗的过程中，13 例中竟有 12 例发生反复，"有如一次急性肝炎发作"，但坚持治疗，均获得满意疗效。山西临汾人民医院已故著名肝病专家蒋森将这种现象称为"正复胜邪"。我们也同样发现了类似情形；许多原来症状并不明显的患者，在服用了助阳通阳解毒的处方后，可突然出现症状加重，黄疸出现，肝功能明显升高等现象，继而传染指标转阴，肝功能恢复，症状好转。302 医院宋为云教授解释为这是药物"击中了靶细胞"引发的。上海传染病医院则参照 LBT 同时升高的现象认为是"免疫功能得到激发"所致。尽管解释各不相同，但所见的临床现象则是一致的。

这种既不经过皮肤，又不经过黏膜而直接入血导致的疾病，临床上确有别于一般的感染性疾病。而在治疗的过程中，却可以发生阳气被激发，有如一次急性肝炎样的发作。说明某些治法或某组药物，有可能触发了此前不曾发生过的免疫反应，成为一种后发制的，补偿性的免疫清除反应。那么如何在临床上主动寻找到可控的、准确的、适时的激发药物，就可能大大缩短疗程，改善预后，提高疗效。

第 14 章
丙型肝炎的特点及中医治法

继 20 世纪 60 年代和 70 年代发现了甲型肝炎病毒（HAV）和乙型肝炎病毒（HBV）以来，又发现了一种与输血感染有关的非甲非乙型肝炎。直到 1989 年，才明确了这是一种新的致病因子，即丙型肝炎病毒（HCV）。随着特异性免疫血清学诊断方法的确立，才能够逐步明确丙型肝炎在传播、发病、临床表现及预后等方面的特点。本文将在分析归纳丙型肝炎特点的基础上，提出中医治疗的初步意见，仅供大家参考。

第 1 节　丙型肝炎的特点

一、毒邪直入营血

输血已被公认是丙型肝炎传播的主要途径。如单采血浆、输注凝血因子浓缩剂、注射抗血友病因子、血液透析、器官移植、静脉吸毒等；在我国则以输血监测不严格引起。输血后血中抗-HCV 的检出率各国略有差异：如美国为 54％～71％，德国 20％，西班牙 86％，荷兰 44％，日本 15％～77％，中国 38％[108]。由于毒邪（HCV）直接入于营血之中，因此其激烈的正邪剧争即气分证较为少见，黄疸病例较少，发热和脾胃症状较少较轻，血清胆红素和转氨酶呈中低度异常。事实上，输血后 HCV 抗体往往不能很快测出，一般均需在 6 个月左右方可测到。虽然除输血途径外尚有散发感染的病例，但输血后较散发性丙型肝炎的转氨酶水平低，慢性化率较高，疗效预后均较差。这些都反映出毒邪直入于血与经气分传入，确有快慢之分。散发性丙型肝炎的气分证多见，其症状相对显著，发病较快；输血后引起的气分证少见，其症状不显著，发病缓慢。

二、毒邪易聚，缠绵难愈

据报道，感染丙型肝炎 6 个月后，转氨酶仍异常的占 75％，这些人易发展为慢性肝炎。Alter 等报告，对 130 例丙型肝炎随访 6～45 个月，发现 51％的病人转氨酶持续异常。抗-HCV 阳性的病人更易发展为慢性肝炎。肝活检证实，抗-HCV 长期阳性和转氨酶持续升高者，至少有 50％～75％可转为慢性，其中 10％～20％最终发展为肝硬化，有的发展为肝细胞癌 (HCC) (DienstagJL, NonA nonB hepatitis. Gastroenteriogy 1983，85：439)。国外许多学者的报告指出：34％～45％的 HCC 病人可能带有丙肝病毒，这些病人 HCC 的发展大约需要 20～40 年时间。有人报告日本的一组丙型肝炎（85 例）与乙型肝炎（37 例）的临床症状与前纤维蛋白原（PⅢP）等指标的比较发现：胁下癥结、赤缕红丝、面色晦黯等症状，均以丙肝组为高，（PⅢP）亦以丙肝组为高[109]。这些都说明丙型肝炎对血分的影响。从转氨酶的变动模式（单峰性、双峰性及多峰性变化）与疾病的临床经过及预后来看，甲型和乙型肝炎转氨酶（ALT）达极期后，呈单峰渐次下降而治愈（乙型肝炎有部分患者例外）。但在丙型肝炎，发病后 3 个月内 ALT 值呈双峰或多峰变动者较多。这种变动模式提示：疾病缠绵不愈呈慢性化的发展过程；病理学观察可见，丙型慢性肝炎带状及亚小叶坏死较乙型慢性肝炎少。腹腔镜检查可见，乙型慢性肝炎大都呈赤色纹理，而丙型慢性肝炎明显的炎症反应不多，赤色纹理较少[110]。据上可知，丙型肝炎病毒不同于温热毒邪，虽然直入营血，但临床上无斑疹、舌质红绛、神昏谵语及耗血动血等营血热证。相反，表现出一种性质属阴的湿性毒邪，具有湿滞、阴凝、毒聚、阻络、伤气、碍阳的性质。

三、中老年人多发

国内外的许多资料表明：丙型肝炎的发病率与年龄有密切关系。据蒋氏报道：136 例甲、乙、丙型肝炎的年龄分布显示：发病的高峰年龄，甲型肝炎是 15 岁以下，乙型肝炎为 15～30 岁，而丙型肝炎则随年龄的增长而增加，60～70 岁的发病率最高，为 73.7％[111]。李氏报道的 56 例丙型肝炎中，平均年龄 46.21 岁，其中以 41～50 岁及大于 60 岁的两组患者最多。管氏对 3 例丙型肝炎和丙乙二重感染性肝炎进行肝穿，病理观察与年龄的比较后发现，41～50 岁年龄组中，有 8 例肝穿病理诊断为慢性活动性肝炎，其结论是年龄愈大，其病愈重，预后愈差。这与日本学者矢野右人关于 HCV 抗体的阳性率，具有明显的年龄依赖性，即年龄愈高阳性率愈高的报告相符[112]。管氏将病理所见与中医辨证进行比较后发现，湿热及其兼型，主要反映轻型肝炎的病理表现，而血瘀兼型的病理改变几乎全部符合慢性活动性肝炎和肝硬化；而出现慢活肝及肝硬化的，全部为 40 岁以上的中老年患者。

中医理论认为人的生、长、壮、老、已，与肾气的盛衰和精气溢泻的变化息息相关。"人年四十而阴气自半。"中年以后随着肾气亏损，气血渐弱，全身脏腑经络功能均出现衰退征象。因此，疫毒之邪入于营血之后往往留滞营血脏腑，藏伏深处，毒邪久聚成癥。因此，重视人体肾气，补肾益气养血，从理论上讲，将有助于丙肝的治疗。

四、易与乙肝合并感染

由于丙型肝炎和乙型肝炎两者都可以通过静脉输血和注射药物等相同的途径传播，因此乙、丙两型合并感染的机会较多。一般认为这是造成病情迁延或病情加重的重要因素之一。如某些急性重型肝炎，过去认为是 HBV 引起的，现在分析可能系 HBV 的慢性携带者重叠感染 HCV 所致。HCV 与 HBV 重叠感染较易引起肝组织的严重损害[113]。项氏报道 30 例 HBV 感染者中，有 23 例 HCV 阳性，占 77%[114]。但张氏的报告表明，HCV 与 HBV 两重感染者，在普通患者 HCV 对 HBV 的复制可能起一定的促进作用；在肝病患者中 HCV 对 HBV 的复制可能无明显的抑制作用，而在输血及血制品者中，HCV 对 HBV 的复制可能有较明显的抑制作用。说明乙肝病毒（HBV）与丙肝病毒（HCV）有极其密切的关系，二者重叠感染对肝病患者的影响，值得进一步研究[115]。

第 2 节　中医治法探讨

按照中医的传统理论，结合上述特点分析，丙型肝炎的基本治法，主要有以下 3 个重点。

一、活血解毒

丙型肝炎病毒直入血分，应重用入血分的药物。但因其性质阴凝、敛聚，因此不宜使用过于寒凉、黏滞、阴柔之药，而应选用动而不守之品，以活血通络为主。其解毒之药亦应选择那些具有解毒与活血通络双重作用者，如紫草、虎杖、丹皮、赤芍、麻黄、大黄、郁金、白花蛇舌草之类。但在其转氨酶波动期选择药物时，应尽量避免毒副作用明显的药物，并控制其剂量，防止加重肝脏损害。

按照卫气营血的辨证原则，"入营犹可透热转气"。是指温热之邪入于血分之轻浅者，可使其由营出气，由深出浅，目的在于遏制病邪深入。这一原则用于丙型肝炎，应视具体病情而施。如无明显输血史的抗-HCV 阳性患者，其症轻浅的，可试用少量通阳助阳解毒药物，使其由深出浅，由营转气，为进一步解毒祛邪创造一个有利的局面。

二、疏肝化痰

HCV 也是一种嗜肝性病毒，无论从何种途径传入，最终将损害肝脏。临床上肝郁脾虚、肝郁脾湿等以肝脾不和损害为主的占多数，再加上 HCV 毒邪性主聚敛，热象不显，气滞、湿阻、痰凝往往与瘀血阻络并存，形成毒、瘀、痰、湿交阻的病机，使病程迁延难愈。因此，应采用疏肝理气的药物，如柴胡、青皮、陈皮、香附、厚朴；化痰药如昆布、海藻、浙贝母、半夏、杏仁、苏子、白芥子等，与活血化瘀解毒药合理配伍使用，可以防止药性阴凝黏滞，加重病情，也有利于缩短病程，提高疗效。临床常用的化痰方主要有二陈汤、小陷胸加枳实汤等。

三、补益肝肾

据上述分析可知，中老年患者的 HCV 患病率较高；而中老年患者大多符合肝肾两虚的证候特征。因此临床上治疗丙型肝炎，宜针对具体证候，在适当时机酌选补益肝肾的药物。据临床所见，丙型肝炎患者肾气虚、肾阳虚者较肾阴虚者多见，宜选用小剂量的补肾阳药物如巴戟天、仙灵脾、仙茅、菟丝子、五味子、胡芦巴等药。在补助肾阳时，还应适当选加滋补肾阴药味，一方面有阴中求阳，阳中求阴之意，另一方面可以防止阳药助火之弊。一般来说，病程愈短、病情愈轻的患者，补益肝肾之品愈宜少用；病程愈长、病位愈深、病情愈重的患者，补益肝肾之药则宜增加。另外，针对丙型肝炎性质具有阴凝、伤气、碍阳之特点，宜用较大剂量的生黄芪，既有升举阳气、透邪转气，又可加强活血化瘀通络药的作用力度。这与乙型肝炎治疗略有不同。乙型肝炎在使用黄芪时，应顾及患者转氨酶是否稳定，转氨酶偏高时一般不用或少用，否则会延缓病情恢复。但丙型肝炎则未发现上述情况。总之，HCV 从中医对疾病的分类情况看，应与乙型（HBV）、丁型肝炎病毒（HDV）同属阴性毒邪，甲型（HAV）、戊型（HEV）则属阳性毒邪。阳邪易治，阴毒难祛。因此，治疗丙型肝炎要恪守的原则应该是：阳以抗阴，动以抗聚。以此与甲型肝炎、戊型肝炎之治略有不同。我国幅员辽阔，南北东西水土地域均有不同，患者的临床见证难以等量齐观。

第 3 节　慢性乙型及丙型肝炎临床对比分析

目前，临床所见慢性肝炎多为乙型或丙型肝炎，两者在临床表现及治疗法则上虽有相同之处，但由于病毒基因与致病机制不同，尚存在一定的差异。本文据 100 例慢性乙型肝炎和 50 例慢性丙型肝炎进行回顾性分析比较，仅供临床参考。

一、资料与方法

（一）一般资料

慢性乙型肝炎 100 例，其中男性 89 例，女性 11 例，男女之比 8.09：1，年龄 14～52 岁，平均年龄 32.7 岁。病程半年至 1 年者 27 例，1＋年至 3 年者 39 例，3＋年至 10 年者 28 例，10 年以上者 6 例；慢性迁延性肝炎（CPH）20 例，慢性活动性肝炎（CAH）80 例。67 例行肝组织活检，其中CPH：16 例，CAH：51 例。100 例慢性乙型肝炎中，无 1 例有输血史。慢性丙型肝炎 50 例，其中男性 35 例，女性 15 例。男女之比 2.33：1，年龄12～75 岁，平均年龄 46.08 岁；病程半年至 1 年者 19 例。1＋年至 3 年者16 例，3 年至 10 年者 15 例。CPH：40 例，CAH：10 例；无 1 例肝组织活检。有输血史者 36 例，有手术史者 23 例，手术与输血史均有者为 19 例，所有病例均行 B 超检查。

（二）中医诊断标准

参照 1992 年中国中医药学会肝病专业委员会制定的辨证分型标准，并进行打分统计，主证为 3 分，次证为 1 分。

二、资料分析

（一）一般资料比较

两组性别比较，均以男性患者为多，而乙肝更多，差异显著（$P<0.01$）。年龄比较，慢性乙肝患者年龄多分布于 18～40 岁；慢性丙肝患者年龄多分布于 40 岁以上，差异性非常显著（$P<0.001$）。两组病程比较，慢乙肝患者病程半年至 1 年者 27 例，占 27％；慢丙肝患者病程半年至 1 年者19 例，占 38％；慢丙肝病程短于慢乙肝；无显著性差异（$P>0.05$）。两组病情比较，慢乙肝以 CAH 为多，占 80％；而慢丙肝以 CPH 为多，占80％，经统计学处理，差异性显著（$P<0.001$）。

（二）辨证及临床证候积分比较

由表 14-1 和表 14-2 可见，慢丙肝中瘀血阻络证患者较慢乙肝多，差异非常显著（$P<0.01$）。在肝郁脾虚证中，慢乙肝证候积分较慢丙肝高，差异非常显著（$P<0.01$）。在湿热中阻证中，慢乙肝例数较多。从两组积分情况来看，慢乙肝积分均较慢丙肝高。另外各项症状比率比较，经统计学处理，无显著性差异（$P>0.05$），与文献报道基本一致。

表 14-1 慢性乙型及丙型肝炎辨证类型比较

证　　型	慢乙肝（100 例）		慢丙肝（50 例）	
	例数	百分比	例数	百分比
湿热中阻	41	41.00%	13	26.00%
肝郁脾虚	42	42.00%	27	54.00%
肝肾阴虚	15	15.00%	4	8.00%
瘀血阻络	1	1.00%	6	12.00%
脾肾阳虚	1	1.00%	0	0.00%

表 14-2 慢性乙型及丙型肝炎证候积分比较 （$\pm S$）

证　　型	慢乙肝（100 例）	慢丙肝（50 例）
湿热中阻	9.88±3.28	8.15±3.55
肝郁脾虚	9.50±3.74	6.62±3.83
肝肾阴虚	10.66±2.21	9.5±3.35
瘀血阻络	13	10.17±2.85
脾肾阳虚	7	0

表 14-3 慢性乙型及丙型肝炎舌象脉象比较

病种	例数	舌　质					舌　苔				脉　象			
		淡红	淡	边红	暗	黯紫	薄白	黄腻	白腻	少苔	弦细	弦	沉细	弦滑
慢乙肝	100	8	33	10	31	18	31	41	24	4	41	23	9	27
慢丙肝	50	0	12	8	16	14	23	12	14	1	30	7	8	5

由表 14-3 可见，两组舌质比较，经统计学处理，无显著性差异（$P>0.05$）。但慢性丙肝黯紫舌例数 14 例占 28%；慢乙肝 18 例占 18%；前者相对较多。两组舌苔比较，慢乙肝黄腻苔明显多于慢丙肝，经统计学处理，有显著性差异（$P<0.05$）。两组脉象比较，慢乙肝弦滑脉明显多于慢丙肝，经统计学处理，有显著性差异（$P<0.05$）。

（三）治疗后谷丙转氨酶情况比较

谷丙转氨酶是反映肝脏功能，判断疗效的主要指标之一。本文就此一项在 1 年内的波动及获效时间比较来分析两组肝炎的治疗情况。

表 14-4 慢性乙型及丙型肝炎治疗 1 年内 ALT 波动情况

病　种	例　数	波动 1 次（%）	波动 2 次（%）	波动≥3 次（%）
慢乙肝	100	30（30.0）	41（41.0）	22（22.0）
慢丙肝	50	25（50.0）	11（22.0）	8（16.0）

由表 14-4 可见，谷丙转氨酶 1 年内波动 1 次者，慢丙肝较慢乙肝多，经统计学处理，有显著性差异（$P<0.05$）。谷丙转氨酶 1 年内波动 2 次及大于 3 次者，慢乙肝较慢丙肝多，其中波动 2 次者，有显著性差异（$P<0.05$）。

表 14-5 慢性乙型及丙型肝炎 ALT 获效时间比较

病　种	例　数	3 个月 例（%）	6 个月 例（%）	6 个月以上 例（%）
慢乙肝	100	50（50.0）	14（14.0）	4（4.0）
慢丙肝	50	25（50.0）	14（28.0）	5（10.0）

由表 14-5 可见，慢丙肝较慢乙肝 ALT 获效时间略短，其中前者最短获效时间为 2 周，后者为 3 周。总复常率慢丙肝为 88%（44/50 例），慢乙肝为 68%（68/100 例），经统计学处理，差异性显著（$P<0.01$）。

（四）显效处方比较

分析慢乙肝 43 例，慢丙肝 34 例显效处方时发现，后者清热药物在处方中占有较大比例，7 例占 40.0%；8 例占 50.0%，9 例占 60.0%，有 4 例达 70% 以上。而前者 11 例占 40.0%，9 例占 50.0%，4 例占 60.0%。占 60% 以上者两组经统计学处理，差异性非常显著（$P<0.01$）。在选药上按出现频率的高低来看，慢乙肝多选用虎杖（56.0%），白花蛇舌草（53.6%），野菊花（53.6%），蒲公英（51.2%），黄连（41.4%）等清热利湿药物，慢丙肝多选用银花（67.9%），白花蛇舌草（60.6%），虎杖（54.6%），白鲜皮（45.5%），蛇莓（45.5%），白英（42.4%），紫草（36.4%）等清热凉血活血药物，这正是两者的不同之处。

从处方结构来看，慢丙肝的治法配伍及用药味数相对单纯，3 种或 3 种以下不同治法配伍者慢丙肝 4 例，占 11.8%，方中以益气解毒为主，凉血活血为辅，药物选用黄芪、银花、白花蛇舌草、虎杖、白鲜皮、蛇莓 6 味，或去蛇莓，加紫草、丹参。而慢乙肝仅 2 例，占 4.8%；以清热解毒，疏肝理气为主，配以活血或养血滋阴药物。药物选用虎杖、白花蛇舌草、野菊花、蒲公英、黄连、法夏、枳实、柴胡、全瓜蒌、丹参。或去丹参，加麦冬、当归、女贞子等。慢丙肝处方用药在 12 味以下者有 8 例，占 24.2%；

慢乙肝仅有 3 例，占 7.7%，明显低于前者（$P<0.05$）。

在益气药物（以黄芪为例）的使用方面，慢乙肝有 14 例选用，占 34.2%，用量 10～15g；用后 ALT 明显上升者 4 例；慢丙肝 21 例选用，占 61.8%，用量 10～30g，用后 ALT 未见明显上升。在上述疗效好，配伍单纯的 4 例处方中，均以大剂量黄芪配伍清热解毒，凉血活血药物。慢乙肝的 2 例中均无。

三、讨论

慢性乙型肝炎与慢性丙型肝炎都是病毒性传染病，男性易感。湿热毒邪内侵是致病的基本原因，肝胆脾胃不和是脏腑病变的基础，气滞血瘀癥积是病变发展的基本过程，阴阳气血亏损是病程迁延的必然结果。在临床表现中，两者证候较为相似，肝功能易于波动，治疗方法主要有清热解毒，活血化瘀，疏肝理气，养血滋阴，健脾利湿，益气助阳等。

从对慢性乙型肝炎及丙型肝炎一般资料分析比较来看。慢性乙型肝炎的传播途径较多，对人群的威胁较大，而男性青壮年社会活动相对较多，因此感染乙肝病毒（HBV）的几率较大；丙型肝炎感染途径较单纯局限（主要为输血感染）。因此感染发病人数明显为少。虽然男性略多，但性别差异不大。由于肾气渐亏，气血较弱，外邪易侵，输血机会较多，故中老年患者居多。从病程分析及病情来看，慢性丙型肝炎病程略短，病情较轻，症状较局限，属于迁延性肝炎者较多，与文献报道相一致。

通过两者在辨证，临床证候积分，舌象，脉象的比较来看，慢性乙型肝炎湿热表现较为突出，尤以黄腻苔，弦滑脉多，临床证候积分较高，湿热缠绵，正邪相争，气分证往往持续较久，临床表现多而杂。慢性丙型肝炎多以输血感染为主。血热血瘀证多于慢性乙型肝炎，气分证较少，症状较单纯，临床证候积分较低，可能与毒邪直接入于营血，具有湿滞、阴凝、聚毒、阻络、伤气、碍阳的性质有关。

两种病毒性肝炎，经治疗后 1 年内谷丙转氨酶波动及获效情况可见，慢丙肝获效时间稍短，波动次数少，总复常率较高，治疗后病情较为稳定，可能与其症状较少，病情较单纯及处方用药相对单纯集中等因素有关。

经显效处方比较可见，清热解毒虽为两种肝炎的主要治法，但在选择用药及其配伍比例方面有所不同。选用较大剂量的清热解毒药物，特别是具有凉血活血解毒的药物治疗慢丙肝疗效较好。这可能与丙肝患者肝细胞损伤时 HCV 的直接作用所致，与乙肝是由于淋巴细胞的免疫杀伤作用损伤肝细胞，病情较为复杂，较难控制等情况有所不同。

另外，针对丙型肝炎气分证少，症状较单纯，虚象较明显等因素，宜用较大剂量的生黄芪,该药具有升举阳气,透邪转气的功效,对谷丙转氨酶的影响不如乙肝那样明显,而乙型肝炎在使用黄芪时尚应考虑患者的转氨酶是否平稳,偏高或明显处于上升时,一般不用或慎用,否则会延缓病情恢复;这方面与乙型肝炎治疗略有不同。

第 4 节　丙型肝炎的基础知识

丙型肝炎病毒是 RNA 病毒,和艾滋病毒、非典病毒有相似之处,极易发生变异,所以疫苗的研发工作显得相当艰难。丙肝的危害在于它的可转化性,虽然丙肝在急性发作时有可能自愈,但是更多的丙肝感染者会发展成慢性丙肝。全球现有 1.7 亿丙肝患者,其中80%的患者会发展成慢性肝炎。和乙肝一样,丙肝患者会发展成肝硬化和肝癌。经过 20 年的感染,10%～30%的丙肝病人会发展为肝硬化。

一、传播方式

1. 母婴垂直传播　丙肝通过母婴垂直方式进行传播,被丙肝病毒感染的母亲主要是在新生儿出生或者哺乳期将丙肝病毒传染给孩子。而目前随着医学的进步,丙肝的母婴阻断措施日渐完善,通过垂直方式传播丙肝的机会越来越小。

2. 血液传播　丙肝通过血液传播方式进行传播即输入被丙肝病毒感染的血液或使用血制品等,是传播丙肝的主要方式。器官移植,血液透析患者以及经历大量输血的患者,是容易感染丙肝的高危人群。

3. 性传播　性传播也是传播丙肝的主要方式,研究证实:丙肝病毒存在于患者的阴道分泌物,精液,唾液中,因此提示有性传播接触感染丙肝的可能。

4. 医源性传播　医源性传播也可传播丙肝,即使用被丙肝病毒感染的注射器等医疗器械,都有感染丙肝病毒的危险。

5. 其他传播方式　丙肝的其他传播方式中,某些静脉吸毒者是丙型肝炎病毒的易感者。日常生活接触传播而感染丙肝病毒的几率是很低的。

二、初期反应

感染丙型肝炎病毒的初期,患者无任何不适。在 2 个月左右的潜伏期后(也有部分人感染后发病的时间没有那么长),约 1/4 的病人会出现食欲差、疲倦、黄疸等症状,而大部分的患者无任何感觉。而且,感染后大约要经过 20 年才会出现肝硬化。因此,有很多人并不知道自己已经被感染。

因此，要想确认自己是否感染丙肝病毒，最重要的办法是查看血液中是否有病毒。病人在急性感染后的数天内，血清中会出现病毒 RNA，并且在产生抗体前一直会存在数月，所以通过检查病毒抗原或病毒 RNA 可以帮助早期诊断。

但是，目前所用的试剂是利用丙型肝炎病毒基因所产生的病毒蛋白做成的，所以，并不能直接检查。而且，由于血液中的丙型肝炎数量相当少，有时甚至测不出。这并不表示没有丙型肝炎，只能表示病毒当时的活性很低。

病毒在体内隐匿性地潜伏 7～8 个星期之后，在患者的血液中就可查出丙型肝炎病毒的相关抗体。但是，这种抗体并不具有中和或者消除入侵病毒的作用，也就是说，这种抗体是没有保护作用的，这是和乙型肝炎不同的地方。因此，丙型肝炎病毒抗体阳性，并不表示不会再得丙型肝炎，只是代表病人曾经感染过或正在感染丙型肝炎病毒而已。

三、丙肝的诊断

丙肝的诊断主要从四方面着手。主要症状：明显乏力、食欲减退或厌食油腻、上腹部饱胀或不适，尿明显黄于往常，甚至发现结膜黄染等。肝功能检测发现 ALT、AST 明显升高；部分病人可见 TB、DB 和 IB 升高等胆红素升高等肝功能指标异常。病毒学检测发现 HCV-RNA 阳性，抗-HCV（丙肝抗体）阳性；但丙肝抗体阳性不可确诊是丙肝，只是有较大的感染可能性，需要进一步做详细检查，再确定是否感染了丙肝。近期或在 1 年左右曾经有过输（受）血史，或纹身、扎耳孔、消毒不良诊所的针刺、刮痧、静脉点滴、外伤缝合或处理牙病，或与感染丙肝患者有过性接触，或有静脉吸毒史等。部分感染者的直系亲属是慢性丙肝患者，如使用同一牙膏，共用剃须刀具等，也有感染丙肝的可能性。一旦查出丙肝抗体阳性，只能说明曾经感染过，但是现在体内是否还有病毒，则需要进行 HCV-RNA 的测试。HCV-RNA 是探测血液中丙肝病毒的实际存在情况。这是一个很灵敏的测试，可以在感染两星期内检测到病毒。丙肝抗体阳性患者的血中含有丙型肝炎病毒，具有传染性。有人对 1984—1986 年间接受 5150 份血制品注射后的 383 例心外科手术患者的丙型肝炎发生率，进行了前瞻性研究，结果 9 例发生输血后丙型肝炎患者中，有 6 例（67%）丙肝抗体阳性，而 374 例未发生丙型肝炎者中，只有 9 例（2.4%）丙肝抗体阳性（$P<0.001$）。9 例输血后丙型肝炎患者共接受血制品 151 份，其中 6 份（3.9%）丙肝抗体阳性，374 例未发生丙型肝炎的患者共接受血制品 4999 份，其中丙肝抗体阳性 31 份（0.6%），（$P<0.001$）。统计学表明，输丙肝抗体阳性患者的

血，丙型肝炎的发生率显著高于输丙肝抗体阴性者的血。但是，往往有丙肝抗体假阳性出现，丙肝抗体不是保护性抗体，丙肝抗体阳性一般表示是慢性丙肝患者。出现丙肝抗体假阳性不代表慢性或急性丙肝患者。丙肝抗体假阳性结果主要是多种纤维蛋白原对试剂的影响所造成的。如果丙肝抗体阳性，同时丙肝病毒 HCV-RNA 阳性，可确诊为丙肝患者；而丙肝病毒 HCV-RNA 阴性却不能完全排除丙肝，需要根据临床症状和病情发展来确定。

四、临床上丙肝抗体的几种情况

(一) 丙肝抗体弱阳性

丙肝抗体弱阳性可表现为以下几种情况：

1. 虽然检查出来丙肝抗体呈弱阳性，但并不代表感染了丙肝病毒，此时需要结合其他检查，如 HCV-RNA 检查，来准确地判断有无丙肝病毒存在，才能判断出身体是否感染了丙肝病毒。

2. 丙肝已经治愈，但丙肝抗体显示呈弱阳性，说明感染过丙肝，丙肝抗体并没有彻底消失，在做丙肝检查时，发现丙肝抗体呈弱阳性，这是既往感染的痕迹并不是现在。

3. 被检查者已经感染了丙肝病毒，但抗体呈弱阳性，说明患者体内的丙肝病毒正在复制，有传染性。

(二) 丙肝抗体阴性

1. 丙肝抗体阴性一般是指没有感染丙型肝炎病毒。相对于丙肝抗体阴性，丙肝抗体阳性患者的血中含有丙型肝炎病毒，具有传染性，其丙型肝炎的发生率显著高于输丙肝抗体阴性者的血。对丙肝抗体阴性也要有所了解，以便更好地预防丙肝。

2. 丙肝抗体的转阴说明　①丙肝抗体属于伴随抗体，往往伴随 HCV 的存在而存在；②HCVRNA 被彻底清除，丙肝抗体短时间内一般不消失；③丙肝抗体的灵敏度较高，可以出现假阳性；④初次诊断丙肝，一般来说，必须丙肝抗体和 HCVRNA 均阳性。

(三) 适合做丙肝抗体检查的人群

由于感染丙肝病毒后大多数人没有明显的临床症状，而且目前还没有能够预防丙肝感染的疫苗，所以，当前丙肝防治的关键是早发现、早诊断、早治疗。以下三类人群应该考虑做一个丙肝抗体检查：有输血史或者使用过血制品（如血浆、球蛋白等）的人，尤其是 1992 年以前输过血或者使用过血制品的人。使用过未经严格消毒的非一次性注射器、牙科器械、内镜等，与丙肝患者共享过剃须刀、牙膏、牙刷，有过不洁性生活史，曾经有过纹身、纹眉、穿耳环孔等皮肤黏膜损伤的人。据统计，约有1/4的丙肝患者没有明显输血史。每年体检时发现肝功能总有波动，但乙肝检查又都是阴性的人，往往都是通过上述方式被感染丙肝但并不自知。目前丙肝的康复率较乙肝为高，因为只要检测到丙肝病毒核酸阳性就可以开始治疗，达到早期干预的效果。据了解，目前乙肝病人的康复率为3%～10%，而丙肝的康复率可达70%以上。

（四）丙肝抗体阳性的临床意义

1. 丙肝抗体就是丙肝表面抗体，丙肝抗体并不是一种保护性的抗体，丙肝抗体阳性表示体内丙肝病毒存在的可能性很高。但并不绝对，因为丙肝抗体阳性者中存在丙肝抗体假阳性。输入了含有丙肝抗体的血制品后会迅速地检查到丙肝抗体阳性，但是随着时间的推移，丙肝抗体就会越来越少。甚至数月便会消失。

2. 丙肝抗体阳性亦有以下原因：丙肝病毒入侵人体后，机体出现正常免疫反应，并由此产生丙肝抗体。

（五）丙肝抗体阳性需要鉴别

1. 曾经感染过丙型肝炎病毒　患者未曾进行干扰素抗病毒治疗，丙肝抗体阳性，但 HCV-RNA 阴性，转氨酶等指标正常。此时丙肝抗体阳性只说明其曾经感染过丙肝病毒，目前已经痊愈。不需要治疗，定期复查即可。

2. 丙型肝炎患者　丙肝抗体阳性，同时 HCV-RNA 阳性，无论肝功能是否异常，可以判断病人患有丙型肝炎，若无干扰素和利巴韦林的禁忌证，应进行抗病毒治疗。

3. 自身免疫性肝炎的患者　患有自身免疫性肝炎的患者，也可能出现丙肝抗体阳性，此时不能单纯根据丙肝抗体阳性来说明病人患有丙型肝炎，可进一步检查免疫系统的有关指标及 HCVRNA 定量。

4. 假阳性　类风湿因子（RF）的干扰，高免疫球蛋白血症等情况也可出现丙肝抗体阳性，应结合是否有输血史、静脉吸毒史等危险因素及 HCV-RNA 判断是否为丙型肝炎患者。

5. 排除误差　应该多次复查，排除检测误差。

第15章
脂肪性肝病与中医中药治疗

近年来，随着人们饮食结构和生活起居的改变，脂肪肝的发病率明显增多，已经成为人们耳熟能详的一种常见病和多发病，严重地危害着人们的健康。脂肪肝可导致更多的并发病和继发病，如心脏和脑血管疾病、糖尿病等。因此，运用中医中药深入研究脂肪肝的防治就显得十分紧迫和必要。

正常肝脏脂肪含量为 2%～4%，由多种病因引起的肝细胞脂肪性变和脂肪储积超过肝湿重的 5%，或组织学上每单位面积见 1/3 以上肝细胞脂肪变时，便称为脂肪肝。临床上分为酒精性脂肪肝（AFL）和非酒精性脂肪性肝病（NAFLD）。

前者并发或继发于酒精性肝炎、肝纤维化、肝硬化，统称为酒精性肝病。后者泛指除酒精性脂肪肝以外所有原因导致的肝脏脂肪性变。实际上主要是由饮食不当，多食肥甘厚腻、糖类等高热量饮食，又缺少适当的体育活动，从而导致肝脏脂肪堆积所形成的脂肪性肝病。

第1节　中医如何认识脂肪肝

脂肪肝在传统的古代医籍中从无记载。根据其发病原因、临床症征加以对比，其相应和准确的病证几乎没有；但却与"积聚"、"肝著"、"痰饮"、"臌胀"、"肥气"、"胁痛"等病证在一定的疾病阶段有着相似性。例如"积聚"一证，主要是气血痰浊久羁，形成有形之邪，与脂肪肝之晚期，出现肝硬化时的表现有所吻合，与脂肪肝的一般临床症征并无相似之处。"痰饮"是指有水邪和痰浊流溢于脏腑之间，随其部位而又分为悬饮、支饮、溢饮、痰饮等类别。与其说与脂肪肝相似，毋宁说与胸腔积液、慢性支气管炎、胃炎、心肾性水肿疾病更为相近。"臌胀"的表现更为具体，主要与肝硬变腹水、肝癌、肾衰竭腹水、血吸虫病肝硬化以及消化道的各类肿瘤或结核性腹膜炎等形成的、以腹部胀大、腹壁静脉扩张等症征为主的疾病相关，而与脂肪肝的一般临床表现尚有较大差距。"肥气"的记载非常笼统，从字面上可望文生义，是与肥胖相关的一种积滞，而且属于"肝之积"。或许这是与现代脂肪肝最为贴近的古代病名。但惜乎后世没有其具体的记载与治疗。"肝著"首见于张仲景《金匮要略·五脏风寒积聚病脉证并治》，其描述为："肝著，其人常欲蹈其胸上，先未苦时，但欲饮热，旋覆花汤主之。""常欲蹈其胸上"是指胸膺憋闷，需以另一人之足部揉按其胸部；"先未苦时，但欲饮热"指病未出现明显发作状态时，只欲热饮的一种临床表现，显然是寒象。可以推导出所谓肝著，是指在肝的经脉循行部位（即两胁部位）有压抑沉重之感。这或许与肋间神经病变、胸膜病变或者肺部病变等有关；而脂肪肝在临床上却极少类似症状。

但从脂肪肝发生发展的过程中与恣食肥甘厚腻和经年饮酒的饮食习惯有密切关系来看，则与肥胖，痰湿、湿热蕴蓄等因素形成的病机变化关联，而以痰湿痰热来加以辨证，则更优于与某个病名的一一对照。

第2节　脂肪肝的辨证论治

基于以上分析可知，脂肪肝的形成和发展，要紧紧抓住痰、湿、气、血形成的主线，结合患者的临床表现，确立以化痰、祛湿、理气、活血为主的治疗原则辨证论治。

病机分析：饮食不节，过食膏粱厚味，导致湿从中生，困阻脾气，郁而生热，湿聚成痰，阻滞气机，肝失疏泄，气机不畅，血随瘀阻，痰气血三者胶结不解，聚而成积，积聚不散，瘀血痰阻更甚，则成癥瘕，下损肝肾。这个过程是从气到血，由腑及脏，自轻而重，病则从形散到形聚的过程。因此，治疗上要首控痰湿，豁痰利气，健脾化湿，疏肝理气，使病在气分便得化解，勿令其由腑入脏，从气入血。为此选方用药当避免助湿酿痰的黏腻之药，厚重之品，而多选辛燥、芳香、利气、化痰、散结、轻灵、通透之药，俾病变止于气分。病至血分入脏，仍须臾不可忘记化痰散结，配合软坚活血化瘀之品，解其瘀滞，散其痰结，轻疏气机，再复其肝脾肾之功。

辨证论治：脂肪肝的中医辨证主要分为、痰湿内阻、湿热内蕴、肝郁脾虚、肝肾不足、气滞血瘀5种常见证候。需要强调的是，治疗脂肪肝不能一味消伐，在随诊中应区分实证和虚证加以变通。

1. 痰湿内阻　其证可见形体肥硕、腹大项短、舌淡体胖大，舌苔黄腻，脉象弦滑。治疗原则是化痰祛湿、辛香散滞、理气通络。代表方是三子养亲汤和葶苈大枣泻肺汤加减。主要药物有：白芥子、苏子、莱菔子、王不留行、葶苈子、川贝母、浙贝母、络石藤、鸡血藤、泽泻、泽兰、厚朴、枳实等。

2. 湿热内蕴　其证可见面色黄而亮泽，目巢微肿、体态慵懒、舌淡边有瘀紫色，舌苔厚腻发黄，脉象沉迟无力或沉弦。治疗原则是清热利湿、芳香醒脾、疏肝活血、化痰散结。代表方是：平胃散、连朴饮等。主要药物有：黄连、法半夏、瓜蒌、苍术、厚朴、陈皮、青皮、石菖蒲、泽泻、薏米、滑石、木瓜、藿香、佩兰等。

3. 肝郁脾虚　这类证候对于脂肪肝患者来说已经呈现出虚实夹杂证的特点。其主要临床见证是：胸膺憋闷、眉目紧锁、嗳气较多、纳后加重、心烦易怒、舌质瘀紫，舌苔薄白或薄黄腻，脉象弦细或弦滑。治疗原则是疏肝运脾、活血理气、凉血散结。代表方有：逍遥散、丹栀逍遥散、柴胡疏肝散等。主要药物有：当归、白芍、柴胡、枳实、厚朴、青皮、百合、丹皮、赤芍、丹参、白术、木瓜、夏枯草、焦三仙、鸡内金、姜黄、栀子等。

4. 肝肾不足　脂肪肝出现此类证候是病情较重的阶段，其主要临床见证有：明显乏力神疲，或见腰酸背楚、视力下降、时有耳鸣、大便干结或溏薄不爽、夜寐失和，舌淡红边深红，苔薄而少，脉象细弦等。治疗原则宜滋肾养肝，疏肝理气，清理虚热为主。代表方有一贯煎、知柏地黄汤、丹鸡黄精汤等。主要药物有生地黄、女贞子、枸杞子、菟丝子、五味子、百合、墨旱莲、夏枯草、炒栀子等。

5. 气滞血瘀　脂肪肝出现此证应属于最重阶段，当考虑肝硬化病变。其临床见证有：面色晦黯、行动迟缓、腹胀胸闷、皮肤粗糙、精神倦怠，舌色瘀黯，舌苔薄白，脉象沉弦。治疗原则是活血软坚、化痰散滞、益气养血或滋养肝肾为主。代表方有：膈下逐瘀汤、复元活血汤、少腹逐瘀汤等加减。主要药物是：丹参、鳖甲、穿山甲、桃仁、鸡血藤、凌霄花、莪术、水蛭、川浙贝母、夏枯草、当归、川芎、薤白、灵芝、黄芪等。

任某某，男性，38岁，河南省平顶山某医院院长。主诉近一年来逐渐乏力腹胀，体重增加，腹围加大，经B超、肝功能，及生化检查诊断为酒精性脂肪肝重度。就诊前其肝功能示：ALT：188，AST：130，GGT：375；TBA：20；TC及TG均超出正常范围。望其形体丰硕，大腹便便，自述双下肢明显无力，大便黏滞不爽，尿黄气味较重，精神倦怠嗜睡，时或性急易怒、舌淡红苔白厚腻，脉象弦滑有力。证属痰湿困脾，气虚气滞兼见化热之象。拟化湿逐痰，益气行气为主，以藿朴夏苓汤与平胃散加减。

处方：

藿佩兰各 12g　法半夏 12g　　　厚朴 12g　　　　杏仁 12g

砂仁 10g	白蔻仁 10g	薏苡仁 30g	滑石 30g
竹叶 10g	苍白术各 12g	青陈皮各 12g	茵陈 15g
泽泻 30g	猪茯苓各 30g	姜黄 12g	萆薢 20g

14 剂。

两周后复诊，精神明显改善，腹胀减轻，舌苔较前薄腻，脉象弦滑，嘱其严控饮食，按早 2（两）、午 2（两）、晚 1（两）的主食量进餐，并戒酒，勿食甜品。

处方：上方去滑石、茵陈、竹叶、砂仁，加葶苈子 10g、白芥子 10g、莱菔子 10g、莪术 10g。再服 14 剂。

两周后三诊，肝功能复查除 GGT：68，TC：6.1 外，余项均告正常。B 超显示较前好转。体重下降 4kg，腹围亦有所回缩。脉象弦细，舌淡苔薄白。

处方据前两方整理如下：

黄连 10g	清半夏 10g	全瓜蒌 20g	枳实 12g
丹参 12g	当归 12g	莪术 10g	葶苈子 10g
白芥子 10g	莱菔子 10g	泽泻 30g	泽兰 30g
姜黄 12g	猪茯苓各 30g	茵陈 15g	灵芝 15g

此方可采用每连服 20 剂停 1 周的方法，坚持半年。

半年后来信告知体重下降至正常水平，腹围亦恢复正常。各项理化检查均在正常范围。治疗过程中，最主要的是患者饮食控制是为难点。每到饥饿时刻，虽至夜半，亦须起床进食，否则难以入睡。但经严格恪守控制饮食，终于获得疗效。

第16章
中医药抗脂肪肝的研究进展

近年来，脂肪肝发病率呈上升趋势。据有关资料报道，各种病因引起的脂肪肝、肝纤维化发生率高达 25%，1.5%～8.0% 患者可发展为肝硬化[116]。因此，积极防治脂肪肝对阻止慢性肝病进展和改善预后具有十分重要意义。

第1节　降脂专方研究

黄象安以疏肝降脂汤（柴胡、白术、茯苓、白芍、当归、泽泻、胆草、虎杖、丹参、郁金、生山楂）治疗脂肪肝 52 例。治愈 18 例，显效 12 例，有效 7 例，无效 6 例，总有效率 88.13%，在改善症状、体征、肝功能、血脂及 B 超等指标与对照组比较有显著差异（P<0.05）[117]。赵仙铭用祛脂化浊汤（泽泻 15g，法半夏 10g，陈皮 10g，白术 10g，山楂肉 30g，鸡内金 20g，丹参 20g，当归 10g，虎杖 10g，补骨脂 20g，草决明 30g，黄芪 30g）治疗脂肪肝 36 例，设非诺贝特、维生素为对照组（24 例）。治疗组治愈 17 例，显效 8 例，有效 4 例，无效 7 例，总有效率 80.2%，高于对照组的 50%（P<0.05）[118]。汪慰寒以降脂汤（绞股蓝 30g，白术 10g，丹参 10g，山楂 15g，葛根 10g，郁金 10g，枳壳 10g，泽泻 10g，枸杞子 15g）治疗脂肪肝 120 例，用药前 B 超检查均为弥漫性脂肪肝，重度 27 例，占 22.15%；中度 58 例，占 48.13%；轻度 35 例，占 29.17%。用药后 B 超检查脂肪肝消失 46 例，占 38.33%；好转 57 例，占 47.15%，总有效率 85.83%[119]。钱滨以降脂养肝汤（泽泻 20～30g，生首乌 15～20g，草决明 15～20g，虎杖 12～15g，大荷叶 15～20g）治疗脂肪肝 38 例，并设西药对照组（29 例）。结果治疗组治愈 19 例，显效 13 例，有效 4 例，无效 2 例，总有效率 94.7%，明显高于对照组的 79.3%，且在血脂及肝功能等指标上均与对照组有显著差异（P<0.01）[120]。李向农用加味温胆汤加减（法半夏、茯苓、陈皮、山楂、丹参、荷叶、枳壳、竹茹），治疗脂肪肝 39 例。治愈 24 例，

有效 11 例，无效 4 例，总有效率 89.7%[121]。司晓晨自拟益肾降脂片（制何首乌、桑寄生、制黄精、泽泻、山楂、僵蚕）治疗脂肪肝 34 例，显效 14 例，有效 9 例，无效 11 例，总有效率 67.65%[122]。郑淳理用软肝消积饮（海藻、昆布各 30g，浙贝母 15g，穿山甲 10g，郁金 15g，鳖甲 10g，丹参 15g，白花蛇舌草 30g，猫人参 30～60g，柴胡 10g，同时配合何首乌、决明子、生山楂制成降脂饮）痊愈 82 例，显效 11 例，无效 3 例，总有效率 96.19%[123]。曹氏以脂肝汤（茵陈 30g，柴胡 10g，生山楂 15g，决明子 30g，虎杖 30g，泽泻 30g，制何首乌 30g，姜黄 12g，郁金 12g，丹参 15g）治疗脂肪肝 67 例，对照组用益肝灵片、维生素 C，烟酸肌醇片，疗程为 3 个月。结果治疗组总有效率为 94.7%，与对照组相比 P＜0.05；在肝功能 B 超检查脂肪肝消失、降低 TG 和改善症状等方面，治疗组亦较对照组有显著性差异[124]。段氏以消脂护肝胶囊（泽泻、山楂、生黄芪、草决明、赤芍、郁金等）治疗脂肪肝 100 例，与东宝肝泰片作对照，疗程为 1 个月。结果显示两组胆固醇（TC）、TG 均降低，高密度脂蛋白（HDL-C）均升高，治疗组降 TC、TG 作用明显优于对照组（P＜0.01），升高 HDL-C 的作用两组比较无明显差异（P＞0.01）。动物实验也表明：大、小剂量治疗组均可使血清 HDL-C 水平升高，TC、TG 明显降低，其降低幅度优于对照组，降低肝匀浆 TG 水平与对照组无明显差异[125]。唐氏用脂肝乐（柴胡，郁金，丹参，荔枝核，广木香，香附，焦山楂，砂仁，草决明，磁石）治疗脂肪肝 100 例，临床治愈 68 例，有效 29 例，无效 3 例，总有效率 97%，在 81 例超体重患者体重均不同程度下降，1 个月中平均下降 2.4kg[126]。苏氏以化痰利湿、调气活血法（金钱草 15g，茵陈 15g，泽泻 15g，决明子 15g，山楂 15g，陈皮 10g，茯苓 15g，制半夏 10g，栝蒌 15g，丹参 15g，郁金 10g，红花 10g，黄精 15g，柴胡 10g，生黄芪 5g）治疗肝炎后脂肪肝 32 例，其中临床近期治愈 10 例，显效 5 例，有效 14 例，无效 3 例，总有效率为 90.6%[127]。赵氏用脂肝乐胶囊（由泽泻、山楂、生黄芪、草决明、赤芍、郁金、人工牛黄、青黛、柴胡、白矾组成）治疗痰湿瘀阻型脂肪肝患者 146 例，并与东宝肝泰乐片治疗 47 例脂肪肝作对照。结果提示，治疗组在减轻或祛除症状、改变 B 超回声、降脂、降酶、改善血液流变性等方面明显优于对照组（P＜0.05～0.01）。动物实验显示，该药可降低血脂，抑制脂肪在肝脏沉积，3 个用药组在降低 TG 方面与模型组比较有显著性差异（P＜0.01）[128]。杨林自拟涤脂复肝汤：黑丑、白丑、萆薢各 15g，何首乌、泽泻、柴胡各 10g，生山楂 30g，丹参、茵陈各 20g，为基本方。腹胀加郁金、青皮；刺痛甚加三七、红花；苔厚腻加草果、炙苍术；气虚加党参、黄芪；便秘加大黄、当归；头晕加仙鹤草、钩藤；头痛加蔓荆子、川芎。20 日为 1

个疗程。共治疗 48 例。结果：痊愈 28 例，有效 14 例，无效 6 例，总有效率 89.58%[129]。龚锡曾以清肝化浊汤为基本方，药用茵陈 30g，连翘 20g，郁金、泽泻、决明子、丹参各 15g，苍术 12g，半夏、黄芩各 9g，大黄 6g。转氨酶高者加垂盆草、岗稔根；肝区胀痛者加延胡索、香附；便溏去大黄，加炒白术、炒薏苡仁；血脂高者加首乌、生山楂；倦怠乏力者加党参、黄芪；肝区光点密集、门静脉增宽者加莪术、桃仁。60 日为 1 个疗程。共治疗 36 例。结果：治愈 8 例，显效 16 例，有效 8 例，无效 4 例，总有效率 88.9%[130]。王杰等以降脂护肝汤，含生山楂、赤芍、丹参各 30g。柴胡、大黄、桃仁、莱菔子、陈皮各 10g，泽泻、郁金、虎杖各 20g。胁痛甚加川楝子、延胡索；肝脾肿大加炙鳖甲、穿山甲；脾虚腹胀加炒白术、茯苓；肝肾不足加制何首乌、女贞子、枸杞子。对照组用东宝肝泰片 3 片/次，日 3 次口服。用 3 个月。结果：治疗组 53 例及对照组 27 例分别痊愈 28 例和 7 例，显效 16 例和 8 例，有效 5 例和 6 例，无效 4 例和 6 例，总有效率分别为 92.4% 和 77.8%（$P<0.05$）[131]。李向农以加味温胆汤为基本方，含陈皮 5g，茯苓、山楂、丹参各 20g，法半夏、竹茹、枳壳各 10g，荷叶 15g。腹胀合四逆散，加青皮；湿重加白豆蔻、苍术；热重加茵陈、川楝子；胁痛加延胡索、三七；气阴两虚加西洋参、麦冬、石斛；中气不足合四君子汤。15 日为 1 个疗程。共治疗 39 例。结果：痊愈 24 例，有效 11 例，无效 4 例，总有效率 89.7%[132]。许丽清自拟降脂调肝汤（含山楂、何首乌、泽泻、黄精各 30g，丹参、虎杖、草决明各 20g，柴胡 10g，大黄 3g，荷叶 15g）。胁痛加延胡索、白芍；下肢浮肿加猪苓、白术；腹胀纳差加鸡内金、佛手；胸闷加瓜蒌、郁金、薤白；痰多加胆南星、法半夏；气虚血瘀加黄芪、生蒲黄；肝阳上亢加钩藤、夏枯草；湿热加茵陈、龙胆草；脾虚便溏去大黄。1 月为 1 个疗程，治疗 3 个疗程，共治疗 30 例，结果：显效 17 例，有效 9 例，无效 4 例[133]。项凤英采用自拟消脂护肝汤（含泽泻、生山楂、丹参、绞股蓝各 30g，柴胡、枳实各 12g，生鳖甲、何首乌、海藻、路路通 15g，蒲黄 10g）治疗 50 例，对照组 30 例，用益肝灵片、肌醇片治疗 60～120 日相对照。结果：分别治愈 39 例、6 例。显效 7 例、6 例，有效 3 例、10 例，无效 1 例、8 例，总有效率 98%、73%[134]。李玉林等以通脉降脂胶囊（主要成分为姜黄、大黄等），1.0～1.5g，治疗 198 例，与对照组 100 例用复方胆碱片，维生素 C 治疗相对照，治疗 3 个月。结果：分别显效 170 例、45 例，有效 20 例、30 例，无效 8 例、25 例，总有效率 95.9%、75%。[135]。党中勤用华春肝胆灵（金钱草、青皮、茯苓、半夏、泽泻、大黄、三七、姜黄、山楂等）6g，与用东宝肝泰片为对照组相比较。结果：治疗组 65 例与对照组 30 例分别治愈 22 例、6 例，显效 24 例、13 例，有效

15 例、5 例，无效 4 例、6 例，总有效率 93.85%、80%（$P<0.05$）[136]。朱天忠用降脂益肝散（葛根、泽泻、草决明等）治疗脂肪肝 76 例，设对照组 42 例。结果：两组总有效率分别为 94.7%、59.5%（$P<0.05$），有显著性差异[137]。安氏以脂肪宁（何首乌、枸杞子、冬虫夏草、石菖蒲、姜黄、泽泻、藏红花、酒大黄等）治疗 30 例，治愈 15 例，显效 5 例，有效 8 例，无效 2 例，总有效率 93.4%[138]。

第 2 节　降脂中成药

1. 五子衍宗丸　能明显防止乙醇性肝损伤大鼠模型肝脏及血清甘油三酯的增高，肝脂肪性变及明显减轻肝组织坏死，有效防止脂肪肝的发生；纠正肝内脂质，特别是甘油三酯代谢紊乱，是五子衍宗丸防止乙醇性脂肪肝的主要机制[139]。

2. 益寿饮　由五子衍宗丸加女贞子、丹参、山楂、何首乌等组成，以高脂饲料造模，结果造模组和益寿饮组血清胆固醇含量比正常组高出 10 倍。益寿饮组较造模组血清胆固醇低，两者有显著差异。提示有降低高脂膳食家兔血清胆固醇的作用。肝组织观察表明：益寿饮组肝脂肪肝病理改变类似造模组，但较轻[140]。

3. 六味地黄片　给药组可明显减轻胆固醇-甲基硫氧嘧啶-猪油等高脂食物家兔的肝湿重，较对照组有明显下降。对照组肝脏呈较明显的脂肪沉积，而给药组肝脏色泽较正常[141]。

4. 血脂平　由何首乌、蒲黄等制成的制剂。对蛋黄等所致的高胆固醇血症大鼠或家兔，均能有效地降低胆固醇、甘油三酯水平。用胆固醇平衡法分析证明，血脂平剂可抑制肝胆固醇的内生，又可阻断肝肠循环，促进胆固醇降解成胆汁酸而排泄[142]。

5. 虎金丸　由虎杖、郁金、泽泻、三七、水蛭、山楂等组成。研究表明其对综合因素所致的大鼠脂肪肝有显著降低肝中脂质的含量，同时，对血中的胆固醇、甘油三酯的病理性升高也有显著的改善[143]。

6. 大、小柴胡汤　日本认为小柴胡汤可抑制肝内脂肪沉着，并能抑制大鼠酒精性脂肪肝的发生、降低肝中脂质过氧化[144]。大柴胡汤可抑制血清中过氧化脂质的增加，亦有抑制肝中胆固醇的作用[145]。

7. 肝胆宁　由生地黄、沙参、当归、枸杞子、麦冬、陈皮、何首乌、甘草等药物组成，制备成口服液。对乙硫氨酸所致小鼠脂肪肝，无论是肝脂质测定还是肝脏病理学检查，均发现有良好的治疗作用。其机制可能是通过保护肝细胞，增强肝脏对脂质的清除能力而达到作用[146]。

8. 肝脂消方　观察 CCl₄ 诱导大鼠肝脂肪变性时 S-琥珀酸脱氢酶（SDHase）、三磷酸腺苷酶（ATPase）的变化，并与正常组、东宝肝泰组对照。结果该方能提高模型组中降低的肝 SDHase 和 ATPase 的活性，显著抑制模型组大鼠肝脂肪变性和肝内甘油三酯的沉积，并认为其抗肝脂肪变性的重要作用机制可能是通过调节三羧酸循环，促进脂肪酸的氧化和肝内甘油三酯的转运而发生[147]。

9. 抗脂肪肝冲剂　黄顺玲等采用乙醇慢性肝损伤模型观察对乙醇性肝损伤大鼠脂质代谢的影响。结果抗脂肪肝冲剂能够降低乙醇性肝损伤大鼠肝组织 TC、TG 的含量（$P<0.05$），具有防治乙醇性脂肪肝的作用[148]。

10. 肝脂平丸（柴胡、丹参、茵陈等）　降脂机制是通过疏通肝脏气机，增强肝脏功能，加速脂质的转化与排泄，调整脂肪代谢，从而达到清除肝内脂肪的目的[149]。

第 3 节　单味中药的药理研究

20 世纪 80 年代以来，国内外学者相继开展了中草药抗脂肪肝的药理研究，筛选出一批有效的抗脂药物，如人参、泽泻、绞股蓝、丹参、绿茶、山楂、葛花、郁金、姜黄、何首乌、枸杞、决明子、柴胡、虎杖、白术等。同时对其作用机制也进行了探索。如汪敏研究证实，绞股蓝能抑制脂肪细胞产生游离脂肪酸及合成中性脂肪，对脂质代谢失调有明显调控作用[150]。胡同杰研究表明，绿茶预防脂肪肝发生的机制在于茶叶可防止烯醇及中性脂肪在肝脏中的沉积。葛花为豆科植物野葛或甘葛藤的花，我国常用作解酒剂[151]。日本学者研究了各部分提取物对 CCl₄ 乙醇和高脂饮食诱导的肝损害动物模型的作用。结果表明，甲醇提取物和三萜皂苷能抑制乙醇诱导血中 TG 的升高，异黄酮和三萜皂苷能显著抑制 AST、ACT 的升高，特别是异黄酮作用更显著[152]。

1. 人参　人参粉对喂胆固醇等引起的高胆固醇大鼠，有明显降低胆固醇、甘油三酯和显著升高肝中磷脂含量的作用。对照组大鼠的肝脏呈黄色，而人参组的肝脏呈正常红色，肝脂肪浸润的程度亦较轻。其机制可能与人参促进肝中甘油三酯的降减有关[153]。

2. 何首乌　何首乌粉治疗实验性高脂大鼠，可使肝中的甘油三酯降低50%，何首乌所含二苯烯成分，对用过氧化玉米油所致大鼠脂肪肝和肝功能损害，肝中过氧化脂质含量升高，均有明显对抗作用。何首乌所含的多量卵磷脂尚能阻止胆固醇在肝内的沉积[154]。何首乌对家兔、鸽子、大鼠、鹌鹑等多种高脂动物模型都有明显降脂作用。制何首乌醇提取物可提高鹌鹑血浆中高密度脂蛋白/总胆固醇比值，降低血浆总胆固醇、甘油三酯、游离胆固醇和胆固醇酯的含量，抑制脂蛋白。体外实验表明，何首乌能与胆固醇结合，可减少兔肠道胆固醇的吸收，其所含蒽醌化合物还能促进肠蠕动，抑制胆固醇在肠道的再吸收，并促进胆固醇代谢。而且何首乌富含磷脂，能阻滞胆固醇在肝内沉积[155]。

3. 姜黄　姜黄的脂质活性成分为姜黄色素。给予高脂饮食的大鼠 20% 姜黄色素（80mg/kg）胶囊剂 40d 发现可明显抑制肝中甘油三酯和胆固醇，亦可显著促进胆汁的排泄[156]。

4. 丹参　丹参煎剂对实验性动脉粥样硬化大鼠及家兔，有降低肝脂质沉积，特别是降低甘油三酯的作用，其机制可能是丹参促进了脂肪在肝中的氧化作用，从而降低了肝脂的含量[157]。通过体内外动物实验的现代药理研究证实，许多单味药具有良好的抗脂肪肝之功效。研究表明：丹参具有改善微循环，增加肝血流量的作用，其煎剂对实验型动脉硬化的大鼠及家兔有降脂，尤其降低甘油三酯的作用。此外，丹参及其有效成分还具有清除自由基和抗脂质过氧化作用[158]。

5. 泽泻　泽泻能改善肝脏脂肪代谢，具有抗脂肪肝作用。对于高胆固醇、高脂、低蛋白饮食所致的动物脂肪肝，泽泻水提取物或苯提取物均能使肝内脂肪含量降低，对大鼠脂肪肝亦有疗效。其有效成分是胆碱、卵磷脂、不饱和脂肪酸（沈映君，李仪奎．中药药理学［M］．上海：上海科学技术出版社，1997：1911.）。对低蛋白饮食或 CCl_4 所致的大鼠脂肪肝亦有疗效[159]。

6. 枸杞子　长期（75 天）喂含有枸杞子水提取物（0.15% 或 1%）或其所含的甜菜碱（0.11%），对 CCl_4 所致的肝损伤，可减轻肝细胞的脂质沉积[160]。

7. 黄芩　所含的黄芩素和黄芩苷可降低实验性高脂大鼠血清游离脂肪酸和三酰甘油及肝脏三酰甘油的含量水平。汉黄芩素可升高大鼠血清 HDL-ch 的含量，降低肝三酰甘油水平，黄芩新素能降低血清三酰甘油和肝三酰甘油含量[161]。

8. 绿茶　预防脂肪肝发生的机制在于茶叶可防止烯醇及中性脂肪在肝脏的沉积[162]。

9. 红花　红花油是已知植物油中含亚油酸最高的油脂。试验证明，给患有高胆固醇血症的家兔按每日 1g/kg（体重）的剂量口服红花油，可降低其体内血清总胆固醇和甘油三酯的水平[48]。

10. 蒲黄　研究人员分别给家兔喂食高脂饲料和含有蒲黄的饲料，结果显示，喂食含有蒲黄饲料的家兔其体内的血清胆固醇水平明显低于喂食高脂饲料家兔的胆固醇水平。这说明蒲黄可以降低家兔的血脂及血清胆固醇水平。其作用机制可能是由于蒲黄能够抑制肠道对外源性胆固醇的吸收，从而使胆固醇的排出量增多[48]。

11. 没药　有人曾用没药胶囊对 83 例高脂血症的病人进行治疗，结果发现，没药降低胆固醇的总有效率为 65.7%，虽然其降低甘油三酯的作用不佳，但却可以使患者的高密度胆固醇水平略有提高[48]。

12. 大黄　有人曾用大黄浸膏片治疗高脂血症病人 83 例，结果发现，这些患者在应用大黄浸膏片后其体内的血清胆固醇水平下降了 0.49～4.5mmol/L；有人曾用大黄粉治疗高脂血症病人 15 例，结果发现，这些患者在应用大黄粉 1～3 个月后，其体内胆固醇和甘油三酯的水平都基本降至正常；有人曾用大黄冲剂治疗高脂血症病人 35 例，结果发现，其降低胆固醇的总有效率为 87%，降低甘油三酯的总有效率为 71%，降低载脂蛋白 B 族的总有效率为 60%；有人曾用大黄醇提片治疗高脂血症病人 50 例，结果发现，其降低胆固醇的总有效率为 67.4%，降低甘油三酯的总有效率为 60.5%[48]。

13. 决明子　经临床观察，服用决明子的糖浆剂、片剂、煎剂均可起到降低胆固醇的作用。但停药后患者体内的胆固醇水平往往会有所回升，这表明决明子的降脂作用可能不够稳固[48]。

14. 山楂　山楂的多种制剂均有降血脂的作用。山楂浸膏降低血脂的有效率为 84.5%，其中降低血清总胆固醇的有效率为 94.9%，降低甘油三酯的有效率为 85.7%，降低载脂蛋白 B 族的有效率为 14.6%。尤其是山楂提取物对甘油三酯有明显的降低作用。此外，将山楂与这些中药具有降血脂作用[48]。

15. 绞股蓝　有人曾用绞股蓝总苷治疗高脂血症病人 102 例，结果发现，绞股蓝总苷能明显地降低人体内血清胆固醇和甘油三酯的水平，其降低率分别为 23.2% 和 59.6%。有人曾用绞股蓝冲剂治疗高脂血症病人 42 例，结果发现，其降低胆固醇的总有效率为 68.17%，降低甘油三酯的总有效率为 68.97%，使高密度胆固醇升高的总有效率为 63.33%[163]。

16. 其他中药　李月玺等在动物实验中筛选出对防止肝脂变有影响的药物有海藻、鳖甲、川楝子、海金沙、磁石、威灵仙、白芥子、决明子、生牡蛎、山慈菇等[164]。

第 4 节　中药的活性成分

1. 葫芦素 B　对 CCl_4 所致的肝损伤，可使肝细胞脂肪性变大为减轻。

对胆固醇、EtoH 等所致的大鼠脂肪肝，亦有明显减轻作用。对照组轻度脂肪性变或无脂肪性变的大鼠仅占 15.16%，而给药组占 66.17%。其抗脂肪肝的机制，可能是肝细胞合成载脂蛋白功能的恢复，使脂质排出肝外，从而降低肝脂质的蓄积，升高血清 B-脂蛋白的含量[165]。

2. 水飞蓟素 用水飞蓟素喂高脂血症雄性大鼠，发现给药组及预防组与高脂对照组间的甘油三酯及肝占体重的百分比相比较，均有非常显著的差异。高脂对照组肝细胞呈弥漫性脂变，而治疗组及预防组均较轻[166]。

3. 谷维素 用谷维素喂高脂血症雄性大鼠，发现可抑制肝脂肪含量的升高。其机制可能是抑制了肝胆固醇的合成，从而降低了肝胆固醇含量水[167]。

4. 桔梗皂苷 对实验性高脂大鼠，可降低肝胆固醇含量，并增加类固醇和胆酸的排泄[168]。

5. 蜂胶 肝内脂质代谢加强，脂质过氧化物增加，肝体积增大，颜色呈浅黄。血脂康及蜂胶醇提液能显著减轻脂肪的沉积，使肝重和肝指数明显低于模型组；而蜂胶水提液组与模型组相比，差异则不显著。血脂康、蜂胶水提液、蜂胶醇提液都能有效降低血液中 ALT 和 AST 的含量，抑制肝组织 MDA 的升高，具有较好的护肝作用。研究证明，动脉硬化的形成及肝损伤与脂质过氧化物有关。血液中 TC 和 TG 的含量与血浆和肝脏中的脂质过氧化物呈正相关。血浆中低密度脂蛋白（LDL）在过氧化作用下，形成氧化修饰的低密度脂蛋白（OX-LDL）。OX-LDL 目前被认为是引起细胞内脂质聚集和泡沫细胞形成的重要因素。本实验结果表明：与正常组比较，饲喂高脂饲料的各组大鼠，其血清、肝组织 MDA 含量显著上升，说明脂质过氧化作用加强。血脂康组、蜂胶水提组、蜂胶醇提组均能有效降低肝组织的 MDA，而血清 MDA 有降低趋势，但不显著。各组对 SOD 的影响并不显著。另外，与正常组比较，高脂血症 SD 大鼠血清 NO 显著上升，这与其他作者报道不同。研究证明，蜂胶中至少有两类物质起抗氧化作用：一类是以 C6-C3-C6 为基本结构的黄酮类物质，这类物质主要通过整合金属离子阻止羟基自由基的形成和清除自由基而起到抗氧化作用，它是蜂胶抗氧化作用的主要成分；另一类是咖啡酸酯类，如咖啡酸苯乙酯（CAPE），这类物质抑制黄嘌呤氧化酶的生成，从而减少自由基的产生，同时也具有清除已生成的自由基的作用。以上实验可以说明：蜂胶的两种提取液都具有降血脂、抗肝脏病变及抗氧化作用，但蜂胶醇提液的作用强于蜂胶水提液，另外，毒性研究结果证明，未发现蜂胶有明显毒性反应。因此，蜂胶是一种有效、低毒的调脂护肝药物资源，具有十分广阔的开发利用前景[169]。

第5节 其他治疗

李氏针对脂肪肝患者病位在肝及虚、痰、瘀的发病机制，以中药复肝丸益气活血、除痰降脂并辅以中医理论指导下的低能量 He-Ne 激光血管内照射血液疗法治疗脂肪肝 38 例，有效率达 94.7%，与西药对照组比较，有显著差异（$P<0.01$）[170]。杨氏采用复方丹参注射液配以自拟消脂疏肝汤（柴胡、白芍、陈皮、枳壳、川芎、香附、山楂、半夏、何首乌等治疗脂肪肝 50 例，疗程 2～3 个月，结果治愈 25 例，显效 15 例，好转 7 例，无效 3 例，总有效率 94%[171]。

第6节 述　评

在"降脂专方研究"一栏中，从搜集到的 20 个处方中统计其选用的中药一共 65 味药物。使用频率最高的依次是：山楂（17 次）、泽泻（17 次）、丹参（15 次）决明子（11 次）、郁金（10 次）、柴胡（10 次）、何首乌（8 次）、茯苓（6 次）、虎杖（6 次）、半夏（6 次）、大黄（6 次）。出现频率低于 5 次的不予列出。这些药物大部分都是传统中药中的化积消食药物、淡渗利湿药物、活血化瘀药物和理气燥湿药物。与现代药理研究证明其具有降脂保肝作用的结果基本吻合；与其处方所报道的疗效也是吻合的。这说明，上述 20 个具有降脂保肝作用的中药专方，其疗效所具有的可信度；并提示，中药在脂肪肝的治疗中有极大的潜力，值得进一步挖掘提高。

从单味中药的研究中可以看出：中药具有多途径、多靶点、广谱降脂、副作用少、价格低廉等优点，体现出降脂中药巨大的开发潜力。归纳中药有效成分、无效成分，甚至有毒性成分。为进一步研究和新药开发具有深远的意义。根据其化学性质，将其分为皂苷类、蒽醌类、黄酮类、蛋白质类、多糖类、生物碱类、不饱和脂肪酸、多酚类和其他类。

一、皂苷类

具有降脂作用的有效成分以皂苷类居多，皂苷类主要通过与胆固醇结合，减少机体对胆固醇的吸收，达到降脂作用。已被发现的相关成分有：苜蓿总皂苷、知母皂苷、绞股蓝总皂苷、人参茎叶皂苷、柴胡皂苷、三七总皂苷、刺五加皂苷、桔梗总皂苷、油茶皂苷等。邝飞虹等报道苜蓿总皂苷提取物能显著降低高脂血症大鼠的血清中总胆固醇（TC）、甘油三酯（TG）、低密度脂蛋白（LDL）和动脉粥样硬化指数（AI），并且显著提高高密度脂蛋白（HDL）水平。知母皂苷可显著降低高血脂鹌鹑血清 TC、TG、LDL 的含量，提高 HDL/TC 比值，能减轻动脉粥样硬化的程度。一些皂苷类成分除了调节血脂功能，还具有清除氧自由基和抑制血小板功能等作用。

二、蒽醌类

蒽醌类广泛分布于自然界中，其中以蓼科、豆科植物居多，主要通过促进胃肠蠕动，减少肠道对脂类的吸收，而达到降脂作用。主要代表药物有：大黄、何首乌、虎杖、决明子等。其中大黄蒽醌类不仅能够降低 TC、TG、LDL 浓度，提高 HDL 水平，改善脂质代谢，而且能影响血液流变学，使血黏度降至正常。决明子总蒽醌可显著降低酒精性脂肪肝大鼠血清和肝脏中的 TC、TG 和游离脂肪酸（FFA）含量，促进脂质的转运和清除，同时提高脂蛋白脂肪酶（LPL）、肝酯酶（HL）和超氧化物歧化酶（SOD）等酶的活性，对酒精性脂肪肝具有预防作用。

三、黄酮类

黄酮类成分的降脂机制主要通过抗氧化作用实现。此类成分有杜仲叶黄酮、山楂叶总黄酮、荞麦总黄酮、沙棘黄酮、银杏叶黄酮、丹参酮、大豆异黄酮、黄杞总黄酮、黄芩茎叶总黄酮、葛根素、橙皮苷等。刘静等发现杜仲叶黄酮可显著降低营养性高脂血症小鼠血浆中 TC、TG、LDL 和 AI 等指标，并升高 HDL 和增强抗氧化酶的活性。某些黄酮成分还可以通过调节体内的脂肪酶起降脂作用，如山楂叶总黄酮能降低高脂血症大鼠血清以及肝脏中 TG、TC 的含量，并有效地改善脂肪的积累；增加肌肉组织中 LPL 的含量，减少脂肪组织中 LPL 的含量。

四、蛋白质类

蛋白质类主要指一些活性蛋白质、活性肽及氨基酸等富有特殊生物活性的物质，它主要通过与胆汁酸结合，抑制脂类吸收，从而抑制脂类在体内的吸收和沉积。此类成分有：苦荞蛋白、大豆蛋白、甘薯蛋白、决明子蛋白质。左光明等研究发现苦荞蛋白中的清蛋白组分的降脂作用最强，清蛋白不但能有效降低血清中 TC、TG、LDL，提高 HDL，而且还能显著增强血清及肝脏中抗氧化酶活性，降低脂质过氧化。

五、多糖类

多糖类主要通过增加肠道的蠕动、增加对脂类的吸附和促进胆固醇向胆酸转化等途径，促进脂类的排泄而起降脂作用。此类成分有：枸杞多糖、北虫草多糖、海带多糖、石莼多糖、魔芋葡甘聚糖、南瓜多糖、灵芝多糖、壳聚糖、黑木耳硒多糖、荞橘果胶和黄精多糖等。壳聚糖可显著降低高血脂大鼠的血清中 TG、TC 和 LDL 浓度，提高 HDL 水平，对体重的增长和脂肪肝的形成有显著的抑制作用，其降脂能力与脱乙酰度有关，其脱乙酰度越高其对脂质的吸附越强，降脂效果越好。

六、生物碱类

生物碱类成分分布广泛，其生理活性也比较强，但目前发现具有降脂作用的不多。相关成分有甜菜碱、荷叶总生物碱、黄连生物碱和川芎生物碱等。如程容懿等研究表明甜菜碱能显著降低高脂血症小鼠血清中 TC、谷丙转氨酶（ALT）、门冬氨酸基转移酶（AST）和肝脏组织中丙二醛（MDA）含量，升高 HDL/TC 比值，并且还可减少肝脏中脂肪的堆积。生物碱是岩黄连的主要生理活性成分，岩黄连总生物碱提取物对高脂饮食大鼠的血脂水平有调节作用，可显著降低大鼠血浆中 TC 水平，对高脂饮食导致的肝脏脂肪性病变具有保护作用。

七、不饱和脂肪酸类

不饱和脂肪酸与胆固醇结合后，可促进胆固醇在体内进行正常的运转和代谢，从而降低血脂。此类成分有花椒籽油、沙棘油、月见草油、马齿苋油、杜仲籽油、火麻仁油、红花油、紫苏油、松籽油、黑加仑油、玻璃苣油和微孔草油等。刘永英等通过实验发现花椒籽油不但可降低高血脂大鼠血清中的 TC 和 TG，升高 HDL 水平，而且还可防止脂质过氧化和改善血液的流变性，认为其机制与多不饱和脂肪酸的作用有关。

八、多酚类

多酚类成分通过抗氧化和清除自由基实现降脂作用。此类成分有苹果多酚、茶多酚、姜黄素、决明子酚和白藜芦醇等。王振宇等研究表明苹果多酚能明显降低肥胖小鼠体重、TG、LDL、TC 和 MDA 含量以及 AI，且明显的升高血清中 HDL，能有效提高小鼠体内 SOD、谷胱甘肽过氧化物酶（GSH-Px）、HL 和 LPL 的活性，证明苹果多酚可以通过调节脂肪的代谢来降血脂。此外某些多酚还能够调节脂蛋白而达到降脂目的。如白藜芦醇是一种含有芪类结构的非黄酮类多酚化合物，研究表明白藜芦醇对实验动物具有明显的降脂和抗氧化作用，其机制可能为通过调节载脂蛋白作为配体与相应受体结合而参与脂蛋白的代谢。

九、其他

除以上几种常见降脂成分外，相关文献表明，绿原酸成分、绿豆中植物固醇类、泽泻和女贞子的三萜类、红曲中的洛伐他丁成分等也具有明显的降脂作用。如徐庭鑫发现牛蒡皮绿原酸提取物能够降低高脂血症大鼠血浆 TG、TC 水平和红细胞中 MDA 含量，同时提高大鼠血浆中 GSH-Px、SOD 的活性，证明牛蒡皮绿原酸提取物具有降脂和抗氧化功能降脂中药活性成分研究进展[172]。

第7节 结 论

综上所述，中药具有良好的降脂和改善肝脏组织结构等方面的作用，且药物中有相当大部分药物均具有不同程度的疗效，具有广阔的开发前景。但中药的研究中还显示出相互重复性，某些药物，特别是复方运用中的实验研究相对少，也相对肤浅。目前大多通过各个处方的临床疗效来加以判断，这是十分不够的。中药被誉为"天然组合化学库"，其研究潜力不容置疑。但中药复方中不仅具有药物间的协同作用，也必然存在拮抗作用。所谓"中药复方散弹理论"正是这种状况的生动比照。而实验室所研究的问题，只能是与临床实际近似的情况，还会存在一定的差距，这也是从事中医中药研究必须注意的。

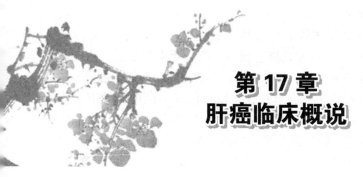

第17章
肝癌临床概说

第1节 肿瘤概说

　　发现肿瘤由来已久。我国自有文字始，就有类似肿瘤的记载。在安阳被发现的殷墟甲骨文中已有"瘤"字。春秋时期的《周礼·医师章》中，则有"疡医掌腫疡、溃疡"的记载。说明两千多年前的周代，已经有了专门治疗腫疡的医生，以后代有发展。随着对肿疡、肿瘤认识日臻进步，所用病名日渐演变，对发病的内外病因都做了探讨。《黄帝内经》所谓"邪之所凑，其气必虚"，作为疾病发生的基本病因理论，对肿瘤的发生同样具有指导意义。公元1171年宋代东轩居士《卫济宝书》中第一次使用了"嵒"（音：岩，yan）字，而宋、元两代医学家论述乳癌时均用"岩"字，直到明代才开始用"癌"字来统称乳癌及其他恶性肿瘤。

一、肿瘤的病因

　　肿瘤的病因十分复杂，但撮其要，则分为物理性、化学性和生物性三个基本方面。目前已经比较明确的物理性致癌因素，如紫外线的长期过量照射可以导致皮肤癌，长期接触放射性辐射的工作人员极易患白血病等。化学性的致癌因素如木匠因长期接触木屑及其散发出的有害气味，易患咽喉癌，两广地区的居民有长期咀嚼槟榔的习惯，而槟榔的果汁则往往诱发口腔癌。生物学的致癌因素如病毒性肝炎，最常见的乙型肝炎和丙型肝炎，往往是罹患原发性肝癌的生物学原因，据统计比正常人高4倍；如果长期大量饮酒，比例会更高。女性发生子宫颈癌则与其配偶包皮过长，包皮垢长期刺激子宫颈有密切关系。动物实验也证实，用人类包皮垢长期刺激雌性大白鼠后，实验性大白鼠发生子宫颈癌的比例明显增加。相反，具有"割礼"风俗的伊斯兰男性教徒因此没有包皮过长的问题，故伊斯兰女性发生子宫颈癌的比例显著低于其他民族，也佐证了这一致病因素。

肝癌属于恶性肿瘤之一，在肝病众多的中国，最为常见；严重威胁人类的生命。据统计，2002 年恶性肿瘤发病人数约 220 万，死亡约 160 万，预计到 2020 年，我国癌症发病人数将达到 300 万，死亡 220 万；全球新发病例将达 1500 万，死亡 1000 万，人类面临着防治恶性肿瘤的新挑战。现有的治疗肿瘤手段包括手术、化疗、放疗、生物疗法和中医中药等五大临床治疗方法。中医药治疗是我国治疗恶性肿瘤独特的手段之一，具有一定的疗效，能增强机体免疫力，减少放、化疗的毒副反应，加强放、化疗效果，防止肿瘤治疗后复发与转移，对减轻癌症患者症状和痛苦、提高生存质量、延长寿命等方面有一定的临床效果，值得进一步加以发掘和研究。

二、肿瘤的病机

肝癌是最常见的恶性肿瘤之一。中医学中并没有肝癌病名，但根据其临床症状及病因病机，与"积聚"、"肝积"、"臌胀"、"胁痛"等证候相类似。由于寒邪、湿热及虚邪等侵袭人体，加之饮食不洁，损伤脾胃；或情志郁结，气滞血瘀而郁结成积。如《黄帝内经》上载有："血气稽留不得行，故宿昔而成积矣。"宋代《圣济总录》云："瘤之为义，留置而不去也，气血流行不失其常，则形体平和，或余赘及郁结壅塞，则乘应投隙，瘤所以生。"唐容川的《血证论》中载："瘀血在经络、脏腑之间，结为癥瘕。"王清任在《医林改错》中指出："肚腹结块，必有形之血也，血受寒则凝结成块，血受热则煎熬成块。"《黄帝内经·百病始生》载有："积之始生，得寒乃生，厥乃成积也。"《难经·五十五难》中有："故积者，五脏所生；聚者，六腑所成。积也者，阴气也，其始发有常处，其病不离其部。"《金匮要略·五脏风寒积聚病脉证并治》中载："积者，脏病也，终不移；聚者，腑病也，发作有时，展转痛移，为可治。"古代的观点认为，任何疾病的产生都离不开内因和外因，内因主要是指人体正气虚衰，脏腑失调，气血失和以及七情内伤；外因指六淫之邪和疫疠之气，当人体正气虚衰，邪气乘虚而入会导致疾病的发生。所谓"邪之所凑，其气必虚"。恶性肿瘤的病因病机主要是阴阳失衡、气血不调、五脏之气紊乱，致使外来邪气乘机而入，或内伏之毒乘虚而发，破坏了五脏正常的生理功能，导致人体津、血、精、液、气等物质基础缺失或运行紊乱，引起气滞、血瘀、痰凝、湿停、积滞、癥瘕等病理变化，即气血虚衰、气滞血瘀、痰凝湿聚、热毒内蕴、脏腑失调、经络瘀阻。

中医学中关于治疗原发性肝癌的记载很多，如《素问·阴阳应象大论》中就记载了"血实宜决之，气虚宜掣引之"，《素问·针解》更明确指出："菀陈则除之者，出恶血也"。《神农本草经》记录了丹参"破癥除瘕"，牡丹皮"除癥坚瘀血",桃仁"治瘀血、血闭,癥瘕邪气",水蛭"主逐恶血,瘀血血闭,破血癥积聚"等。清代唐容川在《血证论》中记有:癥者,常聚不散,血多气少,气不胜血,故不散。或纯是血质,或血中裹水,或血积既久,亦能化为痰水,须破血行气,即虚人久积不便攻者,亦宜攻补兼施,攻血宜抵当汤,下瘀血汤、代抵当丸;攻痰宜十枣汤。凡此之类,不胜枚举。

三、中药抗癌功效的实验研究

癌症是严重威胁人类健康的多发病和常见病。人类面临着防治恶性肿瘤的新挑战。现有的治疗肿瘤手段中,中医中药是既古老又年轻的一种临床治疗方法;也是我国治疗恶性肿瘤独特的手段之一。中医中药治疗癌症具有优势明显、疗效确切,作用靶点多、层次多,既能增强机体免疫力,减少放、化疗的毒副反应,加强放化疗效果,防止肿瘤治疗后复发与转移的作用,又能减轻癌症患者症状和痛苦、提高生存质量、延长寿命。因此,研究中医中药抗癌作用已经成为学术界的热门话题。

(一)抗癌中药的实验研究

根据上述癌症的病因病机,治疗在辨证论治基础上,分别以扶正固本、软坚散结、活血化瘀、理气行滞、清热解毒等五类不同方法进行。

1. 扶助正气与增强免疫 《黄帝内经素问·刺法论》曰:"正气存内,邪不可干;避其毒气。"《素问·汗法论》说:"邪之所凑,其气必虚。"《医宗必读》中提出"积之成也,正气不足,而后邪气踞之。"《灵枢·五变》曰:"余闻百疾之始期也,必生于风雨寒暑,循毫毛而入腠理,或复还,或留止,或为风肿汗出,或为消瘅,或为寒热,或为留痹,或为积聚,奇邪淫溢,不可胜数。"《外证医案》则明确提出"正气虚则成岩"。据此可以明确的是:中医学将邪气的有无作为检测人体正气强弱的标志。凡邪气内踞之处,必是正气虚弱之地;正气虚衰,则邪必乘之。因此,扶正与祛邪总是相联系而并存的。

扶正中药能提高机体免疫,调节内分泌系统,从而预防癌症的发生和发展,并促进造血,保护骨髓,减少脏器手术及放化疗等毒副反应,激发或提高机体自动调节的控制能力。常用的有效扶正中药有人参、黄芪、白术、枸杞、灵芝等。人参性甘、微苦、微温,有大补元气、调养营卫之效,含有皂苷和多糖类多种抗肿瘤成分。有人研究总结了人参从增强网状内皮系统吞噬功能、增加特异性抗体形成、促进淋巴细胞和胸腺细胞增殖、调节天然杀伤细胞-干扰素-白细胞介素-2水平、改善免疫功能与环核苷酸的关系、加强白细胞介素的促转译效应及病毒感染等多方面所具有的免疫增强作用[173]。实验研究发现：人参皂苷能够降低环磷酰胺所致的细胞毒性，抑制其所诱导的骨髓细胞和外周淋巴细胞凋亡，从而保护细胞免受氧化损伤，这一作用对于抗肿瘤药物副作用的辅助治疗有重要意义[174]。黄芪具有益气固表、扶正祛邪的功效。黄芪多糖对小鼠 H22、S180 移植性肿瘤均有抑制作用，能提高荷瘤小鼠的脾指数和胸腺指数，提高荷瘤小鼠血清中细胞因子 IL-2、IL-6、IL-12 和 TNF-a 的水平，表现出明显的体内抗肿瘤活性[175]。

2. 软坚散结与抑制肿瘤生长　《灵枢·百病始生》云："凝血蕴里不散，津液涩渗，著而不去，而积皆成也。"华佗认为"疽疾疮肿之作，皆五脏六腑蓄毒不流。非独荣卫壅塞而发也。"元·滑寿《难经本义》谓："言血脉不行，蓄积而成病也。"《黄帝内经·素问》指出"坚者削之"、"结者散之"、"客者除之"。软坚散结类药可治疗浊痰、瘀血等结聚而形成的癥积瘰疬诸证，通过直接抑制肿瘤增生、促进细胞凋亡而起到消散坚结、抗肿瘤的作用。常用中药有夏枯草、海藻、穿山甲、牡蛎等。夏枯草味苦辛，性寒，《神农本草经》中提到其具有消散瘰疬、鼠瘘、头疮；破癥散瘿结气以及对脚肿湿痹等散结消肿的功效。现代药理学证明，夏枯草提取物200mg/kg 对淋巴瘤细胞 EL-4 小鼠具有抑瘤作用，抑瘤率为 67.75%，能延长荷瘤小鼠的平均生存期[176]；研究夏枯草对人食管癌 ECal09 细胞促凋亡实验中发现，作用 48h 后，G0/G1 细胞从 86.62% 下降到 68.25%，S 期细胞从 8.41% 上升到 14.64%，从而抑制肿瘤细胞的增殖[177]。海藻性苦、味寒，具有软坚、消痰、退肿的功效。海藻提取物 A1 能呈剂量依赖性抑制肺腺癌 GLC-82 和肝癌 7402 细胞增殖，IC50 分别为 2.261μg/mL 和 3.005μg/mL[178]。

3. 活血化瘀与改善血液流变　《血证论》中说："瘀血在经络脏腑之间，则结为癥瘕，瘕者或聚或散。""瘤者常聚不散……或纯是血质，或血中裹水，或血积既久……"王清任《医林改错》中说"气无形不能结块，结块者，必形之血也"及"凡治血者，必先以祛瘀为要"。《素问·阴阳应象大论》中曰："血实者宜决之。"西医学发现癌症伴有血液黏度升高，尤其是血行播散的更为显著。活血化瘀药则具有抗凝、抗纤、降低血液黏稠度的作用，对防止或减少癌栓形成具重要意义。常见这类中药有莪术、三七、丹参、当归、赤芍等。莪术辛苦开泄，能行气破血活血。《医家心法》："广茂即莪术。凡行气破血，消积散结，皆用之。属足厥阴肝轻气分药，大破气中之血。"《药性解》亦云："破积聚，行瘀血。"实验观察莪术油对乳腺癌癌前病变造模大鼠发现，能降低大鼠中切全血黏度、低切全血黏度、血浆黏度、还原黏度水平，升高微循环灌注量至正常水平[179]。莪术油对小鼠 S180 肉瘤有抑制作用，能抑制肿瘤血管形成，降低血管内皮生长因子与碱性成纤维细胞生长因子的表达[180]。莪术水提液 9g/kg 连续灌胃 7 天，能降低大鼠血小板聚集率及全血黏度，缩短红细胞电泳时间。1.13g/kg 莪术水提醇沉注射液股静脉静脉注射 15 分钟，能显著抑制大鼠的血栓形成[181]。现代药理表明，当归味甘平，性温，其挥发油成分正丁烯基苯酚和藁本内酯，有抑制血小板聚集的作用，可通过抗氧化、清除自由基及抗血栓，相互协调，产生抗动脉粥样硬化的作用[182]。

4. 理气化滞与改善脾胃功能　《黄帝内经·素问·通评虚实论》指出："隔塞闭绝，上下不通，则暴忧之病也。"《谵寮集验方》指出："盖五积者，因怒忧思七情之气以伤五脏，遇传克不行而成病也。"《丹溪心法》也指出："气血冲和，万病不生；一有怫郁，诸病生焉。故人身诸病多生于郁。"张从正说："忧思郁怒，气机不和，日久聚成积。"巢元方说："此由忧患所至……使塞而噎。"以上文献资料说明中医学家早就认识到人的情绪是影响人体气血运行的触发因素，一旦气血运行紊乱，正气受戕，则诸病乃生。故疏肝解郁、调摄气血、恢复脏腑功能、对于治疗肿瘤具有重要意义。

常见肿瘤放、化疗症状有恶心、呕吐、胃纳减退、上腹胀痛、腹泻、乏力等，多属脾胃气虚。李杲《脾胃论》指出："内伤脾胃，百病由生。"理气类药如陈皮、柴胡、青皮、木香等能通过改善脾胃功能而具有抗肿瘤的特殊疗效。陈皮为传统理气中药，味苦辛、性温；苦能泄实，辛能散积，温能通滞而破疢癖冷气，具有理气健脾、燥湿化痰功效。《日华子本草》记载："消痰止咳，破癥瘕疢癖。"现代药理表明，陈皮提取物（CR）对小鼠移植性肿瘤 S180 具有抑制作用；能减少 G2-M 细胞，增多 G0-G1 期细胞，同时促使癌细胞凋亡[183]；陈皮水煎剂能增快小鼠小肠推进运动，促进小鼠胃排空[184]，缩短绵羊空肠回肠移行性运动复合波（MMC）周期，使 MMC 由 II 相很快进入 III 相，提高 III 相的发生率，诱发小肠的位相性收缩，从而有效地改善和提高小肠的消化功能；陈皮挥发油具有刺激胃肠道的作用，能促进正常胃液分泌而改善消化[185]。理气药方（陈皮、柴胡、香附、郁金、枳壳、青皮、八月札）80g/kg 能抑制肝癌瘤的大小、瘤重，抑瘤率高达 38%[186]。

5. 清热解毒与抗炎、抗感染、抗突变　《灵枢痈疽》中说："大热不止，热胜则肉腐，肉腐则为脓，故名曰痈。"《医宗金鉴》有云："痈疽原是火毒生，经络阻塞气血凝。"同时，"五志过极，皆可化火。"热毒内蕴，灼液成痰，气血痰浊壅阻经络脏腑遂成肿瘤。"热者寒之"的清热解毒法，是中医治疗恶性肿瘤的基本法则之一。清热解毒药具有抑菌杀菌作用，可对抗多种微生物毒素及其他毒素，抑制炎性渗出或炎性增生，从而控制或消除肿块及其周围炎症和水肿；又能控制或缩小肿瘤，改善脏器腔受压或梗阻,恢复全身或局部气血循环,从而能缓解症状[187]。常见的清热解毒药物有半枝莲、白花蛇舌草、鱼腥草等。半枝莲味辛,微苦,性凉,常用于治疗疥疮肿毒、咽喉肿痛、毒蛇咬伤、黄疸等症。现代研究证明,半枝莲具有较好的抗肿瘤活性,主治原发性肝癌等消化道肿瘤、肺癌及宫颈癌等妇科肿瘤;半枝莲对 S180 荷瘤小鼠具有抑瘤作用,能延长其生命存活时间,同时具有减毒增效的作用[188];半枝莲水溶性提取物可以抗 NNK 的致突变性,抑制苯并芘诱发的 TA98 和 TA100 回复突变作用[189],可抗香烟焦油凝聚物对淋巴细胞 DNA 的损伤,保护淋巴细胞的 DNA[190];半枝莲多糖可抑制小鼠 H22 肝癌生长,降低瘤重,提高荷瘤小鼠 T 细胞和 B 细胞刺激指数,提高脾淋巴细胞增殖、脾细胞分泌 IL-2 和 TNF-α 水平[191]。白花蛇舌草有清热解毒之功效,能使恶性肿瘤渐消缓散,并防止其复发。复方解毒片(白花蛇舌草、大青叶、山慈菇等)可抑制恶性白血病细胞的生长,诱导白血病细胞的凋亡[192]。高浓度煎剂对伤寒杆菌、金黄色葡萄球菌、流感杆菌等均有抑制作用,可明显促进免疫作用与抗诱变活性而起到抗肿瘤的作用[193]。

(二)结语

中医认为,肿瘤是人体内在、外在致病因素共同作用于人体,导致机体阴阳失衡、脏腑失调、气血不和、经络阻滞、正气虚衰等一系列病理变化,从而引起机体气滞血瘀、湿聚痰凝、热毒、虚衰等证,诸证可以单独发生,也可相互交错。根据中医基础理论、试验资料和临床实践,提出肿瘤的主要治则为扶正固本、活血化瘀、软坚散结、理气化滞和清热解毒等,同时在辨证论治的基础上,国内外学者对中药抗肿瘤进行了广泛而深入的研究。笔者通过探讨抗肿瘤中药功效与现代药理研究之间的关联性,相继发现了许多抗肿瘤作用确切的中药,并发现通过增强免疫、改善血液流变学、促进细胞凋亡、改善胃肠功能、抗炎、抗感染等相应机制可起到抗肿瘤的作用;但也存在一些问题,中医药是从多方面、多角度、多靶点来达到防治肿瘤的目的,很难从单方面治则来进行准确定位,如中药抗肿瘤都具有增强免疫的功效。随着循证医学向价值医学迈进和现代科学技术的发展,人们对肿瘤的病因、病机、治疗等方面较前有了更新的认识,对于进一步开发中医药防治肿瘤的研究开拓了更加广阔的前景。

第 2 节　肝癌及慢肝患者相关因素的对比分析

临床观察发现:一些长期服用中药的慢性肝炎患者发生肝细胞癌的明显为少。而发生肝细胞癌的患者中,能够坚持长期服中药的却为数不多。

究竟长期服中药对肝细胞癌的发生有否预防作用？应该有一个比较明确的调查报告加以证实。为此，我们分别调查了 100 例肝细胞癌和 100 例慢性肝炎病例的相关因素，进行对比分析，兹将对比分析的情况报告如下：

一、病例来源

100 例慢性肝炎病例从我院就诊病人中选择；100 例肝细胞癌病例从北京肿瘤医院中选择。

二、调查结果

1. 性别　慢肝患者 100 例，其中男性 79 例，女性 21 例，男女之比：4∶1；肝癌患者 100 例，其中男性 91 例，女性 9 例，男女之比：10∶1（χ^2 ＝5.65，$P<0.05$）。

2. 年龄　慢肝患者年龄最小为：12 岁，最大为：80 岁，平均为：46.18±12.33 岁；肝癌患者年龄最小为：20 岁，最大为 83 岁，平均为：55.63±11.96 岁（χ^2＝30.15，$P<0.001$）。参见表 17-1。

表 17-1　两组年龄分布比较

	例数	≤40	41～50	51～60	61～70	≥71	X±SD
慢肝	100	36	30	19	13	2	46.18±12.3
肝癌	100	12	17	30	36	5	55.63±11.96
		χ^2＝30.15		$P<0.001$			

3. 病种　100 例慢肝患者中，乙肝 93 例，丙肝 7 例，肝癌 1 例；100 例肝癌患者中，有明确病毒性肝炎病史者 58 例，其中乙肝 57 例，丙肝 1 例。

4. 病程（表 17-2）

表 17-2　两组病程分布比较

	例数	≤5	6～10	11～15	16～20	>20	X±SD
慢肝	100	16	47	20	5	12	10.88±6.26
肝癌	58	8	25	8	11	6	11.98±7.73
		χ^2＝8.21		$P>0.05$			

5. 服药情况　慢肝患者均服用中药治疗，服药时间最长为 20 年，最短

为 3 年，平均为 6.45±3.60 年；肝癌患者中服药情况调查明确的有 55 例，其中曾有服中药史者 20 例，服药坚持 6 年以上者 3 例，间断服汤药或中成药者 17 例。

将两组患者中 HBV-M 阳性者的服药情况进行比较可见下表（表 17-3）：

表 17-3　两组 HBV-M 阳性患者服药情况比较

	例数	服药情况		
		长期服药（≥3 年）	间断服药	从不服药
慢乙肝患者	92 例	92	0	0
肝癌患者	47 例	3	17	27
$\chi^2=125.1$　　$P<0.001$				

6. 饮酒史　慢肝患者中，有 93 例服药前有饮酒史，但服药后从不饮酒。肝癌患者中，58 例为 HBV-M 阳性，调查了其中的 49 例，有 22 例经常饮酒，3 例少量饮酒，24 例不饮酒。两组比较如下表（表 17-4）：

表 17-4　两组饮酒情况比较

	例　数	饮酒情况		
		长期	有时	不饮酒
慢乙肝	92 例	0	0	92
肝癌（有 HBV-M 阳性）	49 例	22	3	24
$\chi^2=56.62$　　$P<0.001$				

三、分析和讨论

根据文献报告，全世界每年新发现原发性肝癌 30 万例左右，其中我国约占 45%。其发病率是仅次于肺癌的高发病率恶性肿瘤之一。肝癌的病因主要为肝炎病毒感染和食物中的黄曲霉毒素污染、水源污染。大样本的前瞻性流行病学调查显示，HBsAg 阳性人群发展为肝癌的相对危险度比 HBsAg 阴性人群高 8.5～103 倍。采用敏感技术检测，肝癌患者中 HBV 标记物阳性率达 90% 左右，抗-HCV 阳性率为 10% 左右。经证实，肝癌时 HBV 基因可整合到宿主肝细胞染色体中，并有大量染色体转位和序列整合的报告，整合与某些癌基因激活有关。已有足够证据证明 HBV 是我国肝癌发生的首要原因。

本文通过以上因素的对比统计发现，肝癌的发生与肝炎病毒感染有密切关系，特别与乙肝病毒的感染有关，与文献的报告相同。长期感染乙肝病毒的患者如继续饮酒，经统计学处理发现，比不饮酒的乙肝病毒感染者有更明显的肝癌发生率。其中，男性患者和年龄偏大者的肝癌发生率也明显地高于女性和年龄较低者。这三者与肝癌发生率之间有明显的相关性，应引起足够的重视。

需要特别强调的是，通过对两组患者是否长期服用中药的统计分析，虽然调查的病例数不多，但结果仍显示其差异十分显著。在两组病程的比较中也可看出，病程无显著性差异，但预后却明显不同。因此可以初步认为，中医谨慎择药、合理配伍组方，长期或有规律地服药，可能是阻止肝癌发生的积极因素之一，值得进一步深入研究。

第 3 节   肝癌的临床心得

根据上述资料和相关因素的分析可以将肝癌的发病归于两点：正气衰弱，邪毒羁留。从长期临床所总结的情况来看，肝癌可有病毒性肝炎肝癌、无病毒性肝炎肝癌和单纯肿瘤相关指标明显升高（未见形态学改变）三种类别。兹择要讨论如下。

一、病毒性肝炎肝癌

大部分原发性肝癌都是慢性肝炎和肝硬化的患者。他们往往经过长期服用各种中西药物的治疗，其肝功能及生化学指标处于不断反复的过程中，临床症征同样时轻时重。治疗时往往不能获得显著改善，或疗效不能持久。最常见的表现是经常出现神疲乏力，时轻时重。经常感冒或感冒后不易恢复。经常出现大便异常，时干时溏，消化功能减退，有时低热，其情绪基本上处于忧虑状态中。而在长期用药的过程中会突然被检出肝癌或先检出肿瘤相关指标的升高，最常见的是甲胎蛋白及 CA19-9 的逐渐升高。这类患者的治疗要点是软坚散结结合抗病毒抗癌治疗。在此基础上遵循辨证论治原则给予疏肝解郁、化痰散结、清热解毒和滋阴益气的药物。最常用的方剂是鳖甲煎丸、三子养亲汤、丹栀逍遥丸和清胃散、五味消毒饮等方化裁。

二、无病毒性肝炎肝癌

这类患者的肝癌发病虽然是渐进的，但常常是在做 B 超时被突然发现占位性病变。也有可能是其他脏器的肿瘤转移至肝脏引起。除了病毒学指标是阴性外，肿瘤相关因子同样明显升高，有的还会导致肝功能的异常，最明显的是 GGT、ALP、AST 和 ALT 等的升高。初期临床症征与肿瘤的位置密切相关。如边缘性占位，症征可不明显，也许仅有轻微的乏力感。若肿瘤在肝门附近，症状会明显加重，出现腹胀腹水及黄疸，便意频数等。前者的疗效明显优于后者。中药的治疗与上述原则基本相同，但清热解毒不是重点。伴有严重症状的则需要根据具体表现采用退黄逐水，散结破气的药物，如调味承气汤、五皮饮、五苓散或十枣汤、己椒苈黄丸之类。

三、单纯肿瘤相关指标升高

上述两类患者均可能出现这种情况。但以病毒性肝炎患者居多。其特点是长期无形态学的改变，无肝内占位性病变，但肿瘤相关指标却居高不下。有的可达年余，而后突然出现占位，也有经积极治疗后肿瘤指标逐渐下降至正常，肝功能也随之好转，甚至痊愈者。从肿瘤相关指标的对应性观察，单纯 AFP 的升高或持续升高并不能确定一定有占位性病变，若CA19-9、CA125、CEA 等均出现进行性升高，则发生占位性病变的可能性显著增加。

四、基本治则与病例解析

肿瘤结聚成块，无非毒、血、痰三者。根据《黄帝内经》"结者散之"、"菀陈者除之"、"坚者削之"、"疏其血气，令其条达"、"去菀陈莝"的原则，在剂型选择上采用散剂为主；即"散者散也"之意；其次结合汤药。散剂以散结攻毒为主，直趋病所。汤剂则可因病、因人、因证施治，以调补全身为主。汤、散结合，攻补兼用，则可包纳全身。当散剂作用较强时，汤剂的健脾补肾、气血两补等补益作用宜相对较为温和，作为散剂的缓冲。由于散剂相对固定，恪守攻毒目标不移，而汤剂则可随证而变，紧扣病情。是为动静相合，举措有制之法。

【病例一】

2001 年 5 月，山东龙口患者宋某某，男性，60 岁，原有慢性乙肝肝硬化，因渐感神疲乏力，腹胀如鼓，经 B 超检查发现右肝外缘占位性病变，肿瘤相关抗原 CA199、CA125、AFP、CEA 等持续性大幅升高，确诊为原发性肝癌，并于同年 6 月在北京佑安医院行肝癌切除术。术后肝硬化腹水等主要症状未能控制，每天抽出腹水 3000ml，次日辄复生 1500ml，故需两日抽取腹水一次。患者乏力、神疲、纳差、黄疸等症状未能缓解。经会诊见面色黯黄，形体瘦削，神识清晰，腹大如鼓，腹壁静脉充盈，下肢水肿。舌淡边缘瘀黯，舌苔白腻，脉象弦细。证属肝郁脾湿、气滞血瘀、痰毒结聚。拟先逐腹水，合以散结破滞、益气解毒。自拟抗癌散，结合参苓白术汤加减，是为汤粉结合。服药 3 天被告知腹水明显减少，各症状有不同程度缓解，纳食增加，精神增进，遂要求出院。此后每两周修改一次处方，病情渐次稳定。遂返回龙口，每两个月来京诊治一次，适当调整处方，生存10 年余因帕金森氏病乃殁。

【病例二】

北京房山区王某某，女性，B 超显示：门静脉：14mm，脾厚 54mm，肝内回声明显增粗，诊断为肝硬化。2006 年 7 月来院诊治。初诊可见明显腹水，下肢凹陷性水肿，面色黧黑，巩膜黄染，面颊及胸前皮肤可见 5～7颗蜘蛛痣，肝功能显示：ALT：280 单位，AST：320 单位；TB：45 单位，DB：36 单位，GGT：270 单位，ALP：450 单位；TBA：105 单位；乙肝病毒标志："大三阳"。自觉症状以神疲乏力、腹胀尿少、时或低热、下肢水肿、齿鼻衄血等症为主。脉弦细，舌淡苔薄黄，边缘瘀紫色。证属毒热内伏，湿热流连，气滞血瘀。拟宽胸解毒汤与鳖甲煎丸加减，双处方治疗。同时加服拉米夫定片，每日 1 片。坚持治疗 1 年后，病情逐渐稳定，腹水基本消失，自觉症状好转，肝功能渐趋正常。2011 年 9 月复查 B 超时发现左肝占位性病变，约 12cm×8cm，同时出现肿瘤相关抗原 AFP 升高至 1400单位，CA199：700 单位。但患者临床症状无明显增加。遂告知其夫，增加抗癌粉服用，并按期复查。3 个月后 B 超复查显示左肝占位性病变缩小为8cm×6cm，B 超大夫深感惊讶并询问曾如何治疗，答曰"服中药"。既有效，遂嘱其继续在汤药基础上合用抗癌粉，原治疗方案不变。2012 年 3 月复查 B 超，再度发现左肝占位性病变面积增大，至 16cm×13cm，其余指标无明显变化。自觉症状则以乏力，纳后腹胀为主。脉舌大致如前。遂增强抗癌粉的用药和口服剂量，同时将汤药也作了相应调整。以扶正、软坚、散结、化痰、解毒为主。采用大剂量灵芝，黄芪、当归、枸杞子、配以己椒苈黄丸，三子养亲汤，五味消毒饮等方化裁继续服用。2013 年 4 月经 B超复查，左肝占位再度缩小为 12cm×10cm，肿瘤相关抗原相应下降，肝功能基本稳定。

【病例三】

赵某某，男性，64 岁，患乙型肝炎 10 年以上，至 2002 年被诊为肝硬化，经常出现神疲乏力，腹胀纳少，大便溏薄，尿黄且少，齿鼻衄血等症状，遂来我院诊治。不久发现肿瘤相关抗原指标明显上升，AFP：2000 单位以上，CA199：1100 单位，CA125：920 单位。家人十分着急。但 B 超及CT 均未发现占位性病变。根据其临床症征，采用汤药一贯煎加减，配合服用抗癌散，1 个月后，肿瘤相关抗原 3 项指标均有所下降，肝功能基本正常，自觉症状以乏力神疲等症略见改善，齿鼻衄血减轻。遂在原方基础上加大灵芝剂量，抗癌散亦适当增量，3 个月后，肿瘤相关抗原指标接近正常，B超及CT仍未发现占位性病变，PVD基本正常，脾厚4.7cm，回声较前均匀，自觉症状相继好转。此后一直服用汤药为主，各项指标均恢复正常，自觉症状基本消失。到2013年6月，各项指标均正常。目前治疗已基本停止。

【病例四】

邵某，男性，山东省青岛某单位职工，年龄50岁，1999年逐渐出现腹胀进行性加重，伴有肝区疼痛，疲乏无力等症状，经当地医院及北京多家医院诊断为原发性肝癌，并予手术切除，术后即来我处治疗。其人面庞瘦削，眼凹深陷，舌色紫而淡，边有瘀条，舌苔白腻，脉象细弦。纳食尚可，二便调匀，睡眠多梦。给予汤粉结合治疗。汤剂予以小陷胸加枳实汤、五味消毒饮加灵芝、生黄芪、当归、枸杞子等益气养血之剂。粉剂则给予自拟之抗癌粉。服后3个月，体重明显恢复，食纳正常，精神改善。乃微调处方，继续服用。其间偶有肝功能异常，轻度升高等变化，但随汤药调整，相继稳定。2013年8月，自觉腹胀肠鸣，身体不适。经当地医院诊治，不除外肠道内出现转移病灶。随即赴上海东方肝胆病中心确诊。经最终确定，未见任何转移病灶，唯有肝功能波动。经与东方肝胆病中心协商，进行了肝脏异体移植术。术后恢复良好，未见肿瘤复发转移迹象。

【病例五】

伍某某，女性，现年66岁。10年前因接受输血感染丙型肝炎。近年来肝功能反复异常，经B超、肝功能、生化、血象等多方面检查确诊为肝硬化。遂接受中医中药治疗。察其面色晦黯，巩膜轻度黄染，舌色淡红瘀边，苔白微腻。自觉胃脘痞闷，精神疲怠，大便软或溏薄，尿黄而短，睡眠轻浅。予气阴两补基础上清热凉血、通络化瘀、调和肝脾。方用丹栀逍遥散、一贯煎及小陷胸汤加减。治疗年余。病情时好时差。2011年春，经B超及肿瘤相关抗原等项检查发现肝内占位，其人精神紧张不已。乃加用自拟之抗癌粉配合汤药治疗。1个月后自觉病情显著改善，经B超及肿瘤相关抗原复查，其肝内占位明显缩小已不明显，肿瘤相关抗原指标显著降低或恢复正常。此后3年，多次复查，B超无肝内占位描述，肿瘤相关抗原指标均在正常范围。遂自动停服抗癌粉。2014年2月，再次发现AFP及CA199等指标升高至150单位以上，CA125：611单位。再度要求继续加用抗癌粉。2014年4月27日复诊示：CA125降至259单位，AFP未降。临床症状好转。嘱继续服药。

自拟之抗癌粉系参照多种抗癌资料，结合临床实践，逐渐确定的、由大、中、小三种不同规格配制的中药散剂。小制剂内含有至少50味中药；中制剂含有至少60味中药；大制剂含有至少80种中药。共同采用高新技术研制成为可过 90 目筛的细粉剂。其基本组方原则为：气血、阴阳两补，软坚散结化瘀通络消痰去其实邪，加入具有专门抗癌效果的药物，结合患者的个体特点，或健脾疏肝，或滋补肝肾，或清热凉血，或清热解毒，或利水消肿，或温补脾肾等。经长期临床实践发现该粉剂对肝癌及多种癌症具有一定的抑制作用。其总的中期疗效（1～5 年）在 10％左右。仍需不断加以探讨，俾疗效进一步提高。

部分慢性乙肝患者在长期服用中药治疗的过程中也会发生肝癌，究竟与哪些因素有关呢？经回顾初步发现似与中药曾有一度停顿，饮食上的松懈、间或饮酒、偏于劳累，情绪波动等因素有关。例如北京石油大院李某某，患慢性乙肝、早期肝硬化近 20 年，曾长期服用汤药治疗。随着病情逐渐稳定，恢复了工作，频频出差，被迫一度停止了治疗并偶有少量饮酒。发现肝癌前一年半的时间已经检出 AFP、CA199、CA125、CEA 等肿瘤相关指标呈进行性升高，但多次 B 超、CT 或 MRI 检查均未发现肝内占位性改变。虽然已先机发制给予了中药抗癌粉，连续服用一年多的时间后，在几乎每月复查的情况下，突然发现肝内占位性病变。单位随即将其送至某医院进行手术治疗，但病情发展相当快速，仅仅一个月后即病故。军事科学院胡某某，邢台王某、平安保险孙某某等，都具备或部分具备上述诸因素，以及其他隐形原因，都值得进一步积累资料，做更深入的分析研究，才有可能使疗效稳步提高。

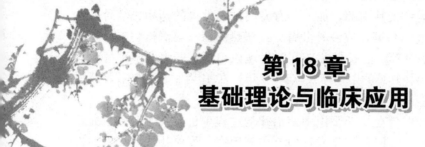

第18章
基础理论与临床应用

第1节　因人制宜是辨证论治的核心

　　疾病的发生和形成，是由多种因素作用于人体，又随人体的特异性而呈现一系列复杂反应的结果。因此，分析具体患者的情况并加以治疗，必然更贴切、更准确、更有效。承认疾病的共性，又强调患者的特殊性，就必须因人制宜。辨证论治即通过对具体患者的辨析以认识病情，从而施治的方法，故曰因人制宜是辨证论治的核心。拟就此问题略抒管见，以就正于同道。

一、临床所见

　　张仲景"伤寒论"首开辨证论治的先河，如同是外感风寒首分表实表虚，表实证中又有重、轻。重证宜辛温发汗重剂，轻证则宜微汗。此外尚有表寒里热，表寒里有水气、表实里虚、表邪侵入经输等证的不同。这些证的不同，基本上都是由患病的机体状况及其对病邪的反应性不同所造成的。因此，治疗的方法，就必须因人制宜，同中求异，辨证论治。人的禀赋有厚薄，体质有强弱，性情有刚柔，生长有南北，年龄有老少，性别有男女，感邪有轻重，对药物的反应有不同等，都是产生不同见证的因素。阴虚者，感邪后易于燥化热化，阳虚者，则易湿化寒化。即使同为阴虚，尚有轻重之异。对药物的耐受程度有别，故不能一概而论。以饮酒为例，或面红或面青；对某药，此过敏，彼不过敏。同理，对病邪的反应亦各不相同。如同为肝炎患者，有黄疸型者，无黄疸型者，暴发型者，亦有不经过急性阶段而缓慢起病者等。肾炎亦有急性、慢性、急进型、反复发作型等的不同。产生上述这些差异的原因何在？笔者曾就王权所报道的1250例经肝穿刺证实为慢性肝炎患者的情况进行了分析：其中除21例在急性起病时有黄疸，4例在病程中一度有黄疸外，余1225例始终无黄疸。在全部病例中，有 57 例为未经过急性期而缓慢起病者，而全部病例都转为慢性肝炎。说明无黄疸，缓慢起病与易转成慢性这三者有相关性。也与患者体质不同，阳气强弱等因素有密切关系。感染病邪后，临床表现急且重的类型比喻为"稻草式燃烧"的发病过程（有燃得快且猛、熄灭亦快的特点），将起病缓慢，症状不显，易转为慢性的类型喻为"油灯式燃烧"的发病过程。显而易见，二者所以不同，主要由于体质的差异。前者缺乏后者的那种缓冲的基质，后者则缺乏前者那种迅猛反应的品格。因此，对待上述不同类型的患者必须用不同的方法予以治疗。为了更好地说明因人制宜的问题，兹举病例一则。

患者薛某，男，58 岁，病历号 24922。经常脘痛腹胀已逾十年，迁延未瘥。近半年来，发作尤频，胀痛较重，曾往四军大诊治，经胃镜及钡剂造影等检查，诊断为肥厚性胃炎；连续用温中行气、活血化瘀药而乏效。1984 年 1 月，经 301 医院纤维胃镜检查示"萎缩性胃炎"，其病理报告云："胃（幽门口）及胃窦中部浅表性慢性胃炎，均伴有腺体增生"。于 1983 年5 月来我院求治。经检查，证实了"萎缩性胃炎"的诊断。据其舌淡，苔白根腻，得热则缓、遇冷易发等证，予黄芪建中汤温运中焦，治疗凡 50 日，效差。延另医诊治，予香砂六君子汤加沉香粉等温中养胃行气之品，则非但未解，且胀满益增，甚至双踝皆肿，遂转我科。经详询病史。知其素喜糯米甜食，每餐可食斤余，而平素性情平和、不易动怒；15 岁即结婚，10年前始有尿后余沥，腰部酸痛不耐疲劳。结合前医所治，脉证合参。定位；原发于肾，波及肝脾；定性：气阴两虚，气滞血瘀，内兼湿热。当不治胃而治肾，用丹鸡黄精汤，消胀散滋肾养肝，疏肝健脾通络，兼清湿热（方略）。仅服 3 剂，痛胀明显好转，服药半月后，病情基本稳定，偶有轻度腹胀，胀即脘痛，得矢气则解。乃于前方加消导之品，诸证悉平。治疗匝月，好转出院。半年后经信访得知，诸证稳定，未见复发。可见，了解其素体特点，重视因人制宜的方法，对提高临床疗效具有重要意义。

蒲辅周 1945 年在重庆治麻疹，岳美中 1956 年治乙脑，都曾据天时湿气偏盛而突出使用化湿的方药取效，此为"因时制宜"。但天时之某气偏盛，仍然要通过具体患者的临床见证才能为医者所识别。通过患者的相应见证（如缠绵不愈，身热不扬等）才能作出（湿气偏盛）的正确分析，并给予相应的治疗。著名老中医方药中教授常说：南人之舌多淡胖，北人之舌多红瘦；吾在川喜用乌、附，在京喜用生地。此为"因地制宜"。然在川之用乌、附，在京之用生地，绝非凭想象而云然。以南国温热，其人阳气向表而阴气内盛，故其舌多胖淡，北国多寒燥，其人腠理致密，阳气内郁而阴虚，故其舌多红瘦。地域有别，人亦有不同之反应。医者赖以识别者，人之证而已。

二、现代研究

韩氏曾报告了其使用强肝软坚汤所做的一则动物试验：一只 X37 号动物因剖腹活检时两次出血而影响了疗效，从而发现了伤肝因素对治疗有不利影响。但由于未能针对这一特殊情况加以处理，因此当其他试验动物普遍恢复的同时，只有 X37 号动物未能恢复。另在治疗慢性肝炎的临床观察中，曾遇一例晚期肝硬变合并门脉高压（多次呕血、腹水）、脾大肋下三指、脾功能亢进的病人，针对患者具体证候，在给予试验强肝汤 1 号主方基础上，加用健脾利湿药十余剂，则腹水渐消，脾脏明显缩小，以后连用数十剂，加用鳖甲、阿胶珠等，症状逐渐消失，连治半年多，患者可上班担任轻工作。这两例对比地说明：因人制宜，就是以具体患者的具体见证为依据，这是提高疗效的关键。

自 1958 年法国医生多塞发现了人类第一个白细胞血型后，研究人体白细胞抗原（HLA）已成为当今的热门。目前已检出的 91 种白细胞抗原可以分为 A、B、C、D、DR 等 5 个系列，每个人的 HLA 型也可以分为这 5 个系列，每个系列具有分别来自父母的两个抗原。所以，一个人最多可能存在着 10 种不同的抗原。由此可以推算出各种白细胞血型的数目竟达数十亿种之多。因此，在没有亲缘关系的人中挑选白细胞血型完全相同的两个人是非常困难的。通过 HLA 配型选择最合适的器官移植对象，在国外已成为器官移植前的常规技术。白细胞血型与某些疾病以及某些免疫反应也有相应的关系，如有 HLA-β27 抗原的人，得关节强直性脊椎炎的机会为其他人的一百多倍。有 HLA-β46 抗原的人较易发生鼻咽癌；中国人中有 β46 抗原的人远较白人和黑人为多，而鼻咽癌的发病率在中国也较高，这绝不是偶然的巧合。因此，HLA 的发现，为人的体质各个不同的理论又提供了新的证据。

三、结语

由上所述可知，人与人是各不相同的，研究人类对某一疾病的共同规律性，只是问题的一个方面。另一方面，则需要研究人对某一疾病的特异性，在治疗上即因人制宜的问题。这在治疗某些疑难重症上尤其具有重要价值。德国慕尼黑大学东方医学研究所的满昕博博士认为："所谓疑难病证，并非'集体的医学'，而是建立于免疫遗传学基础上的'个体医学'，即体质遗传学因素很重要。因汉方医学是个体医学，体质医学。……东洋医学的这种思想和哲学，对治疗现代疑难病症具有重要作用。"

辨证论治是中医学术体系中最可宝贵的内容，因人制宜则是它的核心。在目前中医的研究工作中，临床研究的重要性已经被再三申明，但因人制宜这一中医特色在某些医院中似不够突出。执死方以治活病的倾向仍十分严重。往往为了研究一方一药而不顾患者的具体情况一用到底，千篇一律，使治疗僵化。如能明确因人制宜的重要性而从对人体特异性的研究着手，从而摆脱旧的研究模式，则可望开辟出更广阔的前景。

第 2 节　湿与热相互转化

《金匮要略·黄疸》谓"黄家所得，从湿得之"，宗于此，后人遂将利湿法作为治疗黄疸型肝炎的基本治法。从临床实际来看，湿的确与肝炎发生发展变化的病机密切相关。肝炎患者往往具有乏力、纳差、脘闷、腹胀、尿黄、黄疸、舌苔黄腻或黏腻厚浊等湿浊阻滞见症，给予利湿剂，与病证吻合并有一定的疗效。

既然经典文献上记载的主因是缘于"湿"，那么"热"又从何而生呢？一般认为：湿邪蕴久可以化热，或一脏有热，一脏有湿，合而成湿热证，可见舌苔黄腻，大便干结或黏滞、臭秽，尿色深黄等症。刘河间认为不独湿可以化热，热亦能酿湿，六气皆可互相转化。但这一理论并未完全被后人所理解与接受。在自然界，暑往往伴有湿，所谓"阳明之上，燥气治之，中见太阴"（《素问·五运行大论》），白居易亦有"足蒸暑土气，背灼炎天光"的诗句。是说暑热下迫，往往能使暑湿蒸腾上发，暑热最甚之日，即湿腾最盛之期，名曰长夏。所以从自然界讲，热确实可以生湿。肝炎的临床治疗中，亦有此例。如患者李某，经肝穿刺病理证实为乙型慢性活动性肝炎。症见面萎少泽，脉细弦略数，舌质淡而黯。苔极为黏腻，ALT1600单位（原金氏单位）。起初根据脉舌，按清热利湿论治，舌苔不退，见症不除，ALT 亦不降。后又按气虚不能化湿辨证，予补气化湿法再治，仍告无效。最后，经详细询问病史和自觉症状，知其大便偏干且臭秽，伴有口渴欲饮，脉略数，遂按热毒中阻辨证，以清热解毒通腑为主治疗，一周之后，各症明显好转，黏腻舌苔大部退去，ALT 也首次降到 225 单位，再以原法原方治疗，肝功能完全恢复。HBeAg 阴转，临床见症消失，近期治愈出院。半年后经随访，知其病情一直稳定。

这则病例确与一般湿郁化热者见证不同：后者往往伴有大便如酱，溏而不爽等症，而且舌苔腻而不黏，本例则除大便干燥臭秽、口渴欲饮之外，其舌苔是以黏腻厚浊为特征的。

此例提示：临床上不仅可见湿郁化热，也可见到郁热生湿的情形。根据临床治疗的 100 例慢性乙型肝炎住院病例统计，湿浊偏盛者只占 31.3％，而热毒中阻者却占了大半，这种证候类型已经引起肝病界的重视。

第3节　久用苦寒，化燥伤阴

苦味药多性寒，故常苦寒并称。久用苦寒药，则有化燥伤阴之弊。故《温病条辨》往往在温邪入阴而见舌红阴虚之象时，及时剔除黄连等苦燥药。肝炎临证中，人们常常只注重苦寒药物伤气碍阳的副作用，而忽略其苦燥伤阴的不良影响。例如患者杨某（住院病历号 101576），经肝穿刺病理证实为乙型迁延性肝炎。入院以来，曾反复给予中药苦寒解毒剂，清热利湿剂等，但其 ALT 一直在 500 单位以上，未能下降。后又给予 6912 注射液静脉滴注（6912 注射液系由银花、栀子、黄芩、黄连等苦寒药制成）仍属无效。而且边滴注，边要求饮水，唇口焦燥起皮，舌体红瘦少苔，脉象细弦而数，属阴虚之证无疑。遂停止 6912 输注，改予滋阴养肝之一贯煎为主，燥象迅速解除，ALT 明显下降，旋即治愈出院。

如果将上例的见证视为热证，所用之苦寒药当能清解。而且 6912 注射液又为等渗液体，不仅其所含苦寒清热药可以清热，其水液也能滋润其燥，何以反见渴欲饮水、唇口焦燥起皮呢？舍"苦寒化燥"理论而莫得其解。

任应秋曾就"苦寒化燥"的机制解释为：寒则能缩，气血敛涩，故不能滋润而燥生。姑不论此解是否允当，但这种临床现象的确是存在的。过用苦寒，尚可出现心慌气短、心律不齐，或者似饥非饥、胃脘满闷难耐等异常感觉，大约均与其化燥伤阴有关。

第4节　燮理阴阳，以平为期

慢性肝炎患者最感苦脑的问题是症状的长期反复，指标（主要是 ALT）易于波动。最常见的原因为过劳、感冒或兼患他疾，精神情绪不安，以及药物因素等。

例如患者余某（住院号：89527）临床诊断为慢性活动性乙型肝炎，病程 12 年。起初，根据其畏冷，舌淡伴有齿印，脉细等，给予补气助阳与滋阴养肝药治疗，症状很快好转，ALT 从 500 单位升至 520 单位后又迅速下降至正常，并保持 3 次稳定，出院后，因精神情绪因素，ALT 升高。继服原方无效，改予清解为主后，ALT 仍继续上升。根据原来的辨证和用药情况分析，仍属阴阳两虚之证，由于精神因素的影响，虚象较前加重，故原方不再有效，遂加大助阳益气补虚培本药物的剂量，先服一周，再减量，酚加清解，ALT 方得降至正常。此后，在调摄精神情志，坚持服药及体育保健 3 方面均加以注意，病情一直稳定，终于使抗-HBc 及 HBsAg 全部阴转。

又如患者陈某，肝穿刺病例证实为乙型慢性活动性肝炎，入院后先后服用多种中西药物，ALT 未降，多在 200 单位上下波动，给予仙茅、仙灵脾等助阳益气药治疗后，ALT 升高至 2000 单位以上，症状亦较前明显。然后再改予清解剂，ALT 很快降至 130 单位以下，此时复加入仙茅、仙灵脾等助阳益气药，ALT 未再升高，一直正常且保持稳定。

患者周某，慢性迁延性乙型肝炎伴相关抗原性肾炎。入院前即服用地塞米松片，入院后给予中药治疗，同时递减激素剂量，其症状逐渐好转，ALT 降至正常。但当撤去其最后少量激素后，ALT、AST 均出现明显升高，伴疲乏无力，经再予辨证治疗，1 个月后又恢复正常。

令人深思的是：同一病例用同样两味药，此时使用，其 ALT 可不升高，而彼时使用，却可明显升高；病情已经平稳的病例，当撤去激素后，其 ALT、AST 竟可升高至 2000 单位以上；因情志因素的影响，ALT 升高，再使用原来的有效处方则变为无效，提高其补益药的比例，再予清解，则重新获效。这些现象都促使人们与中医"以平为期"的理论相联系。

"阴平阳秘"是一种生理平衡态。任何病态包括 ALT 的升高，都是这种平衡态遭到破坏的标志。以上 3 例，反映了中医治病是从整体出发，以寻求建立新的平衡态的支点。因此，一方一药，刻舟求剑式的治疗方法，经实践证明，是没有持久疗效的。根据我们对患者的随访观察，肝功能指标反复后，一般来说原处方不易取效，宜根据辨证所得，结合原方的主要作用，给予反方向的调整（如原方以清为主，即可改予补为主等）。除少数病人 ALT 会一度升高外，大部分病人反而下降。这种动中求静的方法，有助于缩短寻找新平衡态支点的过程，对于慢性乙型肝炎中、远期疗效的提高，有一定的临床意义。

因此，在慢性肝炎的治疗中，如何把握病情波动的先兆，揭示其规律性、克服其盲目性，是提高疗效的关键。

第 5 节　阴阳互根理论的临床验证

病例：孙某某，男性，40 岁，病历号：22632。患者自述心慌、胸闷，心跳慢反复发作 3 年，加重伴阵发性左胸痛 5 个月。经本单位检查心率 36～60 次/分，ECG 示有室性早搏，阿托品试验阳性。经用双嘧达莫、硝酸甘油、能量合剂、菖蒲片及活血化瘀中药治疗，心率增至 45～65 次/分。诊断为病态窦房综合征。后又经某医院诊断为心肌炎，心动过缓，曾给予口服泼尼松、阿托品等药治疗 40 天，症状略轻，但心率仅有 42 次/分。遂转我院诊治。目前情况：心慌气短、胸闷不舒，神疲乏力，动则加重。心痛阵作，痛如针刺，甚则彻背而痛，放射至左手指；肢冷畏寒，头晕耳鸣；纳食、二便及睡眠均可。T. 36.4℃，P. 42～52 次/分，R. 24 次/分，Bp：120/80mmHg。舌略胖，边有齿印，质黯，苔薄白，脉沉迟无力。有时出现结、代脉，ECG 示：窦性心动过缓，阿托品试验阳性，远达心相：心脏轻度扩大，上腔静脉影轻度扩张，血脂 720.9mg％，TG：153.8mg％，脂蛋白比浊 515mg％。诊断：病态窦房综合征（冠心病）。中医辨证：心肾阳虚兼血瘀。拟益气温阳、补肾活血为法，以麻黄附子细辛汤加味（麻黄 6g，熟附子 10g，细辛 3g，黄芪 30g，桂枝 10g，仙茅 12g，仙灵脾 12g，肉苁蓉 15g，丹参 30g，赤芍 15g）。自 1982 年 10 月 28 日始服上方，西药保留泼尼松 5mg，2 次/日。服上方 3 剂后，症状减轻，但仍有左胸痛，每 4～5 天发作一次，P. 48～54 次/分，乃加活血化瘀药"冠心Ⅱ号"静点，8g/日，共 10 天，胸痛明显减轻，早搏减少，但心率无明显增加，活动后心率波动于 48～56 次/分。12 月 6 日，证见畏寒肢冷，气短喜温，脉沉迟无力，苔薄白，仍宗前法：麻黄 10g，细辛 9g，熟附子 15g，吴茱萸 12g，干姜 12g，桂枝 10g，麦冬 12g，丹参 20g。上方服 10 剂后，畏寒减轻，手足转温，时感头晕乏力，心率增至 60 次/分，脉沉细无力，舌苔薄白。遂仍在原方基础上加黄芪 30g，党参 15g 以益气，心率渐增；并观察到服中药半小时、1 个半小时，心率较服药前明显增快。可达 60～62 次/分。但患者出现口干，遂加入玄参 10g，口干乃消失。体力及活动耐受力增强，心慌胸闷缓解。气短乏力及畏寒肢冷等症明显减轻。泼尼松由 10mg/日减至 2.5mg/日，心率在 58～62 次/分之间；蹲起运动 10 次后可增至 86 次/分。较治疗前活动后 54 次/分显著增加。阿托品试验（1mg 静注）：给药后最高心率达 84 次/分，较治疗前的 68 次/分明显好转；于 1982 年 12 月 26 日出院。

于上例可见，初用益气温阳之剂未能取效，但加用温肝之吴茱萸、干姜及参、芪之后，在心率有所增加的同时也出现了口干，此为阴伤自救之征，还是过用温热所致？抑或原有阴虚？由于患者以气虚为主，其阴虚见证被气虚见证所掩盖；当进一步益气温阳，则气盛伤阴，使原来处于隐匿状态下的阴虚证开始显露，因而出现口干。设若此时一味温阳益气，其阴虚见证势将进一步增多并趋于严重，就可能造成变局，从而使病情更加复杂化而影响对主证的治疗。当及时加入麦冬、玄参，非但未影响益气温阳的效果，反使心率较前进一步增加，口干缓解，疗效得以巩固。由此可以得到两点启示：

1. 从理论上说，阴为阳之基，阳为阴之用。阴阳互根，精气互化。阴损可以及气（阳），阳损亦可及阴。其虚者当伴有一定程度的阴虚，阴虚者当伴有一定程度的气虚。在久病的患者中尤为常见。但气阴两损中可能一方隐匿，一方明显，也可互见。因此，在治疗上要从阴阳互根的理论出发，以气阴两补为基础，而又需有所侧重。

气阴两虚证在各种慢性病患中一般居多数，如据黄松章报告：在 56 个病种的 450 例病例中，阴阳两虚、气阴两虚证居多数。我院在收治慢性肾炎的患者中也发现 53 例慢性肾衰竭的患者中，属气阴两虚证的有 33 例，占 62％以上。有人通过对冠心病阴虚和阳虚患者血液流变学的观察发现：治疗阴虚的患者用气阴两补的方法可以获得更好的滋阴效果。而在病态窦房结综合征的治疗中，采用麦冬、百合、玉竹、女贞子等滋阴药于补气药中，亦多能取得良效。周蔼祥在运用中药为主治疗慢性再障中提出补肾需辨明阴虚或阳虚，但不能走极端。因为滋阴药阴柔遏伤阳气，温阳药对阴虚内热者易致助热动血。因此，亦倡阴阳两补并有所侧重的治法，可以有利于补阴或温阳药物的作用得以更好发挥。所用大菟丝子饮及治阳虚证的"造血 2 号方"都有滋阴补阳两类药物。但药味配伍各有侧重。实践已屡屡证明其有效性。

2. 任何疾病的临床表现都处于不断地变化和相对静止两种基本状态中。尤其是许多慢性久病的患者，有易虚易实，易寒易热的特点，临床表现上往往虚实夹杂，寒热并见。因此治疗上不能绝对化。常常攻补兼施、寒热并用，动态地进行调适。这是中医治疗中疗效能否提高的重要因素之一。例如患者霍某某，（病历号：24787）类风湿性关节炎，临床表现以各关节疼痛拘挛强直为主。半年来低热不退，每至午后，体温便升高至 37.5～38℃，伴有烦躁咽干等症。曾用益气祛寒止痛及气阴两补祛寒止痛通络等法治疗，但体温始终未能降至正常。据分析，患者虽为气阴两虚之体，但内有郁热、外有寒湿，纯于散寒除湿则助其热势，伤其阴液；单以寒凉清之，又有遏气伤阳之忧。遂在气阴两补的基础上，仿二辛汤意（细辛、石膏）加川乌头、四妙散寒热并用，体温乃得正常，关节拘挛疼痛好转，食纳增加，可以独自下床活动。这种寓清于补的方法也是以阴阳互根理论为基础，采用燮理阴阳的方法来调整全身总体的阴阳，使之平衡而取效的。沈自尹运用冷压试验揭示了阴虚者多兼肝阳亢，肾阳虚者多兼脾阳虚，肾阴阳两虚虽有以肾阳虚偏重者，但由于肾阴亦虚，故可见肝阳亢；肾阴虚偏重者，由于肾阳亦虚，故可见脾阳虚的现象。证实了肾阳虚偏重者与肾阴虚偏重者确有两级分化现象。但肾阴虚之兼肝阳亢者以及肾阳虚之兼脾阳虚者，其冷压反应可被肝脾二脏的反应所掩盖。因此，冷压试验可反映整体阴阳的动态倾向。在用药过偏时会出现阴阳转化的迹象，而这种阴阳转化是在同一物质基础上，即在阴阳互根的基础上，临床上所用寒温并进，攻补兼施，升中有降，降中有升，开中有合，合中有开，进中有退，退中有进，清中有温，温中有清等法，均含有阴阳互根思想。只有在理论上明确了阴阳之间的相互依存，相互转化的关系，才能避免在治疗上的绝对化。

第6节　治未病与先机发制

任何疾病的发生发展与传变都是从"极微极精"的变化开始的。虽然微妙和复杂，但亦有一定规律可循。一旦窥破，就可把握契机，做到先机发制。医者中能救治疾病于萌芽状态的，古人誉之为"上工"。《黄帝内经》屡屡提及"上工治未病"，告诫不要"斗而铸兵"；阐明"五脏相通，移皆有次"等，目的都在于阐述这种治未病的医学预防思想。

前人在这一理论的运用方面亦卓有成就。如自张仲景提出"见肝之病，知肝传脾，当先实脾"之后，使这一理论更加具体化了。嗣后，宋代钱乙又在此基础上提出："肝虽胜肺，肺怯不能胜肝，当补脾肺治肝。益者，母令子实也。"从而成为后世"培土生金抑木"的所谓"隔一疗法"的开山。叶天士在治疗温热病的过程中，深知疾病传遍之骤，伤人之速，往往通过望舌验齿等方法察其津液存亡，提出"务在先安未受邪之地"的主张。这些都是传统预防思想的表现。《黄帝内经·素问·刺法论》就有"不施救疗如何可得不相移易者"这种极为明确的预防思想；这在具有传染病流行的上古时代，尤其难能可贵。

《黄帝内经·素问·五运行大论》以五行的生克乘侮关系，阐述了疾病传变和相互关联的关系，所谓"气有余则制己所胜而侮所不胜；其不及，则己所不胜侮而乘之，己所胜轻而侮之"。从某种程度上表达了对疾病演变规律动态变化的推导，并引出先机发制的临床指导原则。临床上所谓"虚"是指精气虚；实言邪气实。如肝虚之证，在补肝的同时，当考虑到"其不及"则"己所不胜"之肺将"侮而乘之"；"己所胜"之脾（胃）将"轻而侮之"；因而宜兼治肺脾（胃）。反之，当肝实时，由于"其有余，则制己所胜而侮所不胜"，就会波及肺、脾（胃）两脏。故在治肝之时，当兼补肺脾，以防其乘侮。例如临床治疗一许姓患者，24岁。患慢性肝炎3年余，除有疲乏、肝区疼痛、纳差、苔黄等症征外，更兼见失眠及低热。虽累经治疗，却缠绵难愈。体温多在午后开始升高一般波动于37.2～38℃之间；肝功能检查 ALT280 单位，脉象弦细少力，舌红瘦少津，唇色红。辨证为肝肾阴虚而以肝阴虚为主。投以天王补心丹等方，前后共服10付罔效。三诊时证同前述，即按先机发制的原则，在治疗肝虚时兼清其所胜所不胜的肺、脾（胃）两脏，拟于前方佐入竹叶石膏汤肺胃两清，以防其乘侮。药服 3 剂，诸症明显好转，低热已控制在 37～37.2℃之间，睡眠食纳均有改善。肝功能复查：ALT 降至 80 单位，仍宗前法，原方再服 1 周，低热未发，每晚可睡 7 小时许。精神好转，改予黄精汤调养肝脾，以善其后。

第 7 节　驾驭标本缓急

中医在临床治疗上有着丰富而精彩的理论阐述，其中关于"急则指标，缓则治本"的论述已是医者皆知。随着温病学的兴起和发展，还出现了"治病留人"和"留人治病"等颇耐人寻味的治疗原则。

从理论上来说，所谓"本"，即根本，也就是病因。但致病因子有客观因素和主观因素两类。以乙型肝炎为例，"本"即乙肝病毒，感染了乙肝病毒而出现的临床症征则为"标"。如果不是"治病必求于本"，仅仅只注重标，就会以针对患者的种种临床表现为主，进行所谓的"对症治疗"。然而所有的"标"征，都源于"本"的内在变化。正如《黄帝内经》所言："形精之动，犹根本与枝叶也。"在临床上，许多疾病具有复杂的演变过程。一般来讲，原发病为本，继发病为标。从正邪主次而言，正气为本，邪气为标。从阴阳的角度来说，阳气为本，阴液为标。凡此之类可以概言为：起主导作用，关乎人之生死存亡的因素是为本，其他因素则为标。但在某些情况下，次要矛盾可能转化为主要矛盾，主要矛盾则退居其次。此时就不能墨守成规，必须视具体情况而变。这就是"急则治标，缓则治本"的原则。

1985 年初夏应海军总医院之邀前往会诊，患者为青岛某海军学校领导。病人面色黧黑，腹大如鼓，腹部皮肤可见明显静脉扩张，肋弓消失，腹水征阳性。诊断为肝硬化失代偿期，门脉高压，腹水。舌瘀紫无苔而干，两手脉弦滑。此前曾多次服用滋阴养血的中药，胀满未减，食纳呆滞，尿少色深黄，大便量少而频数，口鼻衄血。以证来看，显然属阴血不能上承之象，然一味给予滋腻阴柔之味，阳气如何布施？腹中水饮遇阴寒之物如何得去？腹水阻于中上两焦，气血津液俱不得升降，故饮食不进，腹胀不除，津液不润，舍腹水之证而滋其阴液，是舍本逐末之计。当下标急者为腹水之证，急则治标，缓以固本。给予"二五合剂"即五苓散与五皮饮联合运用，并酌加黑白丑粉少量随汤药冲服，辅以孙思邈"千金鲤鱼汤"。两天后再诊，腹水大部退去，肋弓显露，尿量增加，胃纳改善，舌苔较前润泽。遂在原方基础上撤去黑白丑粉，加入百合、芦根养护其阴，病情则开始稳定。乃适当转为软坚破瘀散结之药，缓缓调理之。

吴鞠通《温病条辨》中指出，温邪害人，导致死亡者有五，其中所谓"化源绝者死"为"第一死法"。本例患者病情笃重，水患横亘于中，上下交通受阻，气津难以布化，故舌面干燥无苔，饮食不进，显然属于化源将绝之象，急下去水，则邪去正安，化源得继，津液乃生，亢害承制，此其时也。若以舌面干燥无苔而痴补其阴，则速其死也。这是急则治其标，缓则谋其本最典型的临床病例，值得玩味。

第8节　临床上的攻邪补虚

虚则补之，实则泻之，为治疗的基本大法。但必须以正确判断病证的虚实属性为前提。细玩《黄帝内经·素问》所谓"邪气盛则实，精气夺则虚"，则知实证者，其主要矛盾方面在邪气的有无；虚证者，则在于精气亏损的程度。有邪则当攻，正虚则宜补。虚而攻之则挫伤气血；实而补之，则适足资寇。谓之"虚虚"、"实实"，为治疗之大戒。

一、虚实不论久暂，有邪则攻，正虚则补

病例一：陈某某，女性，36岁，1975年12月初诊。患者素体羸瘦，工作环境较冷，3天前因感寒，头痛鼻塞，清涕如水，曾服去痛片、四环素无效。继服九味羌活汤发之，至汗出如洗，喷嚏频仍，可连发40余次，头昏，两目难睁，喜暖畏寒，四末厥冷，舌淡红，苔薄白，中部稍腻，脉细数；与《伤寒论》"脉微细，但欲寐"之太阳、少阴两感证相符。急予再造散、四逆汤出入，重用姜、附，服1剂，则嚏止肢温，两目得睁，畏冷解除。继进1剂，则诸证悉平。

病例二：焦某某，女性，42岁，病历号24905。患者于1973年10月因外感咽痛两周后出现血尿，当时诊为"泌尿系感染"，"肾炎"等症，给予呋喃旦啶，及青、链霉素等药治疗无效。嗣后血尿间断复发，迁延10年之久。于1983年7月来我院住院治疗。目前情况：反复血尿，每因外感劳累或患它病而发，畏寒自汗，短气乏力，双侧少腹刺痛，右侧为甚，压之更痛。腰骶坠痛，口渴喜饮，时或口臭，有时低热，尿液混浊色赤。膀胱镜检查无阳性发现，肾盂造影示右侧肾盂未显影，同位素肾图示：右肾清除功能缓慢；CT扫描除外占位性病变，腹平片未见结石影。OT试验阴性，尿抗酸菌检查阴性，红细胞沉降率52mm/h，尿常规示：尿蛋白（＋＋），白细胞1～2，红细胞满视野，无法计数。舌黯而淡，苔薄白根部略黄，脉虚细而数。拟诊为慢性肾盂肾炎。中医辨证为脾气下陷，摄血无权。予补

中益气汤，则口渴加重，尿血无改善，再予滋阴活血之血府逐瘀汤，则血尿有加重之势。而口渴等症仍未能除。乃予日本人矢数道明之经验方：猪苓汤与芍药甘草汤并用，血尿略有好转。但口渴、腰腹疼痛等症依旧。改予参芪地黄汤、五味消毒饮出入治之。服 4 剂后，腰骶坠痛及少腹刺痛明显好转。口渴减轻，脉转平缓。但尿常规检查示：红细胞仍在 100 个左右。蛋白（＋）～（＋＋）之间。遂停补益之剂，而予升清降浊汤（淡豆豉、枳实、清半夏、通草、生甘草、滑石、没药、荷叶）服 24 剂后、症状进一步好转，面色较前略润，低热、口渴、口臭及腰坠、少腹刺痛均消失或大减；10 月 7 日、10 日之尿常规：蛋白（＋），红细胞 2～4 个。

于上两例可见，或补或攻，未必拘泥于病情久暂。例一虽系感寒暂病，但因素秉薄弱，发表祛风等药治之不效，予益气回阳温经之法后，即得速愈。例二虽病延十年，虚象毕露，但投益气则口渴，滋阴活血则血尿反重，改予清热解毒利湿，则症状大减。以效测证，并据其口渴口臭，少腹刺痛拒按尿液混浊而赤等症，知其为湿热毒邪内伏，久伤阴络而尿血。遂减除补药，取清轻通利之剂，调理三焦气机，清其湿热，则症状即见好转，尿检明显改善。由此可见，病延十年，但虚不掩实，实则攻之，邪去正安。故为医者不可拘于"暂病多实，久病多虚"之说而贻误战机；攻，则以有邪无邪为依据；补，则以有无虚证为准绳，不以病程久暂为左右。

二、虚实宜分标本，勿以赢状定论

病例三：娄某某，女性，35 岁，病历号 23651。患者素秉沉郁，于 3 年前无明显诱因出现乏力、心悸、气短等症；3 个月前感上腹胀痛，自己扪及包块，经查：肝脾均肿大，脾在左肋下 8.5 厘米，质硬无压痛，肝功能检查正常。血象：血红蛋白 7.7g％，白细胞 295000，幼稚细胞 53％，血小板 20 万，网织红细胞 1.0％，根据血象，白细胞分类及骨髓象等检查，诊断为慢性粒细胞性白血病。由山东医学院转我院治疗。目前情况：形瘦神疲，心悸口苦，手足心热，脘痞纳差，胁胀胸痛，动则汗出，月经量多，色红有块，脉弦细数，舌边尖红，苔白微腻。综合脉证，当属肝郁化火成毒，毒火内伤气血，久而成癥。以清肝解毒之青黄 1 号片治疗。平均每日服药 13.5g，用药 7 天后自觉症状即有改善，心悸气短乏力减轻，脾脏由肋下 8.5cm 缩至 4cm，血红蛋白 8.7g％，白细胞 230000，幼稚细胞 44％，坚持服用本方 73 天，患者临床症状消失，精神转佳，乏力纳差均有好转，脾脏已回缩至正常，血红蛋白 9.2g％，白细胞 8500，分类中未见到幼稚细胞，骨髓象符合完全缓解标准出院。

考前贤论癥积之因凡三：一为寒湿不节，二为饮食偏嗜；三为情志抑郁。皆可造成脏腑气血虚弱，久则因瘀成癥。如食癥、米癥、血癥之类，治疗不外调补脏腑，活血化瘀，消癥散结诸法。结合例三可知，其病因方面，肝郁化火生毒是产生脏腑气血虚弱的原因，也是产生癥积的原因。虚象和癥积是标，肝郁化火成毒才是本。见证方面，虽然有面色苍白、气短乏力，动则汗出等气虚见证，但尚有脉弦细数，舌边尖红，口苦等肝经郁火见证。另一方面，虽然胁下有痞块癥积，但却未见一般癥积患者常见之皮肤色黯、肌肤甲错、舌瘀或赤缕红丝等见证。可见，本例与一般气虚和癥积见证不同。以清肝解毒立法，药取青黛、雄黄两味，力专用宏，故能起三年沉疴与一方。设若惑于虚羸，动辄言补，或单纯活血化瘀，恐难奏效。

三、攻之得当为补，补之不当反伤

古来有以补为高，以攻为卑的传统偏见。是只知补之为利，不知补之为害也。吴又可云"有郁不除，淹滞日久，必至尪羸……今投补剂，邪气益固，正气日郁，转郁转热，转热转瘦，转瘦转补，转补转郁，循环不已，及至骨立而毙"（《瘟疫论》），深知误补留邪有严重危害。张从正更以先治其实，后治其虚者为"良工"，以"纯补其虚，不敢治其实者"为"庸工"，指出"医之道，损有余，乃补其不足"，认为攻邪在治疗中有积极意义。

病例四：张某，女性，14 岁，1983 年 5 月初诊。患者于今年初出现全身黄疸，乏力、厌油、胁痛，经某医院检查，诊断为急性黄疸型肝炎收住院。给予中西药物治疗 4 个月后，症状无明显改善，黄疸未退，遂转我院门诊治疗。来诊时，巩膜皮肤高度黄染，肝在右肋下 2.5cm，质软，轻度触痛，肝功能检查：黄疸指数 25 单位，凡登白试验呈间接与直接反应阳性，ALT510 单位，TTT 12 单位，TFT（＋＋），HBsAg（－），诊断同前。目前情况：乏力、纳差、胁痛、厌油，舌红，苔黄腻根厚，脉滑稍数，证属湿热蕴阻中焦，给以大剂茵陈蒿汤加清热解毒之蒲公英、大青叶服 7 剂后，黄疸明显消退。原方再进 7 剂，诸症减轻。证既属实，湿热为患，又迁延失治 4 月，当清气及血。三诊乃与前方加凉血活血解毒之紫草、丹皮、丹参，再服 15 剂，则黄疸尽退，体力及精神大增，复查肝功能除 TTT7 单位外，各项指标完全恢复正常。以参苓白术散加茵陈益气调脾为主，仍佐以清热利湿，服至 8 月中旬，复查各项指标均正常，体重增加。

临床发现，在湿热黄疸患者中，过早加入参、芪，往往延缓恢复。按此例，黄疸迁延 4 个月未退，究其原用处方，与过早加入参、芪及清热解毒药力不足，更因中西药物杂投，以致湿热蕴阻中焦，肝脾失和有关。病邪未去而早投补剂，湿热壅遏，气机滞塞，毒邪深伏，故辗转反复，迁延不愈，是误补之害也。予大剂清解之剂后，湿热得去，肝脾调和，疾病向愈。

四、虚实夹杂证，法宜攻补兼施

张从正云："夫病之一物，非人身固有之也。或自外而入，或由内而生，皆邪气也。邪气加诸身，速攻之可也，速去之可也，揽而留之何也"（《儒门事亲》卷二），强调了攻邪的重要性。然正邪有密切关系，正虚邪易凑之；邪气所加，则正气渐虚，正气既虚，邪尤难祛，复成虚实夹杂之证。因此，攻补之法，宜针对病情，有的放矢，不可偏废。

病例五：丁某某，女性，42 岁，初诊 1982 年 12 月。患者 8 个月来反复尿频尿急，腰痛，少腹坠胀。尿常规：蛋白（＋），白细胞 0～6 个，红细胞 0～2 个。予滋阴解毒之六味地黄汤，五味消毒饮治之，可令症状迅速缓解。但每及感冒，先发咽痛，上证随即复发。每月可反复 2～3 次。辨证属下焦湿热兼脾肾气阴两虚。以攻补兼施为大法，除继服六味、五味合剂外，再加服玉屏风散加味胶囊（黄芪、白术、防风、蚤休、射干、元参）连服 20 余日，感冒咽痛未发，症状亦未见反复。尿检全部正常。乃恪守此法治疗两个月，每周复查尿常规 1 次，连查 6 次全部正常。于 8 月中旬查爱迪氏计数亦在正常范围之内。9 月初，因事奔走劳累再查爱迪氏计数及尿常规，仍全部正常。

小结：古人对毒邪犯人早有认识，《诸病源候论》论及"毒"、"邪"者比比皆是。《无求子活人书·伤寒十劝》中既有"伤寒当直攻毒气不可议补"之论，张从正亦指出"唯脉脱下虚无邪无积之人，始可议补"（《儒门事亲》），亦不废弃用补但尤重祛邪。结合临床，肺炎、肝炎、肾炎、胃肠道感染及某些血液病等，虽见证各异，但病起至慢性，攻邪解毒不失为首要一法。重视攻邪，又反对恣意攻伐不顾正气；既重补虚，又不盲目壅塞，对防治各种疾病都具有重要的理论与实践价值。

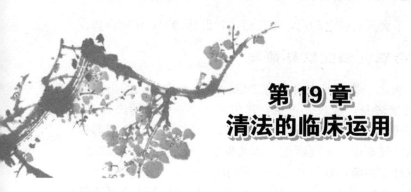

第19章
清法的临床运用

　　清法是针对热性病变，包括由各种致病微生物、发热源、代谢性发热等导致的疾病，符合"热者寒之"的治疗原则。肝病的临床中"清法"及其方药的选择和配伍，对于病情的改善有着重要的意义。参考《伤寒论》、《金匮要略》、《本草纲目》、《圣济总录》等中医经典著作有关黄疸方药使用的情况可知，绝大部分药物都属于清热类，并以清法为治疗的主要方法。但临床上，湿热、湿毒、痰湿、痰热、血热、阴虚内热等各种类型的热证常常混合出现，治疗上亦大有差异。因此，讨论清热方药的具体运用颇有意义。

　　既然湿热毒邪内侵是发生肝炎的基本原因，而湿热毒邪又具有缠绵难愈，易于深伏的特点，因此针对病因，运用清法治疗本病，直接影响着疗效的优劣，值得加以探讨。

第1节　清热解毒利湿法的运用要点

一、病本于毒，清利兼用解毒

　　由于本病病因为湿热毒邪内扰。因此，在运用清热利湿药物为主的同时，多数人主张选用某些解毒专药，以加强对湿热毒邪的清解作用。长期以来，至少发现了数十种对肝炎有效的解毒药物，如板蓝根、田基黄、虎杖、白花蛇舌草、茵陈、红藤、鸡骨草、地锦草、虎杖、金银花、叶下珠等。这些药物，大多具有苦寒清热之性，在临床上与它药伍用，多能取得较好的疗效。朱氏（朱曾柏．中医杂志．1982，9.）强调在本病的整个治疗过程中均须配合运用清热化湿解毒之品，如贯众有治"腹中邪热气"的作用，用量常为15g左右。又如丹皮被认为是清肝凉血解毒佳品，能凉血活血生血，除烦热，善行血滞，用量亦在15g左右。姜春华亦同意此看法。所谓"病本于毒，应重治本"，其清热解毒之药首选苦参（《中医专题讲座资料汇编》）。有人用"蒿黛清解汤"，以青黛、青蒿等为清解主药，在25例急性传染性肝炎的治疗中，一个疗程治愈者（10～15天）占17例。反映了清热解毒药物在治疗本病中的积极作用。方药中亦重视对解毒药物的选择运用，最常用者为升麻。《神农本草经》谓其有"辟瘟疫瘴气，邪气蛊毒"，"时气毒疬"之功。张仲景治阴阳毒之升麻鳖甲汤重用至二两（相当于现制30g）；钱乙治小儿麻疹之升麻葛根汤，刘河间治雷头风之清震汤以及宋代《圣济总录》黄疸门所载治湿热黄疸多用升麻或以升麻伍用葛根等看来，升麻之解毒作用殆无疑义。例如北京儿童医院技师郭某，患慢肝，ALT升高至300单位，曾以清热利湿等法治疗未能取效。即在复方中投予升麻至45g，ALT乃得下降，余证亦随之好转而无副作用。临床运用时，常以升麻葛根汤与其他清热利湿药物配合，加入扶正的方剂中使用。据统计，在方药中教授治疗的、记录比较完整的45例慢肝中，使用升麻葛根汤的就有39例次，可见其对升麻为解毒药物的重视。解毒之药多具苦寒之性味，寒可清热，过则伤气，苦能燥能降，过则伤阴。因此，运用苦寒清热解毒之品不可孟浪从事：对小儿及脾胃素虚者，尤应谨慎。但对病初湿热毒邪熏蒸明显的患者，又宜针对病邪，大胆使用，不可畏首畏尾，坐失良机；或急于进补，闭门留邪。

二、邪有浅深，治当分辨层次

由于患者阳气有强弱，对湿热毒邪的反应亦不同。正如叶天士所谓："在阳旺之躯，胃湿恒多；在阴盛之体，脾湿亦不少。"肝病有黄疸、无黄疸、急黄等的区别。一般来说，湿热明显的阳黄经清热利湿剂治疗，多在10～20天可使症状消除或治愈，相对不易转为慢性；而无黄疸型不出现湿热熏蒸，呈湿热内蕴，湿热多偏于下焦，有易波动反复并转成慢性的特点。因此，湿热毒邪常因人阳气的强弱而有在腑、在脏、在气、在血、在上、在下之分。一般而言，阳黄病多在腑，无黄病多在脏。刘河间谓"五脏属阴而居于内，六腑属阳而在外"，其治法当"小热之气，凉以和之。大热之气，寒以取之"，示分清层次浅深施治。但在腑在脏又可兼见，同时其见证在接受治疗前又不容易完全辨清，常常随着治疗逐渐显现出差异性。如部分病人好转，而另一部分病人则可能效不显著。此时若不加以区别，继续给这部分无效或低效者以苦寒阴凝之剂，就会导致病情反复，延缓其恢复。因此，通过患者对治疗的反应以判断病位之深浅与上下，是提高急性期疗效的关键。如周氏即认为应将急性黄疸型湿热偏重与湿热不明显者加以区别（周仲瑛.浙江中医杂志.1981，5：205.）。李氏（李文耀.江西中医药.1981，4：38.）则认为黄疸型者病在胆胃之腑，无黄疸型病在肝脾之脏，两者各有侧重。方药中对有黄者（阳黄）用清肝和胃汤，主清肝胆郁热兼疏肝和胃，以治腑为主；对无黄者，则用加味三仁汤调和肝脾，化脾湿以疏肝郁，以治脏为主。在层次方面，尚应分清热重或湿重，这反映了阳气的强弱。对热重者要注意清热护阴，对湿重者要注意化湿护阳。否则热偏盛者因利湿太过，就会重伤阴液使热更盛；湿偏重者，因清热太过而再损其阳，使湿更难化。在分辨热重湿重时，尤当注意偏热的诊治。因为热为阳邪，阳热偏亢易致灼阴、伤气、动血、扰神等变化。一般来说，热偏重者多用通腑泄热法，如茵陈蒿汤，大黄硝石汤等，有迅速祛邪外出，清除里热，保存正气之效。这是区分湿重热重的又一深义。

三、苦寒勿过，变用甘寒或苦辛

由于湿热毒邪内扰，易生肝郁脾壅等见证，这是造成病情进一步发展的脏腑病理基础。因此，在使用清热利湿剂时，须注意寒而勿滞，凉而勿凝。赵献可谓："凡湿热之物，不郁则不黄"，与仲景所谓"瘀热在里身必发黄"同义。湿为阴邪，最易阻遏阳气，倘用一派阴凝之药，其阳气必然更难宣通。故蒲辅周曾以白虎汤为例，强调该方所具有的辛凉作用正是取得疗效的关键。倘不知用辛散之品，则成"死白虎"。通观许多苦寒清热利湿药物，如茵陈、金钱草等所具有的利湿作用本身，即可通阳气，与叶天士所谓"通阳不在温，而在利小便"同义。许多老中医在组方时，都以苦寒配伍辛散药物，如潘澄廉以山栀和郁金为基本方；姜春华以山栀、丹皮、川朴、郁金为主，方药中以夏枯草、茵陈、柴胡、郁金、连翘等为主。但苦寒药物不仅能化燥伤阴，亦能伤气，对某些阳气偏弱者，常能影响疗效。因此，采用苦寒与辛温药物配伍的苦辛通泄法，寓辛开于苦降之中，对于阳弱气虚而湿热胶结较重的病例，可以加快除湿退黄的过程。如时振声以小陷胸加枳实汤治疗急性黄疸型肝炎（总胆红素 4.1mg％以上者）其退黄效果较同期茵陈蒿汤组为快。在运用苦寒药物治疗过程中，部分患者出现纳差、腹胀等脾气不振的症状，在改予苦温渗湿之三仁汤或藿朴夏苓汤后，可使病人恢复加快。对于素体阴虚或过用苦寒化燥伤阴而兼湿热内蕴者，一方面要清其湿热，另一方面又不能重伤其阴。针对这种病机，可用甘寒清热利湿法来治疗，取其寒能清热，淡能渗湿，辛能散郁，甘能润养之功。如方氏选用《温病条辨》之三石汤，仅用其中三石，即石膏、滑石、寒水石，与滋肾养肝疏肝的扶正方药如加味一贯煎等伍用。据临床观察，对改善患者的精神、食欲和肝功能等方面，有较好的疗效。但甘寒清热亦不可过用，俟湿热一去，即应停用或改投轻剂如六一散之类，防止伤其阳气。总之，清热解毒利湿法包括苦寒、甘寒与辛开苦降等内容，后两者是苦寒法的变法。三者虽各有侧重，但可配合或交替运用，务使祛邪必尽而正气不伤。而值得注意之点是：各种治法是以临床疗效的优劣来判断的，其本质必须符合人体正气与病邪之间的变化规律。运用之妙，全在识病之深。

第 2 节　清热解毒通腑法的运用要点

治疗湿热黄疸时，应高度重视对热偏重患者的观察和治疗。一般而言，有黄疸者虽较无黄疸者疗程相对为短，但重症肝炎高黄疸者则有病情迅速恶化、出现危象的一面。古人对黄疸迅速加深而发生昏迷的患者，称之为"急黄"、"瘟黄"。如《诸病源候论》谓"脾胃有热，谷气郁蒸，因为热毒所加，故卒然发黄，心满气喘，命在顷刻，故云急黄也"；《明医杂著》卷三谓"时气发热变为黄病，所谓瘟黄也"。《伤寒论》中之火逆证所见的"发热而渴"、"微发黄色，剧则如惊痫，时瘛疭"、"腹满"、"谵语"、"其人必躁"、"必圊血"、"必咽燥吐血"、"阳盛则欲衄"、"必惊狂"诸见证，是与西医学重症肝炎的神经精神症状相一致的。可见，重症肝炎的病机主要是热毒炽盛所致。由于热毒炽盛，阳热郁闭于内，耗阴伤液，内侵营血，可出现腹膜胀满，舌质红绛苔黄燥，小便不利而赤，或见黄疸迅速加深，频频吐利或狂乱躁扰，骂詈谵妄等症。吴又可认为，上述诸证之出现主要因"胃实失下"，故改仲景之茵陈蒿汤，以大黄为君药，减轻茵陈、栀子的用量来治疗。换言之，即以清热解毒通腑为法。验之临床，疗效可信。例如时振声强调重症肝炎病人若舌现红绛，或干燥无津，常是病情趋向恶化的重要征象。经观察 6 例肝昏迷患者死前的脉象与舌象：舌质红绛 6 例，舌苔黄燥 1 例，焦黑 2 例，舌卷 3 例，脉数 5 例，均有热毒炽盛的表现。对热毒化火，阳明腑结者的治疗，用茵陈栀子金花汤加五味消毒饮，重用大黄以清热解毒通腑。亦可仿姜氏用下瘀血汤和犀角地黄汤救治，即广犀角、桃仁、生地、䗪虫、生军、丹皮、连翘、黑大豆、黄连、山栀、田基黄、茵陈、白茅根等。其中生大黄用量为 24g，或用茵陈蒿汤合桃仁承气汤加减，通其腑热，导毒邪外出。对减轻症状及退黄都有较好的作用。

综观以上诸方可见，清热解毒通腑法的运用要点在于如何正确运用以大黄为主的通腑作用。有报道云，运用大黄为主的复方在治疗急性肝炎的过程中，以茵陈蒿汤治疗者为 1184 例，近期治愈率达 95％以上，有效率为 100％。若减去大黄，则疗效有所降低。湖北中医学院用大黄硝石汤治疗急性黄疸型肝炎，平均退黄为 14.5 天，部分黄疸迁延不愈者，用大黄硝石汤制成丸剂缓治，亦收到满意效果。可见，清热解毒通腑法不仅对急黄有一定疗效，即使对黄疸偏热证的治疗，效果亦佳。故有人以小承气汤来治疗病毒性肝炎，每日服1剂，共治40例，经治1个月左右，有39例治愈；且1年后随访无复发者。上海曙光医院在治疗重症肝炎的过程中，12例患者全部用茵陈，最大剂量达90g，10例用大黄，都取得满意的疗效。又一次证实清热解毒通腑法对本病治疗具有重要意义，值得总结并加以提高。对阳明热盛，引动肝风、风乘火势而见烦渴躁扰，四肢震颤等症时，又可配合平肝熄风药，选用调胃承气汤合羚羊钩藤汤；有阳气外脱之象者，则宜先用参附汤固其脱，然后再治其病，这就是所谓"留人治病"。

第3节　清热凉血开窍法的运用要点

当本病热毒炽盛，迫血妄行，可见吐血、衄血、便血或身现紫斑等症时，除运用清热解毒通泻之剂荡涤腑实外，尚应选用生地、麦冬、石斛、菖蒲或神犀丹之类清营凉血解毒之品，以防内陷心包，发生昏迷。若热毒扰乱心神，出现神昏谵语者，可选用紫雪丹、神犀丹或至宝丹、安宫牛黄丸等药清热凉血开窍。具体运用时，对肝胆湿热壅盛，伴有狂躁瘛疭见证者，以紫雪丹为主。热邪偏重，内闭心包，证见谵语或昏愦不语者，可选用至宝丹。时清时昧，湿热蒙蔽心神者，则用安宫牛黄丸。所谓"摔摔打打紫雪丹，不声不响至宝丹，时昏时醒牛黄丸"，此类运用经验可作为临床运用"三宝"的参考。

第4节　清热解毒药物与感染性炎症

过去一直认为：感染性炎症是细菌或病毒等外邪引起，只要消除细菌或病毒，炎症自然消退。例如20世纪70年代，中医研究院中药所（现中国中医科学院中药研究所）与湖南零陵地区防疫站联手用体外直接杀菌的办法筛选数百种中草药，其中具有抗菌抗病毒作用的绝大多数属于清热解毒药。湖南医学院用复方黄芩注射液治疗各种感染性疾病获得一定疗效；实验证明，该药既有直接抗菌作用，又能促进非特异性免疫反应，增强血中白细胞吞噬功能。沈自尹教授指出：上医华山医院抗生素临床应用研究室在应用穿心莲内酯治疗各种肺炎取得良好疗效后，应用多种方法（包括采用不同菌种、培养方法、药物配比等）均未发现该药有体外抗菌作用，组织孵育后也未见抗菌有效浓度。直到采用兔眼角膜感染模型后才发现穿心莲内酯的治疗作用，是由于它能明显地增强吞噬细胞的功能，但对3H胸腺嘧啶掺入淋巴细胞及淋巴细胞的转化作用无影响。这说明：清热解毒药物不一定通过其抗菌作用，也可以通过提高非特异性细胞免疫功能而消除炎症。

20 世纪 90 年代起，人们对免疫系统的细胞因子及炎症介质进一步了解，与 20 世纪 70 年代对感染性炎症的认识迥然不同。目前人们认为：病原（外邪）激活巨噬细胞并释放炎症细胞因子，包括肿瘤坏死因子、白细胞介素 1、血小板活化因子、γ-干扰素，及一种新的信使因子：一氧化氮。前炎症细胞因子能进一步激活多核白细胞和内皮细胞等效应细胞，并释放氧自由基，蛋白酶等加速花生四烯酸代谢，并使前列腺素（血栓素及前列环素）、白三烯、血小板活化因子、补体激活产物等炎性介质释放，由此介导炎症的发生。以往对炎症的认识是机体抗病及修复的反应，是一种保护性防御过程。但人们在半个世纪以来的研究中发现，炎症的过度反应，可以引发感染性休克，弥散性血管内凝血。这种过度的炎症反应，从巨噬细胞被激活，大量释放前炎症细胞因子开始，再激活多核白细胞等效应细胞，加速炎症介质释放。可以分为始动、放大和损伤 3 个阶段，一经启动，便失去控制，形成瀑布效应。另外还有二次打击学说的提出。严重感染、烧伤、创伤等均可形成第一次打击，使机体免疫细胞处于被激活状态，如再出现第二次打击，即使程度并不严重，也可引起过度的炎症反应。这种自身破坏性炎症可称之为全身炎症反应综合征，可导致多器官功能障碍，以致衰竭。

参与炎症反应的细胞因子和炎症介质种类繁多，新的介质不断被发现。多数人认为：肿瘤坏死因子是最早引发全身炎症反应综合征的因子，细胞因子网络可由肿瘤坏死因子作为起始因子而触发，肿瘤坏死因子——白细胞介素 1——白细胞介素 6 是细胞因子联级反应的过程，并引发炎症介质。如果能阻断或抑制前炎症细胞因子的效应是有治疗意义的。当前人们研究针对一氧化氮特异性的单克隆抗体以选择性的抑制这些反应已取得了进展。一氧化氮是新的第二信使和神经递质，亦是一个活性自由基，可调节细胞和细胞间的信息，参与细胞免疫反应，介导细胞毒性，各种免疫细胞的激活，均以一氧化氮为效应分子。当前人们也在找寻一种有效的、能选择性地抑制诱生性一氧化氮合酶（此酶可使诱生性一氧化氮生成增多）物质，遗憾的是这些专一性的单克隆抗体或酶抑制剂的短期毒性、长期疗效和安全性尚有待研究。

近年来，人们从调节细胞因子和炎症介质的角度，观察清热解毒药物对感染性炎症作用的实验研究已累有报道。上海医大中西医结合研究所报道在家兔病毒性发热的模型中，可见到注射出血热病毒后，在发热的同时，兔脑脊液中前列腺素 E2 及环核苷酸含量均明显增高。当腹腔注射清热解毒的抗戾散注射液（处方原自达原饮和升降散），随着直肠温度的下降，脑脊液中前列腺素 E2 环核苷酸含量也恢复至发热前的水平。这支持前列腺素 E2、环核苷酸作为中枢发热炎症介质的观点。抗戾散不仅有抗病毒作用，而且能通过直接降低体温调节中枢的炎症介质而发生退热效应，这是清热解毒药物通过对炎症介质进行下向调节而消除炎症的例证。同济医大中西医结合研究所报道，在以大肠杆菌内毒素所致家兔播散性血管内凝血的模型中，可见血浆肿瘤坏死因子、白细胞介素 6 的水平显著增高，其升高水平和脏器损害程度一致，表现为过度炎症反应。经清热解毒药物"热毒清"注射液（五味消毒饮加减）静脉注入，在降低白细胞介素 6 的水平的同时明显减轻了脏器组织的播散性血管内凝血病理改变，这说明清热解毒药物也能以调节的方式降低肿瘤坏死因子的效应，从而减轻炎症过度反应。已知糖皮质激素能调节细胞因子的合成和释放，与内毒素同时应用，则糖皮质激素可抑制肿瘤坏死因子 α、白细胞介素 6 的合成。在上述实验中，他们亦设置了一组在注射内毒素的同时，给予地塞米松的实验，发现在地塞米松降低肿瘤坏死因子 α 及白细胞介素 6 水平的同时，脏器组织的损害相应减轻，提示"热毒清"可能和地塞米松有类似的作用机制和同样的效果。此后，在家兔播散性血管内凝血的模型上再次观察热毒清和地塞米松对一氧化氮和白细胞介素 8 的作用，其作用结果与对肿瘤坏死因子 α、白细胞介素 6 的作用相同。天津中西医结合急腹症研究所报道，在急性化脓性腹膜炎模型（即脓毒症模型）中观察到，血浆中 β-内啡肽、精氨酸加压素、血管活性肠肽（与脓毒症休克有关）及血中单核细胞分泌肿瘤坏死因子 α 和白细胞介素 6 的能力均显著升高，而经清热解毒和活血化瘀合方，化解冲剂灌胃治疗后，对上述改变均有抑制作用，而且化解冲剂治疗组的病死率明显低于对照组。

以上结果说明，清热解毒药物的作用不单纯在于抗菌、抗病毒，而主要是对复杂的细胞因子网络进行精密协调，经过同一类型的调节方式（下向调节）使之适量，不至于过度分泌，由此抑制炎症介质的合成和释放，从而改善了炎症与组织损害。当然，对不同的病理模型应用不同的清热解毒药物，正如：治疗流行性感冒、流行性腮腺炎、流行性出血热等病毒性传染病是用抗戾散，治疗内毒素引起的播散性血管内凝血使用热毒清，治疗腹腔脓毒感染是用化解冲剂。这些从辨病与辨证相结合的处方形成的制剂，都已在临床上取得了良好的疗效。

在内毒素造成肿瘤坏死因子 α、白细胞介素 6 过度而大量分泌情况下，清热解毒药物具有与地塞米松相同的作用，即削弱防御机制的过度反应，使肿瘤坏死因子 α、白细胞介素 6 得以降低。所不同的是，外源性超过生理剂量的激素对机体是一种错误的信息，使机体误以为激素已过量，所以机体就不再产生激素，而且用久了临床上有许多危害性的副作用。清热解毒药物本身不是激素或细胞因子，也非单克隆抗体阻断拮抗剂，或专一的酶抑制剂，却是通过对机体内部的调节（很可能是通过神经-内分泌-免疫调节网络）达到其治疗效应。人们需要转变对清热解毒药物作用环节的认识。以往人们以为清热解毒药物的作用是祛邪以安正，而今却发现清热解毒药物的杀菌灭毒之力不如其调节细胞因子炎症介质之功效，这是人们始所未料的。其实含有扶正（扶正不一定是指补法与滋补药）以祛邪之意。

在一系列的实验中，所用几种清热解毒药物对感染性炎症或引起过度性炎症反应的前炎症细胞因子都有下向调节的能力，也可以说是发挥了免疫调节剂的作用。近年来，人们通过对虚证本质和补益药的研究发现，虚证普遍具有细胞免疫功能低下的情况，而很多种补益药，无论是健脾补肾，还是滋阴温阳，只要用药对证（指补益药针对虚证状态），都可增强细胞免疫，表现为上向调节，这几乎已成为补虚药的共性。说明虚证或实证都可影响到细胞免疫及细胞因子的功能。按"虚则补之，实则泻之"的原则针对具体的机能状态（即中医的证）辨证用药，才会通过整体各系统间的相互作用对免疫起到双向调节，达到治病的目的。参见图 19-1，20 世纪 90 年代对感染性炎症的认识。

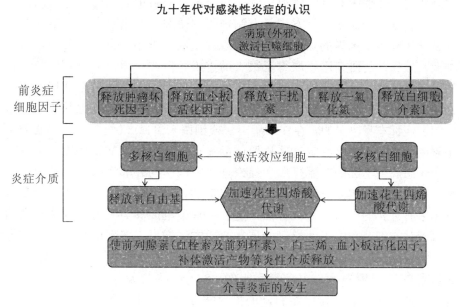

图 19-1　20 世纪 90 年代对感染性炎症的认识

病毒是病原微生物中最小的一种，在细胞内繁殖，其核心是核糖核酸（RNA）或脱氧核糖核酸（DNA），外壳是蛋白质，不具有细胞结构。病毒寄生于宿主细胞内，依赖宿主细胞代谢系统进行增殖复制。在病毒基因提供的遗传信息调控下合成病毒核酸和蛋白质，然后在胞浆内装配为成熟的感染性病毒体，以各种方式自细胞释出而感染其他细胞。多数病毒缺乏酶系统，不能独立自营生活，必须依靠宿主的酶系统才能使其本身繁殖（复制），病毒核酸有时整合于细胞，不易消除，因此抗病毒药研究发展缓慢。

抗病毒感染的途径很多，如直接抑制或杀灭病毒、干扰病毒吸附、阻止病毒穿入细胞、抑制病毒生物合成、抑制病毒释放或增强宿主抗病毒能力等。

病毒感染类疾病是人类的主要传染病，病毒可侵犯不同组织器官，感染细胞引起疾病。由病毒引起的常见疾病有：①流行性疾病：流行性感冒、普通感冒、麻疹、腮腺炎、小儿麻痹症、传染性肝炎、小儿麻痹。②慢性感染性：乙型肝炎、艾滋病（AIDS）。③潜伏感染：疱疹性角膜炎、性病疱疹病毒及与肿瘤有关的某些病毒。

中药抗病毒的途径主要有两种，一是直接抑制病毒，主要阻断病毒繁殖过程中的某一个环节，达到抗病毒感染的目的；二是间接抑制病毒，通过中药诱发机体产生干扰素而达到抑制病毒的目的。据国内许多学者研究证实，中药对流感，鸡的新城疫病毒，法氏囊，鸭肝炎病毒等均有一定的抑制作用，在临床上应用较为广泛。当前，对中药抗病毒的研究，以作用机制、有效成分提取、单方或复方制剂等的研究作为重点，显示出一定的优越性而成为学术界的热门课题。在现代生物医学中，虽然有关病毒（或细菌）致病性的研究已经取得了很大的进展，但迄今为止的所有研究都是局限于病原体本身进行的，而很少从他们与自然和人体的生态学相互作用的角度展开。实际上，细菌和病毒的流行及其对人体的致病性并非只是由细菌和病毒本身决定的，存在于病毒（或细菌）、自然气候和人体之间的生态学的相互作用才是决定这些病原体的流行及其致病性的重要因素。一方面，生态病因学和生态流行病学理论是从中医学的外邪病因论和现代微生物学及病毒学的相互比较研究中产生出来的，从中医学的外邪病因论中得到很多有意义的启示；另一方面，这一新理论也能够为人们寻找预防和治疗病毒（或细菌）感染性疾病的更有效的方法提供许多新的思路和研究方向。病毒感染性疾病是一类严重威胁人类生命和身体健康的疾病。据统计，大约有60％的传染病是由病毒引起的。迄今，人类发现的病毒大于3000种，2002年8月在法国巴黎召开的世界病毒学大会上，由国际病毒分类委员会提出的第7份报道收录的病毒有3600多种，其中能使人致病的有1200多种。不仅如此，由于人类抗病毒药物的使用、人类活动对生态环境的破坏从而对生物链造成的扰动等原因，从而加快了已有病毒发生变异和新病毒的出现速度，原来寄宿在其他动物体内的病毒也转而寻找新的宿主，威胁到人类的生命和健康。20 世纪 80 年代人类发现的 HIV 和本世纪初发现的 SARS 就是例证。要有效地对付病毒对人类生命和健康的威胁，我们除了需要小心翼翼地对待和精心保护我们的生存环境之外，寻找有效的抗病毒药物仍然是一个紧迫的任务。目前，人们对抗病毒药物的研究大多活跃在 3 个领域，一个是人工合成的抗病毒药物，另一个是在自然界天然存在的生物合成药，再一个就是基于中医药理论和中药的临床使用经验从中药中筛选、提取、分离具有抗病毒作用的活性物质或者将其作为抗病毒药物筛选的先导化合物。

近代，人们基于中医药理论及中药的临床使用经验从中药中筛选、提取、分离抗病毒活性成分或药物的研究也取得了良好的进展。大量研究表明，有许多在中医学看来具有清热解毒作用的中药或中药复方均表现一定的抗病毒作用，其中得到广泛关注和研究的二类活性成分或组分就是中药多酚和中药多糖。多酚作为植物的次生代谢产物，与多种蛋白质可以发生结合反应，其强烈的涩味具有使植物免受动物嗜食和微生物腐蚀的天然作用，是植物的一种自我保护机制，也是药物科学将其作为抗病毒药物研究和利用的基础。目前已经知道许多植物中药中的单宁成分均具有较好的抗病毒效果。例如，贯众中水解单宁、二聚鞣花单宁马桑因和仙鹤草素、老鹳草素、地榆素、月见草素、虾子花素、石榴素、诃子酸，以及 1,3,4 三倍酰奎尼酸，3,5 二倍酰莽草酸，3,4,5 三倍酰莽草酸，以及苦味叶下珠总多酚等。对于中药多酚抗病毒作用的机制，目前的研究结果认为是通过多酚与病毒复制有关的酶（例如 RNA 反转录酶）的结合以及阻止病毒在宿主细胞表面的吸附两种机制发挥作用的。另有研究表明，中药多糖类成分或组分在抗病毒方面具有独特的作用，与中药多酚类活性物质的直接作用于病毒发挥抗病毒作用的机制不同，中药多糖类活性成分或组分是通过调节机体的病毒免疫功能而产生抗病毒作用的。例如，已经知道，在特定条件下，机体细胞可以合成 β-化学素，而 β-化学素的受体是 HIV 感染 $CD4^{++}$ 细胞所必需的辅助受体，有许多中药多糖能够通过增强细胞生成 β-化学素而产生抗 HIV 的作用。

第20章
常用方药临床运用提要

治疗的目的是为获得疗效。在中医的临床中要想取得优异的疗效，就必须精于方药的选择，剂量的掌握，药物之间的配伍，药物运用的时机以及药物的加减等。而要做到上述各点，必须熟悉药物的四气五味，一般功效和特殊作用，包括各药物的性味厚薄、配伍宜忌、副作用、可以服用多长时间、煎煮过程中的要求等。为此，仍采用传统中药的分类方式，分别叙述如下。

第1节　清热类药物

清热类药物是针对热性病而选用的一类药物。它包括清热解毒利湿、清热通腑、清热凉血开窍三个基本类型。它们的一般性味是苦寒、甘寒或辛寒；某些还具有特殊气味。这类药物具有沉降、苦燥、伤阳戕气等副作用。在临床中必须用于毒热炽盛而体气壮实之人。若阳气不足，脾胃虚弱又兼有热毒内盛者，就必须加以配伍，使之成为祛邪不伤其正，扶正又不留邪的方法。

清热解毒利湿：肝病系湿热邪毒为患，其病初期，湿热毒邪，内蕴中焦，上下不得宣泄，胆汁溢于肌表而成黄疸；亦可见湿浊内阻，下流膀胱，仅见尿黄而肌肤面目不黄者。随病程迁延，或脾虚生湿，肝郁化热，或肾阴耗伤、虚热渐生，与湿相合。由此可见，湿热之邪可存在于整个病程中。急性肝炎，湿热上蒸下注，其证显见；病至慢性，湿热胶结，其证隐伏。故清热解毒利湿实为治疗本病的常法。急性期，湿热熏蒸，其势较重者，主用苦寒清热利湿；慢性期，阴虚生热，由热生湿者，主用甘寒清热利湿。急性期湿热蕴蒸的主要见证为胁痛脘闷，恶心厌油，倦怠纳少，大便黏臭不爽，小溲黄赤短涩，或口苦口臭，心烦不寐等。如正气不虚，可用短期内较大剂量给药法，以达顿挫病势之效，如茵陈，蒲公英，银花，大青叶，白花蛇舌草等，对改善症状，降低肝功能指标，收效甚捷；但不宜用之太久，须防苦寒化燥伤阴或遏伤脾阳，造成病程迁延；可据证伍用健脾，疏肝，活血，滋阴诸法。分辨湿热轻重。热重者，选用栀子柏皮汤，重用大黄；湿重者，选用茵陈五苓散；湿热并重者，则用茵陈蒿汤。还须注意，湿重者忌清热太过，若伤及脾阳湿更难消。热重者忌利湿太过，若阴分被耗邪热愈甚。虚虚实实，首宜审慎。若阴虚生湿者，可选用一贯煎配伍甘寒清热利湿之品，如滑石，石膏，寒水石或六一散，俾脾气不伤，阴分不耗，既可缩短疗程，又能防止病情反复。为了顾及脾阳，运用本法，也可配伍健脾化湿理气之方，如三仁汤，参苓白术散与茵陈蒿汤。

清热通腑：急黄证，常因里热盛极，阳明腑结所致，轻则腹部胀满，舌绛，苔黄燥，小便赤涩，重则腹水内蓄，大便黏臭不畅，或狂躁不安，詈骂不休，当急清其热，泻火通腑，可用《金匮要略》大黄硝石汤，或茵陈栀子金花汤加五味消毒饮，重用大黄。

清热凉血开窍：当急黄热毒入血，迫血妄行而出血，身现紫斑；或热陷心包而神识昏迷，当用下瘀血汤合犀角地黄汤等方加减，以清热凉血解毒；配合安宫牛黄丸，紫雪丹，至宝丹以清心开窍。

常用药物如下：

1. 金银花

主要特点：清热解毒药中最平和有效的药物之一，具有特殊芳香气味，对感染热毒之邪的患者出现发热、咽喉疼痛、黄疸、尿黄灼热及疮疖痈疡等症状者，有很好的疗效。现代药理作用研究表明，金银花具有抑菌、抗病毒、解热、抗炎、保肝、利胆、止血和抗氧化等作用。抗菌作用：绿原酸是金银花抗菌的主要有效成分。经实验表明，金银花在体内和体外都有抗菌和抑菌作用。主要对金黄色葡萄球菌、溶血性链球菌、肺炎杆菌、霍乱杆菌、伤寒杆菌、副伤寒杆菌等均有一定抑制作用，对肺炎球菌、脑膜炎双球菌、铜绿假单胞菌、结核杆菌亦有效。许多清热解毒的中药制剂都含有金银花，若和连翘合用，抗菌作用增强；治疗脑囊虫的千金丸的主要成分中也含有金银花，经几十年临床证明其清热解毒作用明显，被誉为中药中的抗生素。

抗病毒作用：金银花中绿原酸有一定的抗病毒作用，研究人员对其做了相关体外药效学实验，得知绿原酸对呼吸道最常见的，最主要的合包病毒、萨科奇 B 组 3 型病毒等具有明显抑制作用，它明显优于双黄连粉针剂和病毒灵。

解热、抗炎作用：金银花有明显的解热、抗炎作用，金银花提取物对蛋清、角叉菜胶、二甲苯所致足水肿亦有不同程度的抑制作用，对急性炎症的作用与地塞米松和皮炎平作用相当。另外还能提高小鼠腹腔巨噬细胞吞噬巨红细胞的吞噬百分率和吞噬指数，从而证明其临床作为清热解毒剂治疗感染性疾病，主要是通过调节机体的免疫功能而实现的。目前金银花抗炎作用的主要成分尚不清楚，有待于进一步研究。

保肝、利胆作用：金银花的保肝作用可能与其含有三萜皂苷有关。黄褐毛忍冬总皂苷能显著对抗 CCl_4，对乙酰氨基酚及 D-半乳糖胺所致肝中毒、小鼠血清 ALT 的升高及降低肝脏甘油三酯含量，并明显减轻肝脏病理损伤的严重程度，使肝脏点状坏死数总和及坏死改变出现率明显降低。金银花中的绿原酸有显著的利胆作用，可增进大鼠胆汁分泌。

止血作用：金银花炭水煎液、混悬液具有显著的止血作用，且混悬液的作用强于水煎液。绿原酸、咖啡酸是其止血的主要成分，而并非鞣质。因为金银花炭中鞣质的含量仅为生品的 1/2，但其止血作用却明显优于生品。

抗氧化作用：黄酮类物质是金银花抗氧化作用的物质基础。金银花水提取物在体外对过氧化氢具有直接清除作用，能使烫伤小鼠中性粒细胞合成和释放溶酶体酶的能力相应减少，证明其具有抗氧化作用。另外经研究发现金银花醇提取物对 5 种油脂具有一定抗氧化作用，机制是黄酮类物质产生了作用。芳香的金银花作为我国古老的药物，有"药铺小神仙"之美誉。它是国务院确定的 70 种名贵药材之一，也是国家重点治理的 38 种名贵药材之一，1/3 中药方剂中用到金银花，如双黄连注射液、银黄注射液、银翘散等，它在医药制剂上的应用越来越广泛。随着研究的深入，作为活跃在抗菌、抗病毒领域的中药制剂，金银花会发挥越来越大的作用[194]。

临床配伍：与连翘合用，可治疗外感风热所致咳嗽、发热、咽痛等症；与黄芩合用，可治疗咳嗽黄痰；治疗疮疖痈肿；据《医学入门》记载，与蒲公英合用还具有"令人昏昏欲睡"的作用。与野菊花、紫花地丁、蒲公英和天葵子合用则有抗病毒，治疗各种疔疮结节的作用。与虎杖合用则有清解热毒和缓下通达腑气之功。

常用剂量：一般用 30g。形体薄弱或脾胃虚寒者适当减量。

2. 蒲公英

主要特点：性味苦寒，为常用的清热解毒之药。现代药理研究发现该药具有非常重要的作用：①广谱抑菌作用：蒲公英对金黄色葡萄球菌、表皮葡萄球菌、溶血性链球菌、卡他球菌均有显著的抑制作用。近年实验证实，蒲公英和磺胺增效剂甲氧苄氨嘧啶（TMP）之间有增强抗菌作用，最佳比例为蒲公英 2.5g，TMP10mg。②利胆保肝作用：蒲公英注射液或蒲公英乙醇提取物经十二指肠给药，能使麻醉大鼠的胆汁量增加 40% 以上，切除胆囊后重复试验结果亦同，显示为对肝脏的直接作用所致。③抗胃损伤作用：蒲公英或党参、川芎、蒲公英配伍的复方煎剂，均能明显减轻应激所致的大鼠胃黏膜损伤，使溃疡发生率和溃疡指数明显下降，而配伍成复方后，抗溃疡作用加强。对大鼠应激法、幽门结扎法和无水乙醇所致胃黏膜损伤性溃疡均有不同程度的保护作用。④抗肿瘤作用：以取自淋巴瘤患者的培养细胞 Raji 细胞为指示细胞，并以 TPA 诱发 EBV-EA（EBV 早期抗原）的抑制效果为指标进行了初级筛选。结果，蒲公英根的主要三萜类化合物蒲公英萜醇及蒲公英甾醇具有显著的抑制作用。醋酸蒲公英甾醇具有显著的抑制作用。体内探讨这些化合物的抗促癌作用，以 DM-BA 为起始剂，TPA 为促发剂，进行小鼠皮肤二阶段致癌抑制试验。表明蒲公英根含有的主要三萜化合物，对小鼠皮肤二阶段致癌有显著的抗促癌作用。⑤其他：蒲公英对女性甾体激素有影响。以蒲公英为主药的汉方蒲公英汤，可明显增加卵巢切除小鼠脑组织中的雌二醇与孕酮的含量，并有增加血清中雌二醇含量的趋势，但对血清中孕酮的含量无影响。由此推测作用机制：从其他器官补偿生成或者使激素的肠循环加快。蒲公英汤具有改善高胆固醇血症作用及增加雌激素作用，因此推测该剂对卵巢功能有影响。蒲公英具有催乳作用，也可用于泌乳不畅所致的乳房肿胀；具有改善胆固醇血症与促进雌激素分泌的作用，可以调节妊娠或卵巢切除大鼠的内分泌功能。蒲公英煎剂能提高兔离体十二指肠的紧张性并加强其收缩力。蒲公英制剂低浓度时直接兴奋离体蛙心，而高浓度时则呈抑制作用。也有认为它具有利尿作用，特别是对门脉性水肿有效，可能是由于植物中含有大量钾的缘故。药用蒲公英 T. officinale 的提取物对离体动脉流变学有收缩作用，而高浓度则舒张血管。目前蒲公英对心血管系统的作用机制尚不清楚。内服叶浸剂可促进乳汁的分泌，中医亦认为蒲公英有促进乳汁分泌作用，其作用机制有待研究[195]。

临床配伍：与金银花配伍具有增强清热解毒的作用，并具有镇静作用。与姜黄、赤芍、大黄等配伍可增强胆汁的排泌，对胆汁郁积性黄疸有较好疗效。与古方六一散合用具有平肝制酸清热和胃之效。与王不留行、漏芦等合用有通乳之效。

常用剂量：30g 左右。

3. 白花蛇舌草

主要特点：性味苦寒，为清热解毒药物中比较平和的药物之一。除具有清热解毒作用外，对肿瘤有一定的抑制作用。对男性副睾郁积症有效。现代实验证实：本品对金黄色葡萄球菌、痢疾杆菌等多种致病菌有一定的抑制作用；这种作用是对网状内皮系统白细胞和吞噬细胞功能活力作用的结果。

临床配伍：与半枝莲合用可加强抗肿瘤的作用。与虎杖、夏枯草、浙贝母合用，可清解下焦邪热，消肿散结。与金钱草、茵陈合用具有利胆效应。与败酱草、蒲公英、金银花等合用可消肿止痛。

常用剂量：一般30g，必要时可用至50g。

4. 叶下珠

主要特点：该药首先从印度传入，品种繁多，我国有三十余种，主产区在长江下游和南方各省区。有抗病毒和利尿作用；对各种癌症也有一定疗效。性味平和。

临床配伍：与金银花、紫花地丁、白花蛇舌草、虎杖联用，有抗乙肝病毒的作用，与茵陈合用退黄显著，与健脾利尿药茯苓、猪苓、泽泻、益母草合用对肝硬化腹水或下肢水肿者疗效较好。

常用剂量：一般30g。

5. 紫花地丁

主要特点：味极苦，较前述药物更为寒凉。对热象明显的痈疡疔毒和毒热内盛之证，有明显疗效。对素有脾胃虚弱者宜谨慎使用。

临床配伍：最常见的是与野菊花合用，对热毒内盛之证有顿挫之效，但往往会出现总胆红素升高，需密切注意。

常用剂量：最大用量30g为宜。量过大可能出现头晕，手颤抖、易饥饿等低血糖表现。

6. 虎杖

主要特点：清热解毒并具有缓泻作用，现代药理分析发现含有大黄素和少量鞣质，故服用后尿色较黄。有肯定的抗病毒作用，并有活血作用，是清热解毒药物中具有气血两清作用之药。

临床配伍：与白花蛇舌草、金银花、紫花地丁、野菊花、蒲公英等合用，对流行性感冒，各种疮疖热毒及多种病毒性肝炎病毒均有良效。

常用剂量：一般30g，大便闭结者可适当加量；脾虚便溏者酌减。

7. 野菊花

主要特点：性味极苦，对实热毒盛之证，部位偏于颜面部者最为适宜。可能对血糖有所影响，剂量偏大时会引起心悸不安，手颤抖，出汗并有饥饿感。尿液颜色会变为深黄，故对于黄疸患者当慎用。

临床配伍：联合蒲公英、紫花地丁可降低血糖，对热毒炽盛并具有高血糖的患者有效，但也会造成头晕。尽量避免用于黄疸患者，尤其不与虎杖合用。

常用剂量：一般20g。热毒炽盛，体气壮实者可用至30g。出现黄疸加重或头晕者，应减量或停用。

8. 紫草

主要特点：煎液色黑紫并具有特殊的腥臭气味，脾胃虚弱或对气味有所挑剔之人不可轻易使用。但该药具有强力解毒清热活血凉血通络作用。对细菌、真菌及病毒感染出现热毒之证者，疗效显著。

临床配伍：与甘草、陈皮、砂仁、苏梗、佩兰等联用可减轻其腥臭气味。与金银花、野菊花、地丁、蒲公英等合用有良好的抗菌、清热消炎作用。单用本品煎汤外洗，对皮肤或静脉炎症有一定疗效。

常用剂量：一般 10g，可以耐受者用至 30g。

9. 白鲜皮

主要特点：性味咸寒带辛味，以行走肌表，清解热毒为主。根据古代药学著作记载，本品对退黄疸有效。临床发现，对残留黄疸不退，与其他清热解毒药物合用，效果较好。

临床配伍：与茵陈蒿、秦艽合用，可加强退黄之效。与金银花、虎杖、白花蛇舌草、地丁等合用，可加快降低谷丙转氨酶的时间。与紫草合用也具有良好的抗毒降酶作用。

常用剂量：本品作用平和，可用至 30g 以上。

10. 地锦草

主要特点：性味苦辛，无毒；药性平和。是除虎杖之外另一味气血两清之药。对热毒内蕴并兼有血热血瘀者最为合适。具有上下兼清之效，如咽喉肿痛、疮疖红肿、腹痛腹泻、痛经热淋等均有效。

临床配伍：与虎杖合用，可两清气血热毒；与马齿苋、秦皮、黄连、木香合用可治疗热痢下坠；与金银花、叶下珠、虎杖、白花蛇舌草等合用可抑制肝炎病毒，恢复肝功能。

常用剂量：一般 30g，必要时可用至 60g。

11. 苦参

主要特点：性味大苦大寒，脾胃虚弱、肝肾不足之人当慎用。治疗热毒内盛兼见皮肤疮疖疥癣者为宜。有一定的利尿止泻作用。

临床配伍：与黄连、木香、白芍等合用，治疗腹痛腹泻；与萹蓄、萆薢、瞿麦、黄柏合用治疗热淋尿涩不畅；与虎杖、金银花、叶下珠、白花蛇舌草等合用，具有清热、降酶、退黄等作用。

常用剂量：一般 15g 左右。

12. 拳参

主要特点：性味苦寒，略带酸味，有小毒。具有清热解毒和散结化痰作用；并具有一定的止血作用。主要用于痰热、结节或有出血倾向者。适用于慢性肝病湿热未尽，瘀血痰热互结者，亦可用于急慢性肠炎等病症。

临床配伍：与夏枯草、浙贝母、川贝母、王不留行等合用，具有散结消肿化痰之效。与茜草、丹皮、侧柏叶等合用具有清热止血之效。

常用剂量：15g 左右。

13. 败酱草

主要特点：本品含有所谓"陈腐气"，因而得名。性平和微苦寒。擅长排除痈脓，对脏腑热性脓疡及皮肤疮疖均有效。以其善除陈年腐气，故亦具有活血通络之效。

临床配伍：与薏苡仁、附子合用可治肠痈脓毒已成之症。与金银花、蒲公英、紫花地丁、野菊花等联用，可治疗多种热毒内蕴导致的黄疸、热痢以及头目红肿硬结等症。

常用剂量：一般 30g，亦可加量用至 50g。

14. 鸡骨草

主要特点：性味平和，具有清热解毒、疏肝退黄的作用。本品主要从广西等南方省份开始应用于黄疸型肝炎的治疗。曾有单用本品治疗重症黄疸性肝炎伴昏迷获效的报道。

临床配伍：联合金银花、白花蛇舌草、叶下珠等治疗乙型肝炎。联合茵陈蒿退黄疸。与地锦草、虎杖合用可治疗女性肝病患者月经后期和气滞血瘀之证。

常用剂量：30g 左右。

15. 蛇莓

主要特点：性味平和，除具有清热解毒作用外，亦有活血通经行气之效。故常用于热毒内蕴兼血热血瘀见证者，如皮肤疔疮、红肿，咽喉肿痛，心胸烦热等。

临床配伍：与金银花、叶下珠、白英、苦参、野菊花等合用，以治疗慢性丙型肝炎肝功能明显损害者。与白花蛇舌草合用，可以用于癌症的治疗。与益母草、泽兰合用治疗妇女月经先期、腹痛心烦者。

常用剂量：30g。脾胃不和者酌减。

16. 白英（又称白毛藤）

主要特点：苦寒，有青草气味。清热利湿通小便。传统大多用于治疗黄疸，痈疮疔疖。实验证明对子宫颈癌等肿瘤有效。亦具有一定的活血凉血作用。

临床配伍：与茵陈蒿、金钱草合用，具有清利湿热退黄作用。与白花蛇舌草、金荞麦等合用以抗肿瘤。与金银花、虎杖、叶下珠、蒲公英等合用以治疗乙肝和丙肝肝功能受损者。

常用剂量：20～30g，剂量过大可引起咽喉烧灼感或恶心呕吐等毒性反应。

17. 栀子

主要特点：性味苦，大寒。其水煎液具有明显鲜黄色。主要作用为利胆效应。实验证明可明显促进胆囊收缩，增加胆汁排出。具有清热镇静除烦之效。本品亦具有活血通络作用。

临床配伍：传统茵陈蒿汤即与生大黄、茵陈蒿配伍，是治疗湿热黄疸的主方。若联合五苓散等淡渗利湿药物，则可加强其利湿退黄之效。本药具有清热除烦作用，与淡豆豉、莲子心、百合、生石膏等联用，具有清热降火、镇静安神之效。与丹皮、赤芍等合用，可凉血活血。

常用剂量：15g 左右，脾虚便溏者禁用。

18. 金钱草

主要特点：本品分芳香型和非芳香型两种。性味苦辛寒，具有祛风、利尿和消除结石的作用。在临床上主要用于清热利湿退黄，并无明显的利胆作用；但对于梗阻性黄疸还是采用本品与活血通络散结药物联合应用。本品可祛风通络，对湿热并重，导致身痛身重者最为合适。但临床发现对肝功能不稳定的患者宜少用或暂停使用，以防止转氨酶升高。

临床配伍：与茵陈蒿、海金沙、石韦、浙贝母等联用以治疗梗阻性黄疸；与防风、荆芥联用以治疗风湿疼痛；与金银花、蒲公英、地丁、虎杖等联用以治疗病毒性肝炎黄疸明显者。

常用剂量：20g 左右，量过大可引起转氨酶升高。

19. 茵陈蒿

主要特点：药性平和芳香，苦微寒。主要用于清热利湿退黄。本品有良好的醒脾、利湿作用，对舌苔厚腻，纳差厌油等湿困之证最为合宜。

临床配伍：与佩兰、藿香、苏叶、苍术等联用，有芳香辟秽，开胃醒脾、清热利湿之效。与茯苓、猪苓、白术、泽泻等联用，以治疗湿热黄疸；与金银花、虎杖、蛇草、紫花地丁等联用治疗病毒性肝炎肝功能异常者；与茜草、秦艽联用，退黄作用明显。

常用剂量：10～30g，必要时可加量。

20. 生石膏

主要特点：性味辛、甘寒，主要针对"大热、大渴、大汗、脉洪大"所谓"四大证"而用的主要药物。在肝病治疗中，虽未必见到传统的"四大证"，但根据"亢者平之"、"高者抑之"、"热者清之"等原则，结合临床所得，本药对降低转氨酶效果迅速。运用本药之是否取效，全在于配伍是否得当。

临床配伍：与金银花、白花蛇舌草、地丁、虎杖等联用，对病毒性肝炎转氨酶升高疗效显著。若证见湿热困阻，则可配伍苍术、茵陈蒿、滑石块、薏仁、黄连等。若联合五味子、垂盆草，降酶作用更为显著。脾胃虚寒，心肾阳虚或体质瘦弱之人需与干姜、肉桂等大热温补之药联用以反佐之，减轻其寒性。

常用剂量：30g 左右。《伤寒论》有"绵裹"的记载，不必先煎。

21. 垂盆草

主要特点：性味甘凉，具有清热利湿，养阴解热作用。主要用于降转氨酶；对湿热内蕴，心烦不安的患者有一定作用。

临床配伍：联合生石膏、五味子具有迅速的降酶效果；但对于乙型肝炎或丙型肝炎炎症明显的患者，应加入抗病毒中药，才能有持续的降酶效果。

常用剂量：30～50g。

22. 升麻

主要特点：宋代以前它的作用主要是解毒，汉代张仲景《伤寒论》是首先记载它的古代文献。代表方有升麻鳖甲汤和麻黄升麻汤，都是以解毒为主。据记载，升麻曾被用来治疗鼠疫病有效；也有用来治疗结核病的。宋代以后，逐渐演变为升提作用。如葛根升麻汤，普济消毒饮，紫雪丹等。浙江潘澄濂，北京方药中等老一辈中医则强调用本品抗乙肝病毒。临床上有一定疗效。

临床配伍：与葛根配伍可以升发麻毒；与麻黄配伍可以治疗上热下寒证。与鳖甲等配伍可以软坚散结解毒，以治疗胁下癥瘕积聚，如"疟母"。也可以与金银花、白花蛇舌草、虎杖、垂盆草等合用，治疗活动性肝炎肝功能明显升高者。

常用剂量：30g 上下。

第2节　理气类药物

理气类药物在肝病的治疗中非常重要。由于该类药物大多具有辛燥、芳香、走窜和一定的活血作用，所以对于肝郁脾湿、痰湿内阻、气滞血瘀等证候最为合宜。因本类药物在其辛燥程度上的差异，对于适应证的选择和药物配伍方面，均需积累一定的临床经验，否则可能伤及阴血津液，引起变证。运用这类药物可以达到调和肝脾，调理脾胃以及和解表里等作用。

调和肝脾：肝喜条达，恶抑郁。肝气舒畅，则脾升胃降，纳运正常。若湿热之邪郁于肝胆，则肝气郁滞，木不疏土，气血津液生化不足，常常可见胁痛脘闷，腹胀便溏，四肢倦怠等症，故本法为治疗本病又一常用方法。然肝脾不和，随病情不同，有责在肝者，有责在脾者。一般初期湿热侵扰肝胆，疏泄失职，脾胃壅滞，是为"木郁土壅"，治当以疏肝为主，健脾为辅，以柴胡疏肝汤为主，重用柴胡，川芎；伍以保和丸或健脾丸，重用茯苓。至于迁延性和慢性病例，脾阳渐虚，湿浊难化，则为"土壅木郁"，治当以健脾益气为主，疏肝为辅，可用五味异功散、逍遥散。在使用时，当顾及肝体属阴这一生理特点，不可过用辛燥，耗伤肝肾之阴，当宗王旭高柔肝法，伍用当归、枸杞、柏子仁、细生地等药，所谓"养肝之体即所以柔肝之用"即此义。

调和脾胃：肝胃不和，湿浊内阻，证见恶心呕吐，纳少厌油，嗳气脘闷，口黏口腻等，当进调和肝胃，芳香化浊之剂，以旋覆代赭汤为主方，加藿香、佩兰、酒炒黄芩、橘红等药；如热伤胃阴者，当慎用香燥，可用芦根、竹茹、沙参等甘寒生津益胃之品。

和解表里：内湿困阻，而兼表湿者，证可见肢冷畏寒，大便溏薄，困倦，嗜睡，神识昏蒙，舌苔白腻，治当和解表里，通阳化湿，表湿重者，用柴平汤，里湿重者，用甘露消毒丹，俟阳气得通，里热复现，再配伍清热利湿法治之。

1. 陈皮

主要特点：性味芳香，具有良好的健胃、醒脾、疏肝、化湿、祛痰之效。对脾胃不和、肝气不疏、痰湿内阻之证是最为常用之药。但不可用量过大，用时不能过久，否则会导致心烦失眠甚至手足颤抖等症。

临床配伍：常与青皮联用，以加强其理气破气之效。对于津液不足、舌干苔少的患者，或伍以芦根、石斛之属，或减量慎用；亦可选择性味比较平和之理气药替代之。

常用剂量：10g 左右。

2. 厚朴

主要特点：破气作用较强，对心肺之气郁阻不畅所致心胸盈满感，痰湿内结所致的胃肠胀气，腑气不通甚至大便闭结等证，有较好的疗效。但用量不可过大，有伤气之虞。

临床配伍：与瓜蒌、薤白联用为治疗胸阳不振的主方；与杏仁联用为治疗喘咳上气的主方；与大黄、芒硝、枳实联用可荡涤胃肠宿便陈积，留存津液；与苍术、陈皮等联用，可作为调整胃肠积气、痰湿内结的主方。本品虽以破气理气为主，但对血分瘀滞亦有辅助作用。

常用剂量：12g 左右；超过 15g 时，需加滋阴益气药物予以制约。

3. 沉香

主要特点：本品有浓郁的香气，该香气更具有沉降之性，故临床用于胃气不降，中寒明显的胃痛、痞满以及嗳气呃逆等证。本品多以细粉剂冲服为主，较少入煎剂。本药亦具有活血通经的作用，故对气滞血瘀，心肝郁血之证，最为合适。

临床配伍：联合白檀香、绛香、木香、丁香、龙脑香、乳香、没药等以治疗气血不行所致的胸腹胀满，喘息咳吐等证有良效。但该药与各种辛香理气药物都具有伤阴耗气之弊，必须严格控制剂量，与养阴补血益气药物合理配伍使用。

常用剂量：冲服以每次 1g 左右为准。

4. **枳实**

主要特点：本品以降气通腑化滞为主。临床用于湿热阻滞所致的胃脘痞满，嗳气呃逆等证。亦可用于大便闭结，胃气不降的反胃呕吐等证。小儿食积腹满等证亦常选用。所谓"宽中下气，枳壳缓而枳实速也"，证较缓和者，可选择枳壳。实验证明枳壳具有收缩平滑肌之效，对胃下垂或脱肛、子宫下垂等有一定作用。

临床配伍：与黄连、清半夏、瓜蒌联用，以治疗痰热结胸之"小结胸证"；与白术，焦三仙、鸡内金等联用，以治疗宿食不化，纳呆厌食等证。与大黄等合用，治疗便秘腹胀等证。配伍生黄芪、葛根等以治疗胃肠下垂。

常用剂量：12～15g。

5. **木香**

主要特点：性味清香，有比较柔和的理气整肠功效；对脾胃不和，腹胀肠鸣、便溏腹泻，里急后重者最为合适。本品气清质淡，调理肝脾、胃肠滞气是其常用之证。但不可用之太久，久则燥胜伤津。

临床配伍：与黄连合用以治疗痢疾肠炎，胃肠寒湿、痞满纳差等证。与白芷、元胡、砂仁等联用，以治疗虚寒胃痛。

常用剂量：5～10g。

6. **香附**

主要特点：性味平和清香，主要用于疏理肝气，用于妇女月经不调，情志不畅，少腹隐痛，带下淋漓等证。也常用于肝病患者肝区疼痛或胀闷不适。

临床配伍：与元胡、白芷、昆布等联用，以治疗肝区疼痛，胆囊疾患引起的胆绞痛等证。与当归、白芍、益母草等治疗妇女月事不调导致的痛经等证。

常用剂量：12～30g。

7. **香橼**（分香橼和枸橼两种果实，后者多用）

主要特点：药性清香味酸苦，与枳实十分相似，故时或混用。具有下气消痰宽中快膈之效。用于咳嗽气喘多痰，胸膈胀闷之证。尚有利水之效，用于肝硬化腹水所致的腹胀水肿之证。

临床配伍：常与佛手连用，性味平和均衡，燥性不甚明显。与木瓜、茯苓、猪苓、大腹皮等联用，以治疗肝硬化腹水。与砂仁、陈皮、白芷等联用以治疗胃脘痞满、食少纳差等。

常用剂量：15g 左右。

8. 佛手

主要特点：性温，微酸，具芳香气，性平和。主要用于肝胃不和，胁脘痞闷及胸闷咳嗽，痰气不畅诸证，适于虚寒性病变，阴虚内热者慎用。据现代研究有抗胆碱作用，对胃和十二指肠痉挛有显著止痉作用。

临床配伍：常与香橼合用，以治疗胃脘痞满或咳嗽胸闷等证。与砂仁、陈皮、菖蒲、郁金、香附联用，以治疗肝郁不疏，情志不快等症。亦可联用栀子、黄柏、元胡等以治疗胆囊炎症或胆绞痛。

常用剂量：15～20g。

9. 砂仁

主要特点：性温，含有易挥发的芳香油，具有良好的温胃健脾，止呕止泻作用。用于脾胃虚寒，中气不升，慢性溏泄以及小儿厌食反胃吐食等证。

临床配伍：常与白蔻仁联用，以治疗脾胃虚寒，或长期服用苦寒类药物导致的胃胀、纳少，便溏等证。亦可配合苏梗、黄芩、杜仲等以安胎气或妊娠呕吐等证。因含有易挥发物质，故不宜久煎，亦不可过量用药。

常用剂量：5g 左右。

10. 白豆蔻

主要特点：与砂仁同属姜科植物，主要产于东南亚各国；性味与砂仁基本相同，临床上主要用于脾胃虚寒之证。现代药理研究：本品可加强实验动物的抗结核菌作用。

临床配伍：常与砂仁联用，以治疗脾虚胃寒引起的胃痛、纳差；与芡实、炒扁豆、莲子肉等联用，以治疗脾虚便溏；与苏梗、陈皮联用，以治疗恶心、厌油；与清热解毒药物等寒凉药物联用，具有反佐之效。

常用剂量：5g 左右。

11. 大腹皮

主要特点：性味辛寒，具有破气行水之效。本药攻伐之力较强，对中气虚弱、脾胃虚寒者当慎用，或酌加生黄芪、高良姜、山药等补气温中濡养之物反佐之。此药不可用之太久，久则伤气，及半即止。

临床配伍：与陈皮、生姜皮、桑白皮、五加皮等联用即"五皮饮"；具有破气、利水、化滞之效。适用于肝硬化腹水、痰湿瘀血阻滞所致之腹胀、喘满等证。对脂肪肝等痰湿内聚者，可酌加大黄、厚朴、枳实、元明粉等顿挫之，衰其大半乃止。

常用剂量：30g左右。

12. 槟榔

主要特点：性味辛香苦燥，具有较强的破气化痰通滞除积作用。适用于膏粱厚味、形体肥胖、痰浊湿热内蕴者，特别是大便黏滞不爽，里急后重者。本品以炒焦用为佳，故称之为焦槟榔。

临床配伍：与焦三仙、鸡内金、炒莱菔子等联用，以治疗食积、腹胀、嗳气酸腐、舌苔厚腻之证。与木瓜联用以治疗痰水内蕴，腹胀腿肿等证。

常用剂量：5～15g。

13. 薤白

主要特点：性温辛香，具有较强的辛辣之性。对胸阳不振、畏寒肢冷、心悸水肿者比较合适。亦可治疗肠道感染所致腹痛腹泻及外伤感染等证。

临床配伍：《金匮要略·胸痹心痛短气病脉证并治》所记载的本品与瓜蒌、白酒联用为"瓜蒌薤白白酒汤"，以治疗胸痹症。与白芍、秦皮、枳壳、野菊花联用以治疗细菌性痢疾。与金银花、黄柏、野菊花栀子等外用，以治疗金疮外伤，疮疖溃烂诸证。

常用剂量：10～15g。

14. 檀香

主要特点：气味辛香发散，具有良好的温中行气散寒之效，适宜脾胃虚寒、肝郁不疏或胸阳不振所致胃脘痞闷，胸膺憋闷，以及吞咽不畅等证。本品性燥，既不可过量，又不可长期服用，以防伤阴动血。

临床配伍：常与沉香、丁香、绛香等合用，以治疗肝郁不疏、胸脘痞闷以及瘀血阻络，嗳气频频，面色偏黯者。临床上常用于肝硬化、肝癌等出现上述见证者。临床运用时需适当加入当归、枸杞子、麦冬、生黄芪、山药等养血滋阴益气之药，防治燥胜伤及阴血。

常用剂量：10g左右，以入散剂为主。

15. 丁香

主要特点：本品之香气与檀香不同，而与沉香类似，具有降逆止吐的作用，入胃经；而沉香则以降肺气、归元气为主，入肝肾经。外用具有一定的抗皮肤真菌和痈疽坏肉的作用。

临床配伍：与柿蒂合用为丁香柿蒂汤，具有温胃降逆止呕的作用。与沉香、檀香、绛香、木香、乳香、没药等合用，具有活血化瘀，行气散寒，化滞通经的作用，可用于肝硬化、肝癌以及心血管疾病有上述见证者。

常用剂量：1～3g；本品试验所见可致中毒，故临床使用不可过量。

16. 绛真香（绛香）

主要特点：性温芳香，含油脂。具有行气活血作用，主要用于心脾气滞，血瘀不畅等引起的胸闷不舒，或因外寒及外伤所致瘀血稽留引起的疼痛等证。

临床配伍：与沉香、檀香、乳香、木香等合用以治疗跌打损伤瘀血稽留疼痛，以及肝硬化、肝癌或心血管病引起的胸腹胀满，胸闷憋气等症。亦可治疗妇女感寒所致月经闭塞不通、痛经等症。

常用剂量：3～6g，以散剂为主。

17. 柴胡

主要特点：本品具有和解表里、疏肝解郁、调和肝胃肝脾的作用，为临床上最常用的疏肝解郁之药。所谓"柴胡伐肝阴"，是指本品具有一定的发散性，用量过大过久，或配伍失当，可造成津液损伤。日本医界对本品颇有研究，曾用小柴胡汤以治疗肝炎，有一定疗效。但晚近有小柴胡汤可能并发间质性肺炎的报道。可作为临床用药参考。

临床配伍：与黄芩、清半夏等合用，可和解少阳，疏解肝郁；与香附、川芎、白芍等合用，则具有调和肝脾，疏肝利胆的作用。临床上用于各型肝病、胆囊疾患时的常用药物。

常用剂量：10～15g。

18. 乌药

主要特点：本品辛温通利，可入肺、脾、肝、肾诸经。对胸腹因寒所致的胀满、痞闷等滞气，有温通散寒行气止痛之效。本品主要行于下焦，对妇女痛经、尿路不畅，夜尿频数有一定作用。

临床配伍：常见的配伍是与人参、当归、沉香、槟榔等合用，为"四磨饮"，具有行气通腑，活血化滞和温中散寒之功。目前"四磨饮"已制成方便饮剂，成为外科术后的常规肠道功能恢复剂。与益智仁、山药、金樱子、桑螵蛸等合用，谓之"缩泉丸"，具有补肾缩尿之功效。

常用剂量：15g 左右。

19. 草豆蔻

主要特点：气味芳香辛辣，性温。具有良好的祛湿温通散寒之效。用于湿浊内郁，心胸痞闷者。临床上常与草果混用。但草果气味较草豆蔻更为辛辣，甚至臭气。传统用于治疗湿疟或湿毒阻于表里之间出现往来寒热，恶心泛呕等证。

临床配伍：与知母合用以治疗湿疟、寒热往来，胸闷泛恶，口舌黏腻等证。也可与藿香佩兰等芳香化湿醒脾药物联用以化湿宽中健脾。痰湿重者，也可配伍槟榔、厚朴、青皮、柴胡等和解表里，化湿除恶。

常用剂量：3～5g。

第3节　活血化瘀类药物

根据《黄帝内经》"血实宜决之"、"菀陈者除之"、"必先五胜，疏其血气，令其条达"等论述可知，人体在外邪内伤等因素作用下，发生气滞血瘀甚至癥瘕积聚是疾病发展的必然规律。治疗原则为活血化瘀，软坚散结。临床须分层次进行。

和血通络：凡临床上气郁日久，行气不应，或胁痛久治不愈，或黄疸久用清利而未退，或见皮肤赤缕红丝，唇舌偏黯者，宜和血通络。偏热者，辛润通络，用竹叶，木瓜，归须，泽兰叶，赤芍，丹皮等；偏寒者，辛温通络，用桂枝，川芎，新绛，通草，青葱等，实证者，配伍疏肝理气之品；虚证者，佐以柔肝养血之剂。叶天士说"酸苦甘腻不能入络"，故当慎用酸收，苦燥，甘缓，滋腻之药。

活血化瘀：病至后期，瘀阻渐重，症见面色青黯，唇舌瘀斑，胁痛加重，赤鼻衄血，朱砂红掌，或口渴漱水不欲咽，或烦热而脉不数。或称腹满而实不满，可用活血化瘀法治疗。若偏于气虚，用补阳还五汤；偏于血虚，用《局方》黑神散。偏于阴虚，用血府逐瘀汤。偏于阳虚者，用温经汤。在使用本法过程中，部分患者初时可能反觉症状加重，或肝功能指标上升，但治之稍久，则能获效。此为瘀血祛除，正气得振之病机，当明辨之。

化瘀散结：瘀血既久，正气更虚，胁下有块，按之疼痛，推之不移，并伴见全身羸弱，肌肤甲错及明显出血征象者。可用化癥散结法。临床运用当仔细区别其阴虚，阳虚，气阴两虚，气血两虚的不同，分别用滋阴，温阳，益气养阴，益气补血等法。适当加入三七、丹参、郁金、大黄、三棱、莪术等活血祛瘀药和鳖甲、牡蛎、穿山甲等软坚散结药。癥积久者，可用䗪虫、水蛭、虻虫等虫类药物。在运用时，除必须照顾其虚外，总宜曲宜缓，不可存短期速效之想而妄施峻逐猛攻之剂，恐有出血伤正之虞。

1. 丹参

主要特点：性味微寒而苦，是活血化瘀药中最为常用，疗效最肯定的药物。不仅具有活血化瘀作用，也具有养血、调经和疏肝理气等作用。临床上主要用于心脑血管病，慢性肝炎肝硬化，妇科病以及某些外伤病等。现代研究发现本品对冠状动脉有明显扩张作用，明显改善肝细胞的血液循环，对肝纤维化有一定的抑制作用。本品有一定的降压作用。

临床配伍：与当归、益母草、川芎等配伍可以治疗妇女瘀血内停所致月经不调，少腹刺痛等证。与鳖甲、当归、桃仁、莪术、水蛭等合用可改善肝脏血液循环，抑制肝纤维化等肝血瘀阻引起的各种瘀血见证。亦可与薤白、厚朴、人参等联用治疗胸痹证。

常用剂量：10～30g。

2. 莪术

主要特点：性味苦辛温，含有挥发油。主要作用是破血散结化滞，解毒、温中行气。用于抗肿瘤，散结聚，胃肠不适，腹痛腹泻腹胀等。

临床配伍：与三棱联用以活血散结；与丹参、水蛭、鸡血藤络石藤等连用以治疗肝硬化、血脉不通等导致的头晕、胸闷、两胁胀满、面青目黑等血瘀见证。与黄药子、老蟾皮、金荞麦等联用以用于抗肿瘤治疗。

常用剂量：10g。

3. 水蛭

主要特点：苦咸寒，有腥味，有小毒。对外伤或慢性疾病导致的血行瘀阻，出现瘀血、癥瘕积聚有良效。可用于心脑血管疾病出现的脉络不通、肝硬化、妇女经血不通、胎衣不下、恶血留滞等病证。

临床配伍：与大黄、䗪虫、虻虫等配伍以治疗少腹瘀血；与鸡血藤、络石藤、当归、防风等配伍可治疗脑血管疾病；与鳖甲、穿山甲、丹参、桃仁等配伍以治疗肝硬化等，与益母草、泽兰、桂枝、当归等合用可用于妇科病有瘀血见证者。

常用剂量：3～10g。

4. 鳖甲

主要特点：味咸气平，主要功效为软坚化结，治疗气滞血瘀进一步发展导致的癥瘕积聚。亦具有滋阴潜降作用。《伤寒论》中鳖甲煎丸是作为丸药以治疗久疟形成的所谓"疟母"（近似于脾肿大）。后世则据此用于治疗肝脾肿大等癥瘕积聚证。但最为适应的证候则是久病肝肾阴虚内热而兼有癥瘕积聚，如肝硬化证见阴虚劳热者。现代研究发现：鳖甲醋制前后化学成分及其含量发生了变化，且醋制后产生了一些新的有效成分[2]；炙鳖甲能降低肝硬化患者 Chlid-Pugh 积分值，增加血清白蛋白，缩小脾脏，有一定的逆转肝纤维化肝硬化的作用[3][4]。

临床配伍：与穿山甲、丹参、夏枯草、莪术等配伍以软坚散结，治疗肝硬化。与龟板、生地、川贝母、浙贝母、夏枯草等配伍以治疗瘰疬、痰核、结聚等证。也可配伍祛风活血通络之防风、荆芥、鸡血藤、络石藤等治疗中风后遗症。

常用剂量：30～60g。

5. 川芎

主要特点：性味辛温，善走窜祛风。主要作用于感受寒邪，气血不畅所致之头痛头晕，有一定的降压和镇静作用。对因气血瘀滞不畅所致之妇科疾病如月经不调，痛经闭经有效。也可用于肝脾肝胃不和引起的腹胀腹痛等证。

临床配伍：与防风、细辛、白芷、菊花等配伍可治疗风寒头痛，如川芎茶调散。与桃仁、红花、当归等伍用可治疗妇女气血不足所致之痛经、闭经、少腹痛等症，如桃红四物汤。与丹参、当归、桃仁、水蛭等联用以治疗肝硬化，瘀血阻滞肝脾等证。

常用剂量：10～15g。

6. 郁金

主要特点：性味辛苦寒，具有良好的疏肝解郁，凉血活血作用。临床用于肝胆郁热，胁肋痞闷，心烦易怒等见证。对肝胆疾病，内脏神经功能紊乱引起的嗳气不舒、脘痞腹胀等证有效。

临床配伍：与薄荷、白芍、柴胡等配伍，是所谓"逍遥散"，为疏肝解郁最常用的处方之一。对湿热上蒙，困阻中焦所致之胸脘憋闷，头目不清者，可用本品与石菖蒲、滑石、鲜竹沥、栀子、连翘、陈皮等配伍，具有化湿清醒作用，如菖蒲郁金汤；本方对肝性昏迷者有一定的促苏醒作用。但本品用量不可过大亦不可过久，有导致谷丙转氨酶升高的副作用。

常用剂量：10～15g。

7. 三棱

主要特点：本品辛温微苦，主要有两大作用。其一，行气破血，对于瘀血阻滞肝脾两经，导致胁肋隐痛不移，少腹刺痛等证有效，但应与益气补血药物联用。其二，具有化积消食作用。对肝病患者因门脉高压等原因所致的腹胀，纳呆等证，以配合消食导滞药物使用，可以提高疗效。

临床配伍：破气活血多配伍莪术，亦可加入鸡血藤、络石藤、姜黄、郁金等强化破瘀作用，但对于凝血功能欠佳的患者，须慎用；亦可加入参三七等相互制约。化积消食则与鸡内金、莱菔子、神曲、麦芽、焦山楂等联用，效果更佳。

常用剂量：10g左右。

8. 益母草

主要特点：本品微寒微苦，是治疗肝肾经瘀血证的主药，药性平和，疗效显著，对慢性肝炎、肝硬化或出现乙肝相关抗原性肾病发生妇女月经不调，腹痛有血块，或肾病患者蛋白尿、血尿者，本品为必选药物。本药具有良好的清热利尿作用，对脾虚水湿不运或肾失气化，尿少尿路不通者，均有良效。

临床配伍：临床上肝病患者兼见妇科瘀血最好的配伍是本品加当归、乌药等。若属于乙肝病毒肝肾相关抗原性肾病，则与泽兰配伍，适当加入生黄芪，焦山楂、五味子及少量麻黄，有助于尿蛋白的消失。对前列腺增生，排尿不畅的患者，可与肉桂、黄柏、泽泻等联用。

常用剂量：30g 左右。

9. 鸡血藤

主要特点：本品性味微甘，苦，性温，《本草纲目拾遗》记载：云南阿杜里地方所产本品"粗类椿梁，细似芦苇，中空似竹，剖断流汁，色赤若血"，故名鸡血藤。本药有补血行血兼具之性，为治疗血虚兼有腰肢疼痛或妇女月事不调，少腹瘀血之证，有其独特疗效。现代药理研究发现，本药对实验小鼠肾脏具有能量代谢及合成代谢的作用。

临床配伍：为临床上常用之活血补血药物，对慢性肝炎、肝硬化、脂肪肝等所出现的血虚、瘀血、下腹疼痛，腰肢疼痛等证，可与当归、丹参、络石藤、姜黄等药物联用。对肾脏损害所出现的蛋白尿亦可配伍益母草、泽兰等药物使用。

常用剂量：15g 左右。

10. 泽兰

主要特点：本药性味温和，具有良好的温经破血通瘀和利水作用。本药名曰兰者，以其其味幽香似兰。如《荀子》记载"泽、芷以养鼻，谓泽兰白芷之气芳香，通乎肺也"，可知本药与白芷均具有芳香气味。《本草纲目拾遗》亦记载："人家买以煎黄鱼，云可杀腥代葱。"此外尚能利水、破瘀、通经，为慢性肝病之良药。

临床配伍：治疗肾病或肝肾同病者，与益母草合用为最佳。有湿热内蕴，困阻脾阳之证，可与白芷、佩兰、藿香等联用以芳香醒脾。瘀血阻于下焦，则与当归、益母草、泽泻、丹参、鸡血藤等联用，有很好的疗效。

常用剂量：30g 左右。

11. 红花

主要特点：本品辛温，具有活血化瘀、通经、补血和治疗跌打损伤等作用，是妇科最常用的药物之一。现代药理研究发现，本药具有扩张冠状动脉、促使血脂下降、改善血液循环和促使子宫收缩等作用。

临床配伍：《药品化义》记载："红花善通利经脉，为血中气药，能泻而又能补，各有妙义。若多用三四钱，则过于辛温，使血走散。同苏木，逐瘀血；合肉桂，通经闭；佐归芍治遍身或胸腹血气刺痛，此其行导而活血也。若少用七八分，以疏肝气，以助血海，大补血虚，此其调畅而和血也；若只用二三分，入心以配心血，解散心经邪火，令血调和，此其滋养而生血也。分量多寡之义，岂浅鲜哉。"可以作为参考。

常用剂量：10g 左右。

12. 凌霄花

主要特点：本药性味众说纷纭，酸苦辛甘寒皆有论述。《本草述》有云"紫薇之气寒，其味咸先而胜，苦后而杀"，概括了本药的性味。它的特点是主腹内癥积实证，虽表面出现赢瘦之貌，但腹内必有大积大聚，方可用之，虚证则不可。多用于肝硬化、肝癌出现癥积之证者。本药也可外用；有本品专治酒渣鼻的记载。

临床配伍：与当归配伍，专治妇女少腹瘀血、经闭。与栀子配伍研粉外用，治疗酒渣鼻。与藤梨根配伍，可治疗腹内肿块，癥积。《履巉岩本草》记载：以本品与黑豆同蒸熟，减去本品，只服用 3～5 颗黑豆，可解误食草药中毒者。可见本品具有保肝或促使肝脏解毒的作用。

常用剂量：10g 左右。

13. 藤梨根（即猕猴桃根）

主要特点：本品味酸、甘凉，具有利尿消肿，活血化瘀的作用。临床上常用作治疗急慢性肝炎的药物，对慢性肝炎肝硬化出现尿少腹水肿胀的患者，均可使用。本品也可用于跌打损伤或关节疼痛者。现代研究发现本品对胃癌、肝癌、肺癌等多种肿瘤患者都具有一定的抗癌作用，促使病人生存期延长；但本药的抗癌机制尚未完全清楚，有待进一步研究。

临床配伍：经验上常用本药与凌霄花配伍，以治疗肝癌及胃癌等，有一定的疗效。也常常与丹参、当归、水蛭、莪术、鸡血藤等联用，以治疗肝硬化瘀血癥积伴有腹水的患者。本品尚可与祛风化湿药联用以治疗风湿性关节炎等证。

常用剂量：30～60g。

14. 延胡索

主要特点：味苦性辛温，主要用于活血止痛，古籍多有单用本品研末冲服以治疗胃痛的记载。《太平圣惠方》和《沈氏尊生书》均有以玄胡索为主，配合其他药物的散剂，用于止痛和妇女停经血滞腹痛的记载。现代药理研究发现本品含有四氢巴马丁，具有镇静和催眠的作用。

临床配伍：与川楝子合用为金铃子散，为治疗胃痛的著名方剂。与昆布配伍，可缓解肝区疼痛及胆囊炎等胆系疾病引起的疼痛。亦可配伍青皮、厚朴、沉香等药物治疗腹胀腹痛；与鳖甲、丹参、莪术、水蛭等活血破瘀软坚药治疗肝纤维化和肝硬化患者。

常用剂量：10g 左右。

15. 牛膝

主要特点：味苦酸性平和，具有引血下行，润肠通便，活血通瘀和补肾强腰膝等作用。可用于肝炎肝硬化患者肝脾瘀血，腑气不通，妇女少腹瘀血，月经逾期未至，腹痛胀满等病证。

临床配伍：与当归、肉苁蓉、火麻仁、枳壳等联用即润肠通便的著名方剂"济川煎"，用于阴血不足，腑气不通的患者。与夏枯草、豨莶草、地龙、杜仲等伍用以治疗高血压头昏腹胀等证。与当归、丹参、红花、桃仁等联用以治疗妇女少腹瘀血痛经，月经后期等证。

常用剂量：15g 左右。

16. 穿山甲

主要特点：本品性寒凉、味咸，具有较强的消肿排脓，活血通经、疏畅经络等作用。《衷中参西录》对本药颇有心得，指出："以治疗痈，放胆用之，立见功效。并能治癥瘕积聚，周身麻痹，二便闭塞，心腹疼痛。"可用以治疗肝硬化，肝脾肿大腹胀腹大的患者。传统尚用以为产妇催乳。

临床配伍：治疗疔疮痈疽可配伍皂角刺、天花粉、知母、乳香、没药等。治疗肝硬化可配伍鳖甲、丹参、莪术、水蛭等药物软肝散结化滞通瘀。若周身疼痛者，可配伍鸡血藤、络石藤、防风、荆芥等药以祛风活络。本品与王不留行配伍则是催乳药对。

药物剂量：10~15g。

17. 桃仁

主要特点：本品味苦性平，具有破血祛瘀及润肠通便作用。传统用本品以治疗妇女瘀血经闭，或血虚血脉涩滞不畅所致下腹疼痛、大便不通等症。本品具有"杀三虫"之力。现代研究发现本品所含苦杏仁苷有抗血凝及轻度溶血作用。前沪上名医王慕康常以杏仁为杀蛔虫之主药，桃仁则常与之伍用。

临床配伍：与川芎等联用可以治疗慢性肝炎肝硬化早期瘀血阻络等证。与杏仁、使君子、香榧子、雷丸等联用可诱杀肠道寄生虫。与红花、当归等连用以治疗妇女月经不调，少妇瘀血。空军广州医院研制的川桃片治疗肝纤维化有效。

常用剂量：10g 左右。

18. 王不留行

主要特点：本品味苦性平，具有活血化瘀通经消肿和催乳作用。行走而不留，故名王不留行。临床上用以治疗肝炎肝硬化患者胁肋隐痛、腹部胀满等瘀血见证。现代研究本品含多种皂苷及挥发油物质，可与多种药物配伍应用。

临床配伍：与川贝母、浙贝母、夏枯草、葶苈子、白芥子、苏子、莱菔子等联用，以治疗脂肪肝，痰热互结的患者。亦可与丹参、当归、三棱、莪术等联用治疗肝硬化、肝硬化结节等病理改变。

常用剂量：10g左右。

第4节　补益类药物

随着肝病的迁延，患者的阴阳气血逐步损耗，出现不同的虚损证候。虚损又称虚劳，是由于秉赋薄弱、后天失养及外感内伤等多种原因引起的，以脏腑功能衰退，气血阴阳亏损，日久不复为主要病机，以五脏虚证为主要临床表现的多种慢性虚弱证候的总称。虚劳是气血津液病证中涉及脏腑及证候表现最多的一种病证。中医药在调理阴阳、补益气血、促进脏腑功能的恢复等方面，积累了丰富的经验。历代医籍对虚劳的论述甚多。《素问·通评虚实论》所说的"精气夺则虚"可视为虚证的提纲。而《素问·调经论》所谓"阳虚则外寒，阴虚则内热"，进一步说明虚证有阴虚、阳虚的区别，并指明阴虚、阳虚的主要特点。《金匮要略·血痹虚劳病脉证并治》首先提出了虚劳的病名。《诸病源候论·虚劳病诸候》比较详细地论述了虚劳的原因及各类症状，对五劳、六极、七伤的具体内容作了说明。金元以后，许多医家对虚劳的理论认识及临床治疗都有较大的发展。如李东垣重视脾胃，长于甘温补中。朱丹溪重视肝肾，善用滋阴降火。明代张景岳对阴阳互根的理论作了深刻的阐发，在治疗肾阴虚、肾阳虚的理论及方药方面有新的发展。李中梓《医宗必读》强调脾、肾在虚劳中的重要性。绮石《理虚元鉴》为虚劳专书，对虚劳的病因、病机、治疗、预防及护理均有较好的论述。清代的《不居集》对虚劳的资料作了比较系统的汇集整理，是研究虚劳的一部有价值的参考书。

西医学中多个系统的多种慢性消耗性疾病，出现类似虚劳的临床表现时，均可参考虚劳的辨证治疗；肝病迁延日久，消磨人体正气，特别是到了肝硬化阶段，阴阳气血津液多有损耗，参考传统中医对虚劳病证的治疗，无疑具有重要意义。兹根据肝病的特点和常见证候类型，择要简述以下三点。

滋阴养肝：肾藏精，肝藏血，精可化血，上藏于肝；血可化精，下归于肾，肾水充则肝木荣，肾水耗则肝木槁。两者的关系十分密切，所以本病久延，必伤及肾，肾亏则肝失所养。故滋肾养肝为本病基本治法之一。阴虚证的成因，有素体阴虚，或邪气久羁，湿热伤脾，生化不旺，肾失给养；或用药过于苦寒，化燥伤阴；或疏利克伐太过，阴液受损未复；或兼有他症，耗伤津血，症见腰膝痠软，关节疼痛，头晕耳鸣，两目干涩，卧寐不安，脉数舌红等，常用魏玉横一贯煎为主方。使用滋养肝肾方药，必佐疏肝活络之品，可防厚味遏制，影响脾胃运纳功能。有阴虚兼湿热者，当伍用甘寒清热利湿之品；若湿热不甚，则"只宜壮水，真水既生，邪湿无所容"，（《景岳全书·虚劳门》）如用生地，熟地等。但不可过量，并宜久煎，或适当配伍扶脾之药等。

气阴两补：湿热缠绵日久，则脾气被抑，阴液被耗而致气阴两虚。其症可见心慌气短，自汗盗汗，易疲懒言，累后胁痛，面色无华，脉沉细无力，舌质淡黯，苔薄白或无苔，"脾肾两脏，分主气血"（《医宗必读》），滋肾阴以濡五脏，则虚火自降；升脾阳以强五脏，则气血当壮。然补脾之药，性多温燥，有伤阴之虑；滋肾之品，味多阴柔，有碍脾之忧，故必须辨清偏气或偏阴的不同，滋肾时，当酌加砂仁，陈皮，薄荷，苏梗等；助脾时，宜佐以麦冬，枸杞，沙参，生地之类。可以人参养荣汤为主方加减化裁。

温补脾肾：湿热毒邪，久羁肝胆，可致脾阳虚损，进而肾阳亦虚。临床常见乏力气促，腹胀便溏，肢肿足凉，喜热畏冷，神情呆滞，阳痿，白带，脉沉缓，舌淡胖，边有齿痕，苔薄白等症。治法当以健脾益气化湿为主，方用四君子汤或香砂六君子汤或补中益气汤，倘兼见肢冷，畏寒或阳痿，浮肿等症，是为肾阳亦弱，则用肾气丸加仙茅、仙灵脾、菟丝子、肉苁蓉等以温肾助阳。但温肾药性多凝滞温重；助脾药性多甘温升发，故运作时，当辨清主次，肾阳虚者，一般均有不同程度的阴虚，因此切忌过用升发益气之品，耗伤肾阴。对某些阳黄失治转为阴黄者，证属寒湿中阻，脾阳不振，多用茵陈理中汤为主方。倘扶脾不应，而证兼肾阳虚者，可再加仙茅、仙灵脾，并酌佐和血通络，以疏通气血，祛除寒湿。此外，尚有湿遏阳气而见肢冷畏寒，神情呆滞，状似阳虚者，则须详察其脉舌。若脉象多见沉数或濡数，而舌无淡嫩之象，此时可用柴平汤加桂枝、通草宣通阳郁，切勿误进温补。

1. 灵芝

主要特点：本品性味甘温平，对肝脏有明显的保护作用，不同于参、芪类药物有较明显的热象。现代研究提示本品还具有抗肿瘤作用。作为慢性肝病出现虚损证者，本品为益气药之首选。另具有镇静安神、促进血液循环、促进呼吸道黏膜损伤修复及对某些致病菌的抗菌作用。本品具有良好的免疫调节作用，具有补益元气，增进体力，改善精神，以及提升白细胞、降低血脂、抗脂肪肝等综合作用。

临床配伍：对肝病后期气血虚弱的患者，常配伍生黄芪、当归、紫河车、麦冬、山药、百合、枸杞子等作为调补阴阳气血药物的基础选择。剂量往往因人而异，益气养血滋阴助阳等药物，轻柔配合，小量递进，有效则止，不宜过补。对于肝癌等多种恶性肿瘤，本品亦为首选药物，与多种抗肿瘤药物与破血软坚解毒药物联用，有一定疗效。

常用剂量：30g左右。

2. 黄芪

主要特点：本品甘微温，是主要的补气药物，具有固表、强心、利尿、补元和健脾护胃的作用。临床及试验研究表明，本品可对肾脏疾病引起的少尿起到改善作用；对免疫功能下降导致的虚弱频发外感有益气固表强元的增益作用；有加强心脏收缩力，改善心脏血液循环和一定的降血压、降血糖以及抑制胃液过度分泌等作用。本要一般用于肝病的慢性期；时振声教授指出：过早使用黄芪有延缓肝病恢复的作用，故急性肝炎须慎用。

临床配伍：与灵芝、当归、枸杞子、山药等合用，以治疗慢性肝炎肝硬化出现阴阳气血虚弱证者。与益母草、泽兰叶、焦山楂、乌梅等合用以治疗乙肝病毒相关抗原性肾病长期出现尿蛋白的患者；而以生黄芪的粉剂疗效为好。与炒白术、防风合用以益气固表，治疗反复感冒；与浮小麦、麻黄根、煅牡蛎、乌梅、五味子、金樱子等合用以固表止汗。

常用剂量：10～30g。

3. 淫羊藿

主要特点：本药辛温，为助阳补肾之要药。临床上主要用于肾阳虚弱，腰膝酸软，性欲减退等症状。治疗慢性肝炎时，对久用苦寒，肝功能仍不能恢复者，与清热解毒的苦寒类药物配伍使用，对降低转氨酶，有确切效果，其中剂量是为关键，量偏大则升；量较小则降。亦可用于神经衰弱的患者出现的失眠或夜寐不安等症。现代研究发现本药对脊髓灰质炎病毒有较好的抑制作用，患者用药后往往感到肢体有力，恢复较快。对咳喘多痰等呼吸道疾病亦有较好疗效。

临床配伍：治疗慢性肝炎肝功能持久不降的患者，以本品小剂量与仙茅、女贞子、墨旱莲、当归、柴胡及清热解毒药物等联用有效。与生龙骨、生牡蛎、百合等联用，可治慢性肝病患者的失眠、精神萎靡、腰背酸软等症。与莱菔子、苏子、葶苈子、白芥子等联用，可治疗咳嗽痰喘等证。

常用剂量：3～15g。

4. 仙茅

主要特点：本品性温，专治肾阳虚弱，阳痿遗尿、腰酸背楚、足膝无力，以及肾不纳气之气喘咳嗽和妇女冲任不调所致的崩漏带下等证。现代研究发现对高血压患者证属肾阳虚弱者亦有一定的降压作用。本品传统制作过程比较复杂，据《雷公炮炙论》记载："凡采得（仙茅）后，用清水洗令净，刮上皮，于槐砧上用铜刀切豆许大，却用生稀布袋盛，于乌豆水中浸一宿，取出，用酒湿拌了蒸从已至亥，取出曝干。"这些物件和程序对药性的变化和释放究竟有何意义，尚不清楚，但类似问题值得研究。

临床配伍：与淫羊藿、女贞子、柴胡、墨旱莲等小剂量合用，具有降酶作用。与淫羊藿、金樱子、益智仁、山药、乌药等合用，可治疗遗尿或夜尿频数。与白果、麻黄、款冬花、桑白皮等合用以治疗哮喘；与当归、益母草、丹参、香附、肉桂、乌药等合用，以治疗妇女月经不调，带下清冷，证属肾虚冲任不调者。

常用剂量：3～10g。

5. 肉苁蓉

主要特点：本品性味甘酸咸温，具有温阳益元，强筋健骨之效。可治疗久病肾虚，神疲乏力，阳痿阴冷，肠道枯涩，腑气不通的患者。现代研究证实本药可促使小鼠生长加快，增加唾液分泌和降血压等作用。

临床配伍：与当归、牛膝、枳壳等合用，可治疗老年性肠道枯涩不通者。与仙茅、淫羊藿、五味子、女贞子、枸杞子等合用，以治疗慢性肝炎肝功能异常、证候属于肾阳虚者。对于慢性肝炎、肝硬化的患者，出现神疲乏力，脘腹胀满，二便不通者有一定疗效。

常用剂量：10～15g。

6. 菟丝子

主要特点：本药秉气中和，性味甘平，以补助肾阳为主，兼具滋阴之用，古籍载为脾肾两补之药。多用于脾虚久泻、精神倦怠、四肢无力，或男子阳痿，女子阴冷以及跌仆损伤、筋骨软弱等脾肾阳虚为主的见证。现代研究发现菟丝子含有丰富的维生素 A、γ-胡萝卜素、β-胡萝卜素和叶黄素等。证实该药对人体有良好的补益作用。动物实验表明，该药对心脏和子宫都有一定的兴奋作用。

临床配伍：本品传统上常与山药联用，以温补脾肾。与杜仲、狗脊、牛膝等治疗腰膝酸软，腿脚乏力。与枸杞子、菊花、密蒙花等联用治疗目黯不明，夜盲弱视等。与桑螵蛸、泽泻等合用以治疗膏淋或夜尿频数等症。慢性肝炎肝硬化出现上述诸证均可如法配伍予以治疗。

常用剂量：10～15g。

7. 沙苑蒺藜

主要特点：本品性降而补，对肾虚滑精疗效较好。《本经逢原》指出该药"最能固精"，是一简要概括。亦可治疗遗尿，小便频数，腰膝冷痛以及视物不清等肝肾两虚之证。慢性肝病患者出现肝肾不足证候时则可选用。

临床配伍：《医方集解》金锁固精丸以本品与煅龙骨、煅牡蛎、莲籽须、芡实等配伍以治疗肾气不固之滑精症。《本草汇言》以本品与苍术配伍制为散剂，用以治疗臌胀。肝硬化失代偿之肝腹水可依此治之。

常用剂量：10g 左右。

8. 当归

主要特点：本品味辛甘性温，含有丰富的挥发油，具有特殊气味，是临床上最常用的补血药物之一。传统为治疗妇科的要药，对血虚、血瘀、妇女月经不调、特别是痛经有较好的疗效。具有良好的保肝作用，可治疗慢性肝炎肝硬化、脂肪肝；心脏功能不全所出现的心房纤颤、心律不齐、冠心病以及神经衰弱导致的失眠等症。现代研究本品含有多种复杂的挥发油成分，维生素 B_{12}，维生素 A，蔗糖、烟酸、叶酸等。对痢疾杆菌和溶血性链球菌亦有一定的抑制作用。

临床配伍：与川芎、熟地黄、白芍等组成四物汤，为补血主要汤剂。与丹参、红花、桃仁、鸡血藤等药配伍以治疗心血管疾病。与丹参、山药、生黄芪、枸杞子、五味子、鳖甲、水蛭等以治疗慢性肝炎肝硬化。《妇庵医要》之调气饮则配伍红花、川芎、青皮、乌药、香附、艾叶、大茴香等治疗痛经，疗效显著。亦可配伍鸡血藤、络石藤、防风、丹参、蛇蜕、全蝎等以治疗中风后遗症出现的偏瘫、口眼㖞斜，舌强语謇等症。

常用剂量：15g 左右。

9. 山药

主要特点：本品甘平多汁液，具有润肺、健脾、补肾、填精的作用，用以治疗大病后期，气血阴阳皆亏，精力不济，腰膝酸软、食少纳差等证。《别录》中记载本品可治疗"面部游风"（有作"头风"之解），现代研究证实本品含有维生素 C、皂苷、黏液质等成分，是中药中滋补肝脾肺肾阴液的主要药物。

临床配伍：与生地黄、山茱萸、茯苓、猪苓等滋补肝肾之阴。与五味子、沙苑蒺藜、桑螵蛸、芡实、莲子等合用以治疗遗尿、夜尿频数、滑精、便溏等脾肾两虚之证。与麦冬、天冬、百合等合用以治疗久咳津伤、肺肾阴虚之证。

常用剂量：30g 左右。

10. 枸杞子

主要特点：本品性味甘微凉，具有补血、明目、滋阴、益精的作用。为临床最常用之补益药物。主要用于补益肝肾，养肝明目；现代研究证实本品含有甜菜碱、胡萝卜素、核黄素、烟酸、维生素 C 等成分，临床上用以治疗慢性肝炎，脂肪肝、高脂血症。对多项肝功能异常指标都有改善作用。

临床配伍：与菊花、密蒙花和六味地黄丸合用以治疗肝肾阴虚出现的弱视症。与当归、女贞子、五味子、泽泻等合用以治疗脂肪肝及血脂升高者。肝病后期，气血虚弱、精神倦怠、腰膝无力等证，可与滋补肝肾、软坚散结、健脾和胃之药配伍使用。枸杞子全草均入药用：《保寿堂方》记载"春采枸杞叶，名天精草；夏采花，名长生草；秋采子，名枸杞子；冬采根，名地骨皮"，各有其用。

常用剂量：10～15g。

11. 桑椹

主要特点：本品甘寒，具有滋补肝肾，通利大便、利关节、强视力、解酒毒、清虚火、润燥咳、祛风湿、消水肿等多种作用。除做汤剂外，亦可蒸熟风干研成细粉吞服。慢性肝病患者中出现肝血不足，肾阴亏损、二便不利、精神欠佳等证的患者尤为合宜。现代研究发现本品含有糖、苹果酸、鞣酸、维生素 B_1、B_2、C、胡萝卜素等成分。

临床配伍：与当归、何首乌、麦冬、山药等合用，可补益肝肾阴虚所出现的便干、心烦、口渴失眠等阴虚内热之证。亦可配伍川贝母、百合、杏仁、白果、麦冬等治疗肺阴亏损所致的燥咳。酒精性肝病导致的乏力腹胀，肝功能异常等证则与五味子、生甘草、夏枯草、当归等合用。

常用剂量：20g 左右。

12. 何首乌

主要特点：本品味苦甘而涩，性微温，主要具有补益肝肾、强筋健骨、腑气不通、夜寐不安、养血乌发等作用。临床上对慢性肝炎出现肝肾阴虚、脱发、耳鸣、弱视、腰膝酸软等证有效。现代研究证明：本品主要含有蒽醌类物质，淀粉和卵磷脂等成分。临床试验表明：可以降血脂、降糖、改善心脏功能、促进肠蠕动；对结核杆菌有一定的抑制作用。

临床配伍：配伍当归、山药、枸杞子、女贞子、桑椹等治疗肝肾阴虚、血虚肠燥、倦怠乏力，失眠多梦等证有效。对脂肪肝、高脂血症、高血糖等病证也是常用药物；多配伍当归、桑椹、山药、白芥子、葶苈子等。亦可配伍苏叶、吴茱萸、木瓜、橘皮、槟榔等以治疗维生素 B_1 缺乏引起的脚气病等。

常用剂量：15g 左右。

13. 女贞子

主要特点：本品甘苦凉，是滋补肝肾中不甚滋腻的药物之一。对肝肾阴虚内热，五心烦热，目昏耳鸣等证的患者最为适宜。现代研究发现女贞子具有多方面的药理作用：保肝作用、免疫调节作用、抗氧化抗衰老作用、抗癌作用、降血糖降血脂作用、抗炎抑菌作用、对损伤细胞的保护作用、强心作用等。

临床配伍：与墨旱莲配伍名为二至丸，为滋补肝肾阴虚的常用方之一。治疗慢性肝病出现头昏耳鸣、腰膝无力、失眠多梦、五心烦热、视物不清、大便干燥等肝肾阴虚火旺证的患者，常配以桑椹、当归、何首乌、丹皮、银柴胡、地骨皮、枸杞子、山药等滋阴润燥除烦降火，并恢复肝功能。

常用剂量：10g 左右。

14. 墨旱莲

主要特点：本品甘酸寒，具有滋补肝肾和凉血止血清虚热之效。最常用于肝肾阴虚内热，虚火上炎出现目赤耳鸣，心烦不安、齿鼻衄血、腰膝酸软等证。

临床配伍：与女贞子、枸杞子、桑椹、何首乌、丹皮、地骨皮、炒栀子、知母等联用，以治疗肝病阴虚内热，有出血征象者。与枣仁、百合、栀子、淡豆豉、生龙骨、生牡蛎等合用，具有软坚散结、镇静安神、凉血除烦和滋养肝肾的作用。

常用剂量：10～15g。

15. 芦根

主要特点：本品甘寒，具有良好的滋润作用，是临床上用于温热病和肝病后期肝肾阴虚液少最为平和之药。本品兼走肺胃肝肾四经，上以润肺化痰止咳，中以养胃滋阴降逆止呕，下以滋肝补肾增液除烦。现代研究：本品含有薏苡素、蛋白质、碳水化合物、纤维素及维生素 B 和 C 等成分。可用于糖尿病、慢性肝病中肝肾肺胃阴虚液少的患者。

临床配伍：与桃仁、薏苡仁、冬瓜仁、麦冬、沙参、知母等配伍治疗肺阴亏损，久咳干咳等证。与陈皮、竹茹、厚朴、苏叶等联用以治疗胃阴干涸所致之干呕呃逆等证；与当归、山药、枸杞子、桑椹、何首乌、麦冬、菟丝子、紫河车等联用，治疗慢性肝病之阴虚液少，关节不利、口渴欲饮、大便干燥、目涩鼻干、心烦失眠等症。

常用剂量：20g 左右。

16. 石斛

主要特点：本品性甘平，微咸，富含黏液，具有滋养胃阴，明目除热的作用。对口干舌燥，饮不解渴，舌苔少或剥脱苔等胃阴亏耗之证有效。对夜盲，视物不清者，有明目之效。现代研究发现本品含有解热镇痛作用的石斛碱、黏液质、淀粉等成分。

　　临床配伍：与麦冬、沙参、山药、芦根等合用可治疗消渴和慢性肝病患者误服辛燥通利之药造成胃阴损伤，出现口舌干燥，苔少津液等症。亦可配伍菊花、枸杞子、桑椹、桑叶、女贞子等治疗肝肾阴虚所致视物模糊、昏黯或夜盲症等。

　　常用剂量：10g 左右。

第21章
中药配伍的现状和启示

第1节 中药配伍概说

中药配伍是产生复方应用的基础，已经有了至少两千年的历史积淀。数不清的复方、无限的组合配伍、在临床上产生了无数的奇迹。在古代的中国，人们运用直接的观察、人体的反应、发现并总结着其中的某些规律性再加以重复，从而总结出中药具有"相须"、"相使"、"相畏"、"相杀"、"相反"、"相恶"的相互关系，连同单行的中药，即所谓药物的"七情"。其中表现为药物之间协同作用的如"相须"、"相使"；表现为相互抑制，或出现相互牵制的如"相畏"、"相杀"；更有出现毒性反应的如"相反"。有了这些基本配伍用药原则，人们在临床实践中，运用自己的经验，结合药物各自的阴阳寒热、四气五味、升降浮沉等多方面的属性，自由地进行着药物的配伍组合，从而有了不断的新发现，丰富着临床药物运用方面的知识。而这些配伍知识的获得，则主要是通过汤药的运用实现的。

虽然汤药的运用早于《黄帝内经》成书的时代，但鼎盛时期则出现于汉代。东汉张仲景《伤寒杂病论》中记载的113方，绝大部分都是汤剂方。而该书所载之方剂，对中药的配伍及其临床运用的适应证候等要素，都成为后世汤剂运用的楷模。各种精炼有效的处方配伍，成为后世汤剂不断发展的滥觞，被誉为"医方之祖"。例如麻黄配伍桂枝的发汗解表；桂枝配伍白芍调和营卫；柴胡配伍黄芩和解少阳；大黄配伍芒硝攻里通下；当归配伍白芍治疗经来腹痛；黄连、半夏、瓜蒌配伍治疗心下结痛；栀子配伍淡豆豉治疗虚烦不得眠；瓜蒌配伍薤白治疗胸痹心痛；枳实配伍白术治疗水饮结于心下；茵陈蒿配伍大黄、栀子治疗黄疸；桃仁配伍红花治疗经血不通，凡此等等，成为中药汤剂配伍学中最为宝贵的财富，为后世继续进一步研究中药的配伍提供了丰富的资料。

随着中医中药在国内的发展，研究中药配伍的学者日益增多。概括来说可分为传统意义上的药队配伍和饮片配伍以及现代意义上的配伍，即中药组分配伍和成分配伍。无论传统的还是现代意义上的配伍，其研究方法和过程都是极其复杂的。但研究配伍的终极目标都是为了清晰地阐明药效的物质基础和其中机制，从而能动地驾驭这些机制去提高疗效，开拓更加广泛的用药范围，减少误判，降低药物的毒副作用。

第 2 节 中药配伍研究发现

一、验证了传统配伍的合理性

如六味地黄丸。六味地黄丸三补（熟地、山茱萸、山药）、三泻（泽泻、牡丹皮、茯苓）的配伍，组成六味地黄方，用于治疗多种疾病，尤其对于生殖内分泌相关疾病、物质代谢方面的疾病具有显著疗效。现代药理、药化研究表明，六味地黄丸三补（熟地、山茱萸、山药）三泻（泽泻、牡丹皮、茯苓）药队配伍，对外源性皮质酮所致下丘脑-垂体-性腺轴功能紊乱的改善与调节作用，明显优于三补（熟地、山茱萸、山药）药队或三泻（泽泻、牡丹皮、茯苓）药队，纠正单用三补药队或三泻药队的副作用，充分体现三补、三泻药队配伍，可产生协同增效；物质代谢方面，三补（熟地、山茱萸、山药）药队或三泻（泽泻、牡丹皮、茯苓）药队配伍，能降低正常大鼠的肌酐、尿酸和血糖，配伍三泻能降低三补和熟地升高的总胆固醇，配伍三补能升高三泻降低的免疫球蛋白，实现三补、三泻药队配伍整体调节平衡作用[196]。

二、剂量改变其治疗目的

如左金丸。中药剂量是药性的基础，也是决定药物配伍后发生药效、药性变化的重要因素。在不同剂量的情况下，它的功效方向也能改变，如黄连与吴茱萸的配伍，是寒热药物配对的典型例子，也是辛开苦泄的药物配伍。黄连、吴茱萸按 6∶1 的比例配伍，称之为"左金丸"，按 1∶6 的比例配伍，名萸连丸，又称反左金丸，其药效物质、药效作用和临床证治迥然不同。用 HPLC 法测定左金丸（黄连吴茱萸 6∶1）与反左金丸（黄连吴茱萸 1∶6）中盐酸小檗碱、盐酸巴马丁、吴茱萸内酯、吴茱萸碱、吴茱萸次碱的含量，结果，小檗碱溶出率分别下降了 29%（左金丸），79%（反左金丸），巴马丁溶出率分别下降了 25%（左金丸），73%（反左金丸）；吴茱萸内酯、吴茱萸次碱的含量在两种比例中无明显差别，吴茱萸碱则呈正常的 6 倍关系变化，而左金丸中吴茱萸碱的含量低于吴茱萸次碱的含量，反左金丸中吴茱萸碱的含量高于吴茱萸次碱的含量。不论何种比例配伍，均能增加药物的疗效，抑制胃酸、胃蛋白酶活性，减弱攻击因子对胃黏膜损伤，促进胃黏液分泌，增强胃"黏液-碳酸氢盐"屏障作用。但左金丸与反左金丸在相同的动物模型上体现不同的证治药效，左金丸能明显防治大鼠热型急性胃黏膜损伤，而在胃寒模型中药效作用较差；反左金丸在胃热模型中基本无效，但对胃寒模型具有显著的保护作用。左金丸主治肝火犯胃之胁肋胀痛，呕吐吞酸，嘈杂嗳气，口苦咽干，舌红，脉弦数；反左金丸颠倒两药的用量比例，则药性偏温热，临床常用于脘痞嘈杂泛酸，又呕吐清水，畏寒，舌苔白滑，偏于胃寒甚者[197]。

三、不同配伍的减毒增效

如乌头配伍白芍。制川乌与白芍是传统的配伍药对，其配伍主要应用于治疗风湿痹证、历节疼痛。首先根据制川乌与白芍的理化性质与功效应用，提取分离制川乌和白芍的组分；并结合定性、定量分析方法，纯化获得不低于50%的制川乌总碱、制川乌多糖、白芍总苷、白芍多糖组分；选择炎症、痛症和风寒湿证类风湿性关节炎模型，研究其抗炎、镇痛以及治疗类风湿性关节炎的作用。结果，制川乌和白芍配伍组分中，制川乌总碱与白芍总苷、白芍多糖配伍的镇痛和抗炎作用较为明显，制川乌总碱与白芍总苷或白芍多糖1：2配伍效果最明显，不仅能够增效，而且配伍后毒性降低[198]。又如附子配伍大黄。附子大黄是临床典型的配伍，二药相合，寒热并用，温通并行，辛通苦降，相反相成，主治寒积里实证。我们在附子大黄饮片配伍、组分配伍治疗阳虚便秘动物模型的基础上，采用 KM 乳鼠的结肠 Cajal 间质细胞（结肠 ICC），研究附子大黄成分配伍对结肠 ICC 的作用机制。结果：附子大黄饮片配伍，对阳虚便秘模型动物的排便疗效优于单用附子或大黄，作用机制与其调节胃肠激素和肠神经递质的分泌有关；附子大黄组分附子总碱与大黄总蒽醌配伍，对阳虚便秘模型大鼠的作用最优，其发挥温阳通便功效的作用机制与调控肠运动相关胃肠肽的分泌有关，主要与调节 MTL、SS、AchE 的水平有关；附子大黄成分乌头碱大黄素配伍，1：2配伍对结肠 ICC 具有减毒增效作用[199]。

四、配伍后显示新变化

如四逆散：以芍药苷作为指标性成分，观察四逆散中芍药苷的体内过程发现复方配伍后芍药苷的生物利用度较单独应用芍药苷显著降低，提示了四逆散中芍药可能不仅以原形药的形式发挥作用，还存在肠道菌群和肝药酶作用后的代谢物，或复方配伍后方中其他化学成分促进了芍药苷的代谢转化，而使血浆中原形药浓度降低。而且，大部分中药含有的化学成分的量极微，这种客观存在的问题使得其药动学研究变得更难：说不清哪种为起效的物质，也说不清这样的物质在体内发生哪种变化，其变化与药效的关系如何[200]。

又如佛手散：多数复方的有效成分未明确，且相当一部分微量测定方法尚未建立，不能定性、定量测定其有效成分，如当归与川芎合用后，血浆中阿魏酸的浓度不是两味中药的浓度相加，而是显著低于单味中药，提示了阿魏酸有可能不是佛手散的主要有效成分。从理论上来讲，体内复方制剂的化学成分虽能代表该复方的整体疗效，但有效成分往往有很多种，现有的技术条件还很难测定所有的有效成分。另外，复方制剂服用后进入体内能被检测到的且有意义的化学成分数量不多，这可能与复方中的许多化学成分平均分布于体液后量很低而目前所具备的方法和设备尚难检出有关[201]。

五、相反药物可能有减毒作用

如大戟反甘草。通过实验从形态学和细胞活力的角度对甘草和大戟配伍的细胞毒性进行了比较，但是，并没有发现甘草配伍大戟后导致细胞毒性增加，相反，发现甘草与大戟合煎具有减缓大戟毒性的作用。而这种作用是基于二者合煎造成的，二者单煎后再合并则不然，提示在合煎过程中可能发生了某些化学变化，导致毒性成分的破坏，或者抑制了毒性成分的溶出。这虽然有悖于人们传统认识的"十八反"理论，但是与大戟"有小毒"和甘草"清热解毒，调和诸药"的性质相符。但是实验的研究结果仅仅是基于体外细胞试验，不能完全代表药物在体内与机体作用的实际情况。研究的结果提示，对甘草和大戟配伍禁忌的研究不能只集中于毒理学方面，应该结合药效学和体内药动学等进行综合考虑。如有研究报道，甘草和大戟配伍后能够减弱大戟的"峻下"作用，降低其药效。这与大戟的"峻下"和甘草"甘缓"功效相符[202]。

六、验证配伍中的量效关系

如小承气汤。根据"大黄、厚朴、枳实配伍对泻下、镇咳和祛痰作用的均匀设计实验研究"一文的研究发现对小鼠小肠推进率的影响：大黄表现为负效应，即单药大黄对小肠推进率呈抑制作用，但大黄和厚朴具有耦合效用，表现出正效应的协同作用，两者配伍的效应强度也是最大的（回归系数最大），因此大黄与厚朴在此作用中为君臣之药。厚朴与枳实之间也表现出协同的耦合效应，对小肠推进率呈正效应。对小鼠排便时间的影响：

厚朴与枳实单味作用对排便时间呈负效应，但似乎与剂量并不一定呈正相关，大黄对排便时间也表现为负效应。对小鼠排便粒数：三味单药均对小鼠排便粒数呈正效应，尤以厚朴的强度最大。但厚朴与枳实的相互作用表现为负效应。小承气汤攻下作用较缓，在对消化系统 3 个指标中，单味药的作用并不突出，主要是 3 味药联合作用共奏泻热通便，消胀除满之功。单味药作用明显的是厚朴，大黄和枳实主要起协同作用，可能与厚朴枳实可直接作用于肠道，明显增加肠道的蠕动和推进功能作用有关。综合攻下的三个指标进行优化，得到较优的配伍组合：大黄：厚朴：枳实＝6：4：1。在逐痰止咳方面，氨水所致小鼠咳嗽潜伏期的影响：厚朴，枳实单味对于 Y4（咳嗽潜伏期）表现为正效应。大黄与厚朴相互作用也表现为正效应，且强度为最大。而大黄与枳实的相互作用表现为负效应。镇咳次数：大黄呈正效应，厚朴呈负效应。大黄和厚朴和枳实相互之间均有交互作用，表现出的都是负效应，三药的协同作用，尤其是大黄和厚朴的协同作用对咳嗽次数指标影响最大。对小鼠气管酚红排泌的影响：单味厚朴呈正效应，大黄与厚朴、枳实两两间均存在相互作用，起协同作用，表现为正效应作用。尤以大黄与厚朴协同作用的强度最大。对呼吸系统影响：厚朴大黄汤方中各药物的作用也以厚朴、枳实为主，三药合用能增加效果，厚朴、枳实能作用于气管平滑肌等部位，畅气排痰，消除气管呼吸道分泌物等，大黄和二药合用能加强镇咳、化痰作用[203]。

七、复方配伍主次与靶标相关

如银翘散。含有十味药的温病第一方银翘散以流感病毒感染小鼠肺指数及二甲苯致炎模型为评价平台，采用均匀设计和多目标优化方法探讨银翘散不同组合与药效学关系，分析银翘散方中药物的耦合效应，综合评价银翘散抗病毒、抗炎作用的整体疗效。对于抗流感病毒作用：对降低肺指数值作用贡献值大小依次是连翘＞银花＞牛蒡子＞芦根＞荆芥＞薄荷。连翘，银花对降低肺指数值作用最大，连翘较之金银花更长于解毒消肿，两药在方中按其作用为君药。牛蒡子，芦根，荆芥，薄荷几位药在方中起协同君药的作用，属于臣药，在临床治疗急性传染性疾病中配伍使用频率也很高。以银花、连翘为君分析了方中各药的耦合效应，对全方的耦合效应进行了分析，银花—牛蒡子，连翘—荆芥穗，连翘—甘草，牛蒡子—淡豆豉，薄荷—芦根之间的耦合作用在设计范围内有统计学意义。抗炎作用：对抑制小鼠耳郭肿胀度呈抑制作用的因素有连翘、牛蒡子、淡豆豉，薄荷，甘草，桔梗。其贡献值大小依次是薄荷＞牛蒡子＞连翘＞淡豆豉＞甘草＞桔梗。银花-芦根，竹叶-豆豉，荆芥-桔梗，桔梗-甘草对抗炎作用呈正相关的相互作用。银花-连翘，银花-荆芥，连翘-豆豉，豆豉-荆芥，薄荷-芦根则起负相关相互作用。其中对抗炎作用最大的药对配伍是薄荷-芦根，竹叶-豆豉，连翘-豆豉，银花-荆芥。综合两项指标，对银翘散组方进行了寻优，获得四个较优剂量的最佳配比组合，其中原配比为其中较优的一个组合。对优化方进行了实验验证，各组实测值与预测值的差值误差百分率均在 20% 之内，说明模型优化有一定的可靠性[204]。

八、加减某药与全方疗效关系密切

如白虎加人参汤。日本学者早期以血糖为指标研究白虎加人参汤的配伍关系时发现：方中知母、人参有明显的降血糖作用，但二药合用时，其降糖作用不但不增强，反而减弱，人参用量越大，作用越弱，如保持原方比例，知母与人参为 5 比 3 时尚有一定降血糖作用，当达到 5 比 9 时，降糖作用几乎消失。但在后一比例的知母与人参中加入石膏，则可使降糖作用恢复，且在一定范围内，降糖作用随石膏用量的增大而相应增强。再依此加入甘草和粳米，降血糖作用也逐步增强[205]。

又如泻黄散。有研究表明方剂的最佳配伍量与传统用量并不完全一致。如泻脾胃伏火的代表方剂泻黄散，原方中重用了辛温升散的防风。有人研究了不同配伍剂量防风的泻黄散对小鼠抗炎作用的影响，结果表明单味防风未见明显的抗炎作用，但可增加石膏、山栀的抗炎作用，具有明显的协同增效的效果，提示防风在方中"升阳散火"的重要性。同时发现随着防风量的减少，直至原方量的 1/5，其抗炎作用并未显著减弱，而大剂量防风却有使抗炎作用减弱的趋势[206]。

再如四逆汤。张仲景的名方四逆汤由附子、甘草、干姜组成，强心、升压作用甚佳。经定量分析，附子与甘草配伍，乌头类生物碱含量降低 28.68%，而三味药配伍后其含量增加 17.54%，为《伤寒论》中所述"附子无干姜不热，得甘草则缓"提供了科学依据。另一方面，经 HPLC 法测定甘草单煎时甘草黄酮的溶出率为 52.9%，而甘草与附子配伍共煎后，甘草黄酮的溶出率为 83.0%，比单煎液含量明显提高，说明甘草与附子配伍有利于解毒成分甘草黄酮的溶出[207]。中药的配伍组方研究已从传统模式发展到现代模式。传统模式的研究是在饮片层次从整体效果及拆方后药物的配伍组合对复方的作用机制进行剖析，但由于作用靶点和组成成分多而杂，难以实现定量分析。现代模式研究从饮片层次上升到成分或组分层次，通过更加合理的研究设计，明确其作用靶点和作用机制，并使药物配伍组方实现定量分析。在今后的研究中，如能将两种模式有机结合，从传统有效复方中寻找最佳药物配伍，从成分清楚的组分中按中医药理论优化配伍组合，对中药复方研究的发展将起到积极的推动作用。

中药组成是一个复杂的科学系统。中药是通过多成分、多靶点发挥作用的。有"天然组合化学库"之称的中药，所含有的化学成分是难以计数的，高度复杂的。以能够达到 1mg 即作为一种成分加以统计，每一位中药都能达到 80 种以上。一张处方如果选用了 10 味药，其总体成分就多达 800 种以上。在以不同的比例进行配伍，不同的时间进行煎煮，所得到的煎出液中的成分变化是难以想象的。然而正因为如此，对未知领域中奥妙的渴求，正是促使更多从业人员不断以各种方法对它进行着不懈的研究，并取得了初步的认识。中药的主要药效物质是中药的有效分子组合：任何中药（包括单味与复方）的任何一种效应，都是来自该中药的一种特定的中药分子组合，包括种类与数量。中药分子有效组合的总体效应不能用每一成分单独作用结果的线性叠加来表示，即使分析出中药、方剂中的所有化学成分，并不等于知道了中药分子的有效组合。而且，任何因素的作用也都不是孤立和静止的，中药对各种复杂疾病可发挥多因微效的综合调节作用。方剂疗效机制可能包含了多因微效基础上的系统涌现。

方剂是以药味为基本元素，根据药性理论，运用君臣佐使与七情和合等组方原理将多味中药配伍运用的形式。药物通过配伍，能增效、减毒，适应复杂病情，达到针对病证形成整体综合调节治疗的目的。当许多药物组成一个复方时，每一药物的成分已不是独自而是共同演化并发生作用，共同演化使整体组分从混沌到达相对稳定乃至平衡，此时其整体组分应该是有一个针对证候的调节平衡点。在复方化学成分药理作用的基础上，进行药效和作用机制研究，从而确定君臣佐使药的有效部位和有效成分，已被应用到现代配伍组方领域。如将复方黄黛片用于治疗粒细胞性白血病，该方主要成分是四硫化四砷、靛玉红和丹参酮ⅡA，研究发现三药联合可显著增强由硫化砷引起的癌蛋白的降解，具有祛邪作用[208]。

硫化砷呈君药作用；丹参酮促进细胞分化，符合臣药特征；靛玉红抑制细胞周期的作用强度略弱，较符合佐药特性。而丹参酮与靛玉红都能增加负责运输硫化砷的蛋白的基因表达，促使硫化砷更多进入细胞，都起到使药的作用。这说明中药方剂君臣佐使组方原则的合理性，加深了我们对中药方剂作用机制的了解。

第3节　中药组分复方防治肝病研究现状

本书第 4 章第 2 节和第 5 章第 1 节中已经就运用中药在改善肝功能和促使乙肝标志物（两对半）转阴方面做了临床分析和研究。包括各类中药的配伍，剂量的确定和治疗的时机等方面，都与疗效息息相关。本节则进一步阐明药物配伍在肝纤维化等方面同样具有重要作用。

抗肝纤维化组分复方 CKJ 方研究肝纤维化是各种慢性肝病向肝硬化发展的共同途径，减缓、阻止和逆转肝纤维化是肝病治疗的重要环节。目前国际上尚无抗肝纤维化的生物或化学药物，而我国已有中成药扶正化瘀胶囊、复方鳖甲软肝片等临床应用。近年来，孟氏以扶正化瘀胶囊为研究基础，同时将该方中的虫草多糖、丹参酚酸 B 盐、苦杏仁苷和绞股蓝总皂苷等已知有效组分作为研究对象，利用均匀设计和回归分析发现在 2 种不同的肝纤维化动物模型中，得到回归方程，提示虫草多糖（C）、苦杏仁苷（K）和绞股蓝总皂苷（J）3 种有效组分配伍（即 CKJ 方），在其特定比例下，疗效最佳。进一步采用四氯化碳或二甲基亚硝胺（DMN）诱导大鼠肝纤维化模型，各进行 2 次不同设计的药效验证，结果发现：中药组分复方 CKJ 方可以显著降低模型大鼠肝组织羟脯氨酸（Hyp）、降低血清 ALT，改善肝脏胶原沉积与炎症损伤，作用与扶正化瘀方相当，优于秋水仙碱与单一组分用药。并发现有抑制肝星状细胞（HSC）、α 平滑肌肌动蛋白（αSMA），以及转化生长因子（TGF）β1、TβR-Ⅰ、TβR-Ⅱ，信号通路 Smad2、p-Smad3，胶原分解代谢中基质金属蛋白酶抑制剂（TIMP）-1、TIMP2、基质金属蛋白酶（MMP）-9 等多途径的药理作用。证实中药组分复方 CKJ 方有相互配伍协同增效，共同发挥抗肝纤维化作用。

黄芪汤组分复方抗肝纤维化研究上海中医药大学肝病研究所刘平教授课题组前期以药效为判断基准，发现黄芪汤既能抑制肝硬化的形成与发展，也能促进肝纤维化的逆转，是治疗 DMN 诱导的大鼠肝纤维化/肝硬化模型的有效方剂。进一步采用均匀设计法对黄芪汤中黄芪总皂苷、黄芪总黄酮、甘草酸、甘草总黄酮 4 个组分的配伍比例进行筛选，得到回归方程，确定最优组方为黄芪总皂苷与甘草酸配伍的组分复方，并得到了有效验证。再次验证实验结果也表明，黄芪总皂苷与甘草酸配伍的组分复方能够显著改善大鼠 DMN 肝纤维化的病理组织学改变，与"母方"黄芪汤的作用相当，还能明显降低肝组织 Hyp 含量，其降低血清 ALT 活性的作用显著优于"母方"黄芪汤组，并且其降低肝组织 Hyp 含量及血清 ALT 活性的作用均显著优于其单一组分黄芪总皂苷组和甘草酸组。因此，黄芪总皂苷与甘草酸配伍的组分复方能够显著改善大鼠 DMN 肝纤维化的病理组织学改变，其 2 个组分配伍在降低肝组织胶原沉积与降低血清 ALT 活性方面均起到协同增效作用，其抗肝纤维化的作用在一定程度上还优于"母方"黄芪汤。

中药成分复方 ZL 方治疗脂肪肝，研究非酒精性脂肪性肝病（NAFLD）是一种复杂的、系统性的代谢性疾病，目前西医学缺乏临床有效治疗药物。

近 14 年来，作者针对临床验方"祛湿化瘀方"（由茵陈、栀子、虎杖、片姜黄、田基黄 5 味中药组成），开展系列研究，研究表明祛湿化瘀方对实验性脂肪肝治疗作用十分显著。在此基础上，以方中已被认知 296 的有效组分（绿原酸、栀子苷、姜黄素、虎杖苷等）为研究对象，运用数学均匀设计模型，成功获得了回归方程，提示栀子苷（Z）、绿原酸（L）定量配比（ZL方）疗效显著。通过大鼠高脂饮食模型、C57/BL 小鼠高脂饮食模型、db/db 小鼠等脂肪肝模型实验证实，ZL 方能降低大鼠肝组织甘油三酯（TG）含量、降低血清 ALT 活性、改善肝脏脂质沉积的疗效优于母方"祛湿化瘀方"以及单一成分和西药罗格列酮。结合以游离脂肪酸（FFA）诱导的脂肪变性 L02 细胞为体外实验模型进一步的机制研究表明：通过升高血清中胰高血糖素样肽-1（GLP-1）含量，增强肝组织胰高血糖素样肽-1 受体（GLP-1R）蛋白表达，从而激活 SIRT1（去乙酰化酶）-AMPK（腺苷酸激活蛋白激酶）通路，进而升高磷酸化腺苷酸激活蛋白激酶（P-AMPK）、磷酸化乙酰辅酶 A 羧化酶蛋白（P-ACC）、过氧化物酶体增殖物激活受体（PPAR）α蛋白表达、降低硬脂酰辅酶 A 去饱和酶-1（SCD-1）蛋白的表达而抑制肝脏脂肪合成与代谢和改善糖脂代谢是其重要作用机制之一。这一研究工作对于今后最终实现"寓有中医药理论内涵，以活性物质群配伍组成，制剂可控稳定，疗效显著的抗 NAFLD 中药新药"目标奠定了重要的研究基础。

针对已知的中药有效组分或成分进行组合研究目前已知氧化苦参碱和黄芩苷对慢性乙型肝炎均具有较好的临床疗效。那么如何才能进一步提高临床疗效，对慢性乙型肝炎发挥更大的作用。成扬等以 HepG 2.2.2.15 细胞株为体外抗 HBV 药物的筛选细胞模型，其研究结果揭示，氧化苦参碱和黄芩苷组合物可以对 HepG 2.2.2.15 细胞分泌 HBV 抗原起到有效的抑制作用，而且其对 HBV 抗原的抑制作用优于单独使用氧化苦参碱。赵珍东等采用 DMN 诱导肝纤维化模型进行研究，发现姜黄素与大黄素联用，腹水发生率降低，具有保护肝功能、降低大鼠血清肝纤维化指标，提高超氧化物歧化酶（SOD）活性、降低丙二醛（MDA）含量等抗氧化作用。姜黄素与大黄素联用高剂量组能明显抑制肝纤维化大鼠肝纤维增生，促使肝小叶结构恢复，同时可抑制 HSC 活化标志 αSMA 的表达。优于单一用药。Karthike-san 等研究评价在链脲霉素和烟酰胺诱导的 2 型糖尿病大鼠中四氢姜黄素和绿原酸脂代谢方面调整血脂、脂蛋白和酶的单独和联合作用。联合用药 45 天后与二者单独用药相比，明显降低糖尿病大鼠血脂、脂蛋白和代谢酶。结果表明，联合用药可以明显改善实验性 2 型糖尿病的血脂异常。

有关中药组分/成分复方防治肝病的既往研究提示：①数学模型如均匀

设计技术等可有效应用于中药有效组分复方筛选的研究；②基于中药传统复方的有效组分复方有可能"重现"原复方的效应；③以某一中药有效传统复方的已知有效组分作为切入点，有一定的中医理论内涵指导，并且与将已认知的所有有效成分作为研究对象相比，这样的可行性和可操作性均较强；④有效组分配伍，有内在的量变和质变规律，或者可能"增效"或者可能"拮抗"，而决不是有效成分的简单累加；⑤随着研究的进一步深入，有效单体复方的层次也是有可能实现的。目前认为，防治肝病的中药复方配伍的意义在于通过由特定活性物质群介导的多靶点、多途径整合作用发挥方证对应的终末效应。同时中药配伍筛选为有效组分配伍，利用有效组分配伍阐明中药整合作用已成为近年来的一种研究模式。中药有效组分/成分配伍的药效物质相对明确，作用机制相对清楚，其相互作用的反馈机制也逐渐被揭示和阐明，这不仅体现出中医的病证结合、方证对应理念，使方剂整体效应优势得以发挥，而且弥补了传统饮片配伍化学成分复杂难以明确的缺点，而且剂量准确、质量相对可控。但也存在一些不足，例如：组分复方秉承了中药配伍的理念但其药性和"四气五味"等无从认识；尚未进入临床试验；相关的法规尚未建立等。中药有效组分/成分配伍在一定程度上突破了以往以临床经验积累作为中药研制新药的模式，为创新药物的研究提供了方法和技术体系，这是一种继承并发扬中医药理论的创新研究模式，是中医药现代研究的重要途径之一[209]。

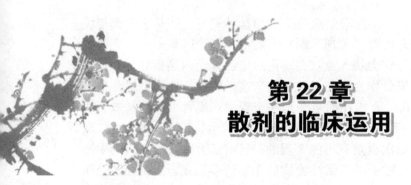

第22章
散剂的临床运用

中药的剂型主要有汤、丸、散、膏、丹等五种。剂型的选择主要是根据疾病治疗的需要，如汤剂，所谓："汤者，荡也"，"丸者，缓也"，"散者，散也"。对于病情急，邪气重，应该速取的，用汤剂有荡涤邪气，快速取效之意。对于病情缠绵，不易取得速效的，则当缓缓图之，宜用丸药。散剂系指一种或数种药物经粉碎、混匀而制成的粉状药剂。散剂是针对内有邪气聚集，气血痰湿胶结不解，需用散结通滞的方法治疗者；亦有某些药物不宜煎煮，散剂效果明显优于汤剂效果者，也是采用的原因之一。在中国最早的医药典籍《黄帝内经》中已有散剂的记载。在浩如烟海的古典医籍中，散剂的运用俯拾皆是。如治疗外感风热的银翘散，治疗温病入血、神识昏迷的紫雪散，阳气虚弱、表气不固、频发外感的玉屏风散，感受外风、口眼㖞斜的牵正散，治疗热淋的八正散，暖胃的蔻仁散，止咳的川贝散等，都反映了散剂的临床运用之广。它对某些疾病和某些疾病的特殊情况较汤剂更好时更宜采用。

第1节 散剂的特殊疗效

长期的临床实践中发现某些药物在汤剂的运用中不能取效，而改用散剂时却能获得显著疗效，其中最有代表性的药物就是黄芪。经动物实验研究发现，在给实验性大鼠造成血清性肾炎的前三天开始，每天服用4～5g黄芪粉，在造成实验性血清性肾炎后检测其尿蛋白定量，显著低于对照组。病理切片亦显示肾脏病变减轻，每天服黄芪粉0.8g或2g则无效。对注射氯化高汞产生的大鼠蛋白尿症，口服黄芪粉（炮台者）能加快其恢复到原来水平。大鼠口服黄芪粉或炮台者粉，均可降低其生理性尿蛋白的排泄，煎剂则无效[210]。这是一个具有说服力的动物实验研究成果。与临床实践中观察到的肾脏损害患者的治疗结果完全一致（参见本书：基础理论与临床应用：虚实夹杂证，法宜攻补兼施：丁某某医案）。说明前人在用药过程中所积累的经验是值得重视的。

《名医别录》中对散剂的粉碎方法已有"先切细曝燥乃捣，有各捣者，有合捣者……"的论述。这些制备原则至今仍在沿用。散剂历代应用颇多，迄今仍为常用剂型之一，其制法也有进一步发展。散剂的特点古代早有论述："散者散也，去急病用之"。因散剂的表面积较大，因而具有易分散、奏效快的特点；散剂能产生一定的机械性保护作用；此外，制法简便，剂量可随症增减，当不便服用丸、片、胶囊等剂型时，均可改用散剂。但由于药物粉碎后的表面较大，故其嗅味、刺激性、吸湿性及化学活动性等也相应地增加，使部分药物易起变化；挥发性成分易散失。故一些腐蚀性强及吸潮变质的药物，不宜配成散剂。

散剂一般按其用途、组成、性质及剂量型分类，按医疗用途可分为内服散剂与外用散剂。内服散如乌贝散、益元散等。外用散如金黄散、冰硼散等。散剂中的药物均应粉碎，根据医疗需要及药物性质不同，其粉碎细度应有所区别。除另有规定外，一般内服散剂应通过 80～100 目筛；用于消化道溃疡病应通过 120 目筛，以充分发挥其治疗和保护溃疡面的作用。儿科和外用散剂应通过 120 目筛。

笔者在长期的临床实践中发现，散剂对于某些疾病如肝癌、肝硬化腹水、肝病的某些症状如反复腹部气胀、食纳欠佳、食后腹胀明显的患者，给予散剂则优于汤剂。在肝癌的治疗中，常常使用自拟之抗癌粉，配合汤药治疗，取得了一定的疗效。抗癌粉选择具有芳香气息的如苏叶、制乳香、制没药、沉香、龙脑香、陈皮、青皮之类；本身含有较多淀粉成分的，如山药、葛根、芡实、莲子肉之类；一些更适合用粉剂以提高疗效的药物如黄芪、五味子、当归、紫河车之类；某些虫类药物如蜈蚣、全蝎、蛇蜕、水蛭、蝉蜕、䗪虫、蟋蟀之类；基本上各种饮片都可以加工成粉剂，但某些富含粗纤维的药物如大腹皮、棕榈皮以及某些柔软胶性药物如瓜蒌、桂圆肉、大枣等则由于不易轻松粉碎，尽量不予选用。肝硬化腹水的患者，因一次性饮入 200ml 左右的汤剂，会增加腹胀感，改用粉剂后，则仅需少量温开水即可吞下，且利尿作用可在多种药物的联合作用下得到加强，往往见效快，服用便捷而颇受病人欢迎。自拟之神脐散，专为腹部气胀的患者而设。选用具有走窜辛香和令人愉悦气味的药物联合制成，如麝香、龙脑香、细辛、檀香、丁香、白芷、陈皮之类，共同研为细粉，以少量丝绵将 2～3g 药粉包裹后贴于肚脐之上，再以胶布将四周封严即可。

据临床所见，慢性丙型肝炎在改服粉剂之后，大多疗效优于汤剂。如地质大学曾教授 20 世纪 80 年代因胃溃疡大出血，接受输血治疗后感染了丙型肝炎。长期以来，肝功能反复升高，临床症状此起彼伏，长期服用汤药后，病情虽然曾有改善，但难以稳定。自改用粉剂后，疗效凸显，除自觉症状明显改善，精神明显增进之外，临床生化指标和病毒学指标都有显著改善。中国音乐学院声乐教授宋某，慢性丙型肝炎合并2型糖尿病，服汤药3年，虽有好转，未能获得满意疗效。改为粉剂后两年，HCV-RNA转阴，肝功能稳定，自觉症状不明显，临床治疗结束。

中药粉剂与汤药剂型不同，疗效也有差异，其中机制十分复杂。汤药是经过一定时间的煎煮，各个药物在煎煮的过程中必然发生直接或间接的化学反应，这是肯定的和目前难以解读的。而粉剂则没有这个过程，它是直接进入人体，与更多的药物在人体中被吸收被转化，从而发生着或者更为复杂的各种变化。这些都是西医学尚未能完全解析的问题。但临床实践却走在了前面。实践的结果可能有负面的内容，但肯定会有正面的、积极的效果。这都需要我们加以认真的总结和研究。

第2节 中药散（粉）剂服药法

中药传统剂型包括丸散膏丹，其中散剂即粉剂。"散者散也"，指的是这类剂型的药物多具有发散的作用，也可以理解为作用面宽，靶点多，具有更好的散结通达作用。比较汤药则吸收相对较慢，但药力下降也慢，在体内的保留时间相对较长久。故对某些慢性病不便服用汤药的人来说更为合适。具体服法：

1. 水服法

（1）按医嘱将药粉按计量放在一个小瓷碗里，再临时烧一杯开水，趁热倒入这个小瓷碗中。倒入的水量50～100ml（相当于学生用的小墨水瓶），然后用竹筷搅匀，待温度降至不烫嘴时一口气喝下。

（2）喝药前应同时准备一杯（约200ml）温开水，其中加入适量的食醋（注意：不能加醋精或称白醋，会灼伤胃黏膜），再少量加入一些蜂蜜，搅匀，成为酸甜水。喝粉药后即刻用醋蜜水漱口，但不要吐掉，而是咽下，就可以了。

（3）药后一小时内，请不要饮食，以防药物疗效受到干扰。一小时后可自便。

（4）粉剂的每次用药剂量要按医嘱；但可随病人的具体感受酌情增减1g、2g、3g，直到有效且舒适为度。

（5）如同时服用汤药，粉剂的服药时间第一次应在中饭后20分钟时，第二次则在晚上睡觉前1～2小时。服药前适当吃些好消化的食物。

（6）粉剂的保存：①通风保存：将粉剂分别装入几个牛皮纸袋中，袋子上刺一些通气小孔，然后用网兜将这些药挂在阴凉通风处，随时检查即可。②冰箱冷冻保存：将粉剂装入可以密封的玻璃瓶或瓷瓶中，瓶口用保鲜膜紧紧扎牢，放在冰箱结冰层中。一部分随时要服用的则放在常温下或放在冰箱冷藏层即可。

2. 干服法

（1）将粉剂按医嘱规定的剂量放入小盘内，准备好糯米纸或合格的空心胶囊，分别卷好或装入胶囊中，用温开水吞服。如没有上述材料，也可选用新鲜柔软的馒头皮包裹药物适量，逐个温开水吞服。

（2）服药后一小时内，请不要饮食。

3. 简服法　将每次所需服用的粉剂分次放入口中，以温开水或矿泉水送下即可。服药后一小时内不要饮食。

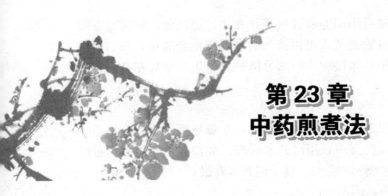

第23章
中药煎煮法

第1节　汤药的煎煮步骤

（一）用生水泡药5个小时。注意：不要在煎药锅里泡药，应选择一个大些的盆来泡药。3小时后将泡药的水倒掉，因许多中药饮片上有残留的硫黄、防腐剂等不良物质，故倒掉前3小时的泡药水后，重新加入新水，再浸泡两小时，煎药就取自后两小时的泡药水。

（二）选择一个稍大些的煲汤锅，最好是精致的瓦罐（超市里都有卖的）来煎药。煎药不要用电锅，用天然气或煤气灶。

（三）煎药时将泡好的药物捞到药锅里，再加水。这水就用泡药的水。加水一定要有数，每付药加水1400ml（一次性的小水杯7小杯左右）。注意：不要求水漫过药物！

（四）先用大火将药烧开，一开锅就开始计时：沸腾半小时必须停火。因为我们加的是7杯水，而需要得到的药液是一小杯（200ml左右）。

（五）为确保在半小时内得到200ml左右的药液，所以必须注意适当调整火力大小，太大就会煳锅；太小药液就会过多，要用长筷子不断搅拌，观察药液适合所需要的量。

（六）煎出第一次后，不要马上服用，再按照同样方法和时间煎第二煎。再把两次的煎出液混合在一起，分两次服用。

（七）服药时间均在早饭后和晚饭后20分钟时。不要提前，也不要错后。服药后一小时内，请不要进水和进食。

（八）用双处方法服药的病人要求今天服用方（一），明天服用方（二），交替服用。

（九）熟练掌握上述煎药方法后，可以同时煎两付或3付。加水按比例增加即可。如两付同煎的话，每次加水14杯。以此类推。

第 2 节　关于先煎与后下药物的操作方法

（一）先煎药物主要是一些比重大，较为坚硬的药物，如鳖甲、穿山甲、龙骨、牡蛎、石决明等，处方上都会在药物的右上方标明。具体操作：可以同时煎～4 付的先煎药物，用另一个锅，多放些水，不用泡药，直接在火上煮开锅，然后改为中小火耐心煎 3 小时以上。使总的药液够 3 付药也就是 6 次服用即可。每次的量按 150ml 计算，煎出 $150 \times 6 = 900$ml 即可。在煎其他药物时，一开锅，就先将药渣加入，再将 150ml 的先煎药液加入，共同沸腾 30 分钟，就完成了第一煎。煎第二煎时，再同样加入 150ml 先煎药液，共同沸腾 30 分钟即可。以此类推。

（二）关于后下药物：某些芳香气味的药物如苏叶、薄荷、藿香、佩兰等，因其具有挥发油等物质，不宜久煎，必须短时间煎煮，一般都是在停火起锅前 10 分钟左右才加入（先煎药物可在下锅前用温水泡湿润即可），与其他药物共同煎煮 10 分钟，其香气一出即可停火。注意：每付药都是煎两次，所以后下的药物也需要分两次后下，不然，第二煎就不是后下了，挥发成分就消失了。

第 24 章
中医中药治疗病毒性肝炎的疗效评估

据报道，我国乙型肝炎的感染率已经达到 $35\% \sim 61\%$[211]。如此众多的人口感染乙型肝炎，成为严重的社会问题。各种疗法和药物治疗肝炎，令人难以取舍和判断。因此如何正确评价中医中药对病毒性肝炎的疗效就成为一个重要而迫切的课题。目前对慢性乙型肝炎的报道很多但也很具争议性，故这里以评估慢性乙型肝炎为重点。

第 1 节 评价疗效的四大要素

一、病毒指标

治疗各型病毒性肝炎是否获得根本治愈之效，在于病毒指标之是否阴转。目前检验乙肝病毒指标的方法分为 U 级量（10^9），N 级量（10^{12}），P 级量（10^{15}）和 F 级量（10^{18}）。由于各地条件不同，使用的方法各异，对疗效判定的差异很大。如反向被动血凝法（U 级量），在检测 HBsAg 是否阳性结果时，往往有较大的误差。因此单纯以此作为判定疗效的标准早已废弃不用；而在 20 世纪 70 年代末到 80 年代初，以此作为判断治疗乙肝疗效的唯一标准时，曾出现过阴转率高达 90% 以上的报道。显然这是违背客观实际的。现在最常用的是 N 级量，如酶联法（ELISA 法），可以比较准确地判断乙肝病毒感染和病毒复制水平及传染性的高低，从而正确地指导治疗和判断预后。近 10 年前后，已经在中高级医院普遍采用了 P 级量，如分子斑点杂交技术和 F 级量（聚合酶链反应法，即 PCR 法）。后者以其高度敏感的反应水平，在临床上准确地指导了药物的研究和疗效的判定。如对丙型肝炎病毒指标 HCV-RNA（PCR 法）之是否阴转，起到一锤定音的作用。

二、肝功能及生化指标

肝功能是判断肝细胞生理功能的重要指标，其变化与中医中药的运用是否得当有密切关系。虽然这些指标会受到多种因素的影响出现一定的误差，但就其总体而言，是判定疗效时绝不可少的。以 ALT 及 AST 为例，它们是判断肝细胞损害程度的重要依据之一；二者的比值也是判断病情程度和预后的重要参考。设若用药得当，它们会稳中渐降，反之则会大幅升高；但亦有部分人在使用同一方药后先升后降。据国内外的资料报道，有不少患者在乙肝病毒指标转阴前也会出现 ALT 及 AST 的升高，如上海传染病医院使用参三七注射液治疗的慢肝患者用药两周后有部分患者出现 ALT 及 AST 的升高，甚至出现黄疸，有如一次急性肝炎发作。但坚持用药后，这些患者反而获得更好的疗效。他们推测这与免疫功能得到激发有关。在递减激素的过程中，肝功能原本稳定的患者，当停服激素后，也会出现肝功能的波动。这些现象都说明：ALT 和 AST 的变化与体内的免疫调节和激素水平都有相关性。

三、症状与体征

中药疗效的优劣和有无，概言之总与症状和体征呈正相关。具体而言则可能出现即时效应和渐进效应两种。前者既与用药得当与否有关，也与患者的精神作用有关；后者则完全依赖着医生的临床用药水平。在某些情况下，本来药物是适宜的，但由于患者对医生的信任度不够，即使客观指标改善，也可能未感觉到症状好转。但如坚持治疗，则渐渐感到有效，这就是所谓的渐进效应。影响后者的因素是多种多样的，但最关键的一点是取决于病人心理状态之是否稳定。

四、取得疗效的时间

目前通用的治疗慢性乙肝的观察时间为 3～4 个月。在此期间，病毒指标、肝功能及有关生化检测指标以及症状体征等获效，为近期疗效；观察 6 个月以上仍有效，为中期疗效；观察 1 年以上疗效仍稳定，则为远期疗效。从慢性乙肝的治疗效果来看，获得近期疗效相对较为容易，但要保持稳定，并在此基础上得到进一步的好转，从而取得中远期效果则比较困难。其中特别值得强调的是，病毒指标转阴和肝功能的稳定两方面，越有持久的疗效，这疗效就越可靠，越有价值。只有近期疗效，停药反复或不停药也发生反复的，其疗效就逊色多了。因此，判断一个药物对慢性肝炎的疗效，不仅要看近期疗效，更重要的是通过 6 个月、12 个月、24 个月或更长时间的中、远期随访，以判断其远期疗效，即持久性疗效，就更为重要。

第2节　评价过程中存在的问题

一、疗效标准的简单化倾向

1970—1980 年前后，评价中医药对乙肝的疗效时往往只取 HBsAg（反向被动血凝法）是否阴转或滴度是否下降为标准。这是典型的指标简单化表现。因此出现了 HBsAg 阴转率高达 90％以上的虚假结果。后来随着检测水平的提高，大量的实践证明，用酶联法所做的 HBV-M（俗称"两对半"）其 HBsAg 的近期阴转率只有 10％～20％。显然否定了以前用反向被动血凝法所检测的结果。

二、单纯症状学观念

当代中医的显著标志之一是采用了各项先进的理化检测指标。但是在某些单位仍有以单纯症状学的变化来作为评价某方某药疗效标准的倾向，这是不够严谨的。在临床观察中无论什么情况，对肝炎患者来说，肝功能的检查一般应每月 1 次，病毒指标检测应 3 个月 1 次，形态学的检查如 B超，也可 3 个月 1 次；其他有关生化免疫指标检测则应视具体情况而定。至少应在治疗前后各有一次以便指导治疗，客观评价疗效。

三、疗效报告的轻率

在某些病例观察报告中，特别是对乙肝短期治疗的报告中往往有较多"治愈"的疗效评价，这是比较轻率的。即使是在 3～4 个月的近期观察中出现了病毒指标的全部阴转，肝功能的全部恢复，也只能认为是"显效"或"有效"。据第六届上海全国病毒性肝炎会议制定的药物疗效评价标准中强调判断近期疗效应随访 6 个月以上。这些科学的历史文献的意义在于提醒人们：乙肝病毒感染后的彻底转阴问题尚未解决，因此不应轻易地下"治愈"的断评。中医中药在治疗乙肝的大量临床实践中，如果方药运用得当，尚可寄予期望，若系垂直感染或感染时间很长，或属于乙肝病毒无症状携带者（ASC），其阴转的难度就更其艰巨。轻易地许诺可以转阴和轻易地下"治愈"诊断，都可能造成患者治疗失宜、失机和延误、中断治疗而加重病情。更不利于中医药治疗病毒性肝炎整体研究水平的提高。

第3节　各类肝病的疗效不同

中医中药在治疗众多类型的肝病过程中，其疗效不是处于同一水平的。

据临床观察，对急性甲肝、戊肝的疗效最好，其次是丙肝。15 年前根据笔者用汤药治疗的 30 余例丙肝的初步观察，在 6 个月左右的时间内，大部分病例的肝功能都能恢复，其稳定性较乙肝为好。但随着核苷类及核苷酸类药物在治疗乙肝上的应用，这种状况已经发生了显著的改变。乙肝的总体疗效也因上述药物的临床应用明显提高。丙肝只有对那些不耐受干扰素联合利巴韦林的患者，在消除其不良反应，改善其消化功能和全身症状方面疗效较好外，在病毒指标方面的优势似不很显著。虽然某些丙肝患者也能较快地出现肝功能的恢复和稳定，甚 HCV-RNA 转阴，但成功率尚不尽如人意。特别是慢丙肝肝硬化的患者，与治疗慢乙肝肝硬化的难度几乎完全一样；面临着疗程长，服药困难，疗效进展缓慢的局面。通过对丙肝采用中药粉剂治疗后发现，中期疗效似胜于汤药。

据统计，中医中药对慢性乙肝的疗效，症状的改善率为 60%～70%，病人肝功能主要指标（ALT、AST、TB、DB、TBA、GGT 等）可以显著下降；对病毒指标方面，主要是 HBeAg 的阴转率可达 30%左右，而对 HBsAg 和抗-HBc 的阴转率一般都在 10%左右。疗程越长，阴转率亦相应提高。但对乙肝病毒无症状携带者（ASC），其 HBeAg 与抗-HBe 的血清转化率却不及 10%。早期或中度肝硬化患者在症状改善，纠正蛋白代谢，恢复肝功能、消除腹水回缩肝脾等方面有一定的疗效，但存在着疗程较长，服药麻烦等缺点。对于肝硬化晚期，症状多而重以及三种重型肝炎（急性、亚急性和慢性重型）的疗效则较为逊色，有待于继续总结并加以提高。

当代中医治疗肝病的重要特征是参照现代的理化检测指标，根据这些指标则可能发现某些药物对肝病的利弊。任何一个肝病医生，不可能对所有中药及其配伍关系对肝病的利弊都有透彻的了解，如果了解得越多、越细、越具体，就越有控制病情，减少反复的能力，因此治疗水平就越高；反之则较低。例如我们发现活血化瘀药物在运用的时机、剂量，具体活血药物的选择与配伍方面，都与病情变化息息相关。如丹参，用量偏大容易导致 ALT 升高，凝血功能改变；某些清热解毒药也有许多毒副作用，如青黛，使用不当往往容易引起黄疸。某些补益药如党参、黄芪，使用不当容易延缓 ALT 的下降；如生地、熟地使用时间过长，会导致胶体实验结果的变化（如曾用过的 TTT 和 TFT 等）等。因此，某些含有几十种中药的繁杂复方与成药，在避免以上种种弊端上就存在一定的困难。因此，有时会越用中药，使病情越重，道理可能就在于此，故应引起临床医生的高度重视。

根据以上诸方面的分析可知，到目前为止，中医中药治疗肝炎和肝硬化是有一定疗效的，但不是指肝炎和肝硬化的所有类型和全部阶段；在有效的类型中也不是对全部异常指标都具有相同的效应，往往随着个体的差异，用药的优劣而呈现出不同。实验证明，中药的某些配伍分别具有抗病毒、保肝、调节免疫、诱生干扰素、抗脂肪性变、抗纤维化以及改善症状，部分或完全消除体征等作用。我们的经验是，概括性的治法和同一类的药物是不能互相替代的，如补肾阳的仙灵脾对肝炎的作用，是不能用另一种补肾阳的药物来替代的。换言之，即治疗肝炎的规律要求选用药物要有高度的针对性。在药物的运用过程中，任何一个医生都应仔细分析并观察哪些药物、哪种配伍、哪种比例、哪个阶段最为有效或最有妨碍，而不应过于盲目与笼统。从临床大量积累的资料中总结出临床现象，然后再进入实验室逐步揭示其本质，或再用于临床加以验证。如此循环往复，使我们的认识不断提高和深化，这是现代中医临床研究的基本方法。只有如此，才能促使中医沿着科学的道路发展，从中挖掘出切实有效的药物，总结出规律，摈弃某些错误，纠正因历史条件局限导致的某些偏差。假以时日，则中医理论必能得到进一步的充实与提高。

前已述及，以乙肝为代表的现代难治病所具有的：集亢进性、衰退性、失调性变化于一身，错综复杂的立体交叉式的病理改变，运用中医整体的、动态的、多靶点、多层次的、协调式的、针对性的、低副反应的天然药物疗法，应该说完全契合这类疾病的全部特征。其宗旨是必须本着科学的态度，遵从严格、客观的疗效评价体系，才能取得长足的进步。

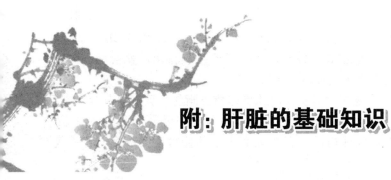

附: 肝脏的基础知识

第1节　肝脏生理解剖的基本概念

一、肝脏的位置

位于人体右上腹部，肋骨之后。当该部位感到不适或疼痛时要考虑肝脏病变。受到外力撞击时，也是需要重点保护的位置。

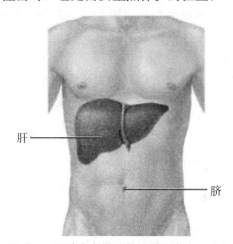

图附-1　肝脏在身体里的位置、大小、形状

二、肝脏的特点

肝脏是人体最大的实质性的器官（相对而言，胃肠、肺等是属于空腔器官），重约 1.5kg。为什么肝脏的体积和重量比较大呢？是由肝脏在身体里承担的重要作用决定的。肝脏是人体功能最多的器官，目前已经知道的主要功能有 6 大部分：

1. 制造和分泌胆汁　肝脏将每天衰老的红细胞里的血红蛋白中的血红

素转变成胆红素，并分泌到胆汁中，每日有 600～1000ml 的胆汁从肝脏持续分泌出来，由胆管流入十二指肠，帮助脂肪消化以及脂溶性维生素 A、D、E、K 的吸收。一旦胆红素不能在肝脏正常产生和排出，就会堆积在血液里，身体的皮肤就会出现黄颜色，叫做"黄疸"。

2. 代谢功能　每天吃进大量食物中的蛋白质、脂肪、糖类以及维生素，必须先到肝脏进行化学处理，变成人体需要的养分，再供生命活动所需。如果没有肝脏的功能，人体内的几百个大大小小的器官就会衰竭。有关代谢分 8 个方面：

（1）肝脏与糖代谢：平常所吃的米、面粉等多糖，在胃肠道被淀粉酶分解成单糖（即葡萄糖），经肠黏膜吸收。葡萄糖通过肝脏门静脉进入肝脏时，血糖升高，这时肝细胞合成肝糖原而被贮存起来。当人体饥饿血糖降低时，肝脏又把合成贮存的糖原分解为葡萄糖，释放入血液，以供全身利用；糖产生热量。故肝脏有调节血糖的作用。所以要治疗糖尿病，必须从肝脏入手。

（2）肝脏与蛋白质的代谢：瘦肉，蛋类等高蛋白质食物，在胃肠道内经过蛋白酶的作用。把食入的各种蛋白质分解为氨基酸。因为蛋白质是许多氨基酸通过肽链连接而成的物质。因此，氨基酸是组成蛋白质的最小单位。氨基酸分子小，能通过胃肠道黏膜吸收入血液，进入肝脏。肝细胞能把氨基酸重新合成人体需要的各种蛋白质、酶类等；如体内的白蛋白、凝血酶原等。肝脏有很强的蛋白质合成能力，除了免疫球蛋白外，几乎所有血浆蛋白都由肝脏制造。只要肝脏功能正常，任何蛋白质类的所谓"补品、营养品"都是多余的。

（3）肝脏与脂肪的代谢：肝脏吸收脂肪分解为脂肪酸和甘油，再重新合成人体需要的脂肪而贮存在脂肪组织里。当人体饥饿或因糖尿病，血糖从尿中大量丢失时（糖丢失不能产生供机体需要的热量时），机体就会动员体内贮存的脂肪进行氧化，产生热量，以供人体热量的需要。肝脏是合成体内胆固醇的重要器官，血浆内的胆固醇 60%～80%，来自肝脏合成。要想降低血脂，首先要保证肝脏正常。

（4）肝脏与胆红素代谢：胆红素在肝内的代谢过程包括肝细胞对血液内胆红素的摄取，结合胆红素的形成，结合胆红素从肝细胞排入胆道 3 个互相衔接的过程，其中任何一个过程发生障碍都可使胆红素聚积于血液内而出现黄疸。

（5）肝脏与激素代谢：人体内性激素，包括雌性、雄性激素和肾上腺皮质类固醇激素，转运于肝脏后即被摄取，经氧化还原、结合从胆道排泄，又经肠——肝循环，最终从尿、粪排出体外。众多"内分泌紊乱"疾病，其根源在肝脏。

（6）肝脏与胶原代谢：胶原一般分成 5 型，被装配成胶原纤维，肝纤维化即肝组织内胶原堆积所致。弹力蛋白为弹力纤维的主要成分，随Ⅰ型胶原的增加而增加。基质是不定形黏液样凝胶状物，以蛋白多糖的形式存在。成纤维细胞参与肝脏结缔组织的合成与降解。肝硬化的实质仍取决于肝脏功能是否正常。

（7）维生素代谢：肝脏可贮存脂溶性维生素。人体 95％的维生素 A 都贮存在肝内，肝脏是维生素 C、D、E、K、B_1、B_6、B_{12}、烟酸、叶酸等多种维生素贮存和代谢的场所。肝脏受损时，一定要适当补充维生素。

（8）热量的产生；水和电解质平衡的调节，都有肝脏参与。安静时机体的热量主要由体内脏器提供；在劳动和运动时产生热的主要器官是肌肉。在体内脏器中，肝脏是代谢比较旺盛的器官之一，安静时，肝脏血流温度比主动脉高 0.4～0.8℃，说明其产热较大；肝脏如同体内的暖炉。

3. 解毒功能　肝脏解毒主要有四种方式：①化学方法：如氧化、还原、分解、结合和脱氧作用；②分泌作用：一些重金属如汞，以及来自肠道的细菌，可随胆汁分泌排出；③蓄积作用；④吞噬作用。肝脏是人体的主要解毒器官，它可保护机体免受损害，使毒物成为无毒的或溶解度大的物质，随胆汁或尿液排出体外。这是维持生命的重要功能。不管是食物、药物，都不可避免地带有"毒性"，一旦肝脏解毒能力下降，就会发生严重后果。

4. 吞噬或免疫功能　肝脏是人体最大的防御系统，拥有一支强大的"健康卫士"队伍，通过吞噬、隔离和消除入侵和内生的种种致病原，从而保障人体健康。肝功能受损病人之所以易与多种疾病结缘，答案就于此。另外，还有胆汁生成和排泄，凝结血液以及调节水盐代谢等生理作用。总之，生命离不开肝脏，肝健康则生命力旺盛。肝脏通过网状内皮系统的Kupffer 细胞的吞噬作用，将细菌、色素和其他碎屑从血液中除去。任何免疫能力的维持与提高，都必须依赖正常的肝脏功能。

5. 凝血功能　如果不慎弄伤皮肤，肝脏就会令血液凝块，使伤口停止流血。肝脏是合成或产生许多凝血物质的场所。除上述的纤维蛋白原、凝血酶原的合成外，还产生凝血因子 5、7、8、9、10、11 和 12。另外，储存在肝脏的维生素 K 对凝血酶原和凝血因子 7、9、10 的合成是不可缺少的。可想而知，肝脏有病后，血液凝固机能减退，会导致大出血的结果。这也是为什么晚期肝病患者，任何手术救治都难以进行的原因所在。

6. 调节血液循环量　正常时肝内静脉窦可以贮存一定量的血液，在机体失血时，从肝内静脉窦排出较多的血液，以补偿周围循环血量的不足。

所以，肝脏还是人体的一个小血库。

第2节　肝移植成为肝病晚期的重要选择

从 20 世纪 90 年代开始，国际上肝移植进展迅速，效果与日俱增，已成为先进国家中许多医院的常规手术。在亚洲，日本和我国台湾与香港地区亦相继开展，取得良好成绩，国内的外科学界也进行了许多成功的尝试，进入本世纪后的短短 10 多年中，肝移植手术快速发展，至今已经超过 2 万例。

近几年肝移植发展的主要原因：①适应证改变：早期多为中晚期肝癌，现良性终末期肝病、先天性和代谢性疾病逐渐增多。②经验不断积累，技术日渐成熟。③根据不同患者、病情以及条件，开展了各种新的术式，如活体亲属部分肝移植、减体积式肝移植、劈裂式肝移植以及原位辅助性肝移植等。④新保存液的应用。⑤新一代免疫抑制剂的应用。⑥学术交流和技术协作的增加。肝移植成为晚期肝病的最后措施，从目前的情况来看，肝脏移植已适用于 60 多种疾病。主要包括肝脏实质性疾病、先天性代谢障碍性疾病、胆汁淤积性疾病、肝脏肿瘤等。尤其是逐步发现，儿童接受活体亲属供肝行肝移植治疗，对于目前尚无法施行内科治疗的一些肝衰竭病例，可以取得较为理想的效果。

第3节　肝具有强大的再生能力

由于 B 超、CT 等检查手段的出现，人们对于肝脏大小、形状、结构的认识更为直观。对于切除半个肝脏，所留下半个肝脏的病人，其预后如何的问题，事实证明：3 个月后，原本只有一半的肝脏几乎变成了一个完整的肝脏！这就是说，几个月的时间，肝脏增加了一倍。肝细胞再生能力极强。肝脏由肝细胞组成，肝细胞极小，肉眼看不到，必须通过显微镜才能看到。人肝约有 2000 亿个肝细胞，组成约有 50 万个肝小叶，由肝小叶组成左右两半（右叶占全肝的 60%），分为 5 叶（左叶、左旁中叶、尾叶、右旁中叶、右叶）和八段。正常人肝细胞没有表现出旺盛的再生能力，但在肝受损后，尤其是肝部分切除后，肝细胞有惊人的快速增殖能力。动物实验证明，当肝脏被切除 70%～80% 后，并不显示出明显的生理紊乱。而且残余的肝脏可在 3～8 周内长到原来大小。这说明，肝脏具有再生功能。人体肝脏被切除 1/2 后，不到半年就可以长出那半个肝脏。这就是现在为什么亲属间互相可以供给一半肝脏进行移植的生理性原因。以下图附-2 和图附-3 是电子显微镜下的正常肝脏组织结构，可以参考。

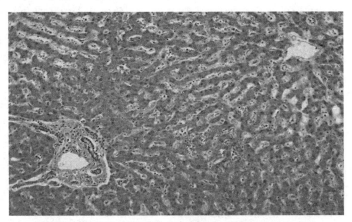

图附-2　正常人的肝脏是由肝细胞组成的肝小叶构成的

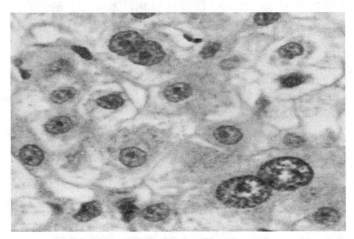

图附-3　圈中可见两个再生的肝细胞

当肝脏受物理化学因素损伤或部分切除时，肝实质细胞能迅速反应。肝小叶各部位肝细胞增殖反应速度不同。进来研究发现，骨髓细胞可以到肝脏分化成肝细胞，这样就为肝细胞再生提供了新的途径。

第 4 节　肝脏是免疫耐受特惠器官

人类在进化的亿万年中，机体巧妙地形成了一整套自我保护的机制，即任何"外来者"都不可能在自己体内生存，都会被"消灭"，这就叫移植排斥。所谓"移植"，就是用正常的细胞、组织或器官替换受损伤或失去功能的组织或器官的方法。移植的组织或器官称移植物（graft），提供移植物的个体，称供者（donor）。接受移植物的个体，称受者（recipient）。古代人就曾幻想过器官的移植，但直到 20 世纪 50 年代才有了人体真正的器官移植。迄今，全世界的器官移植数已达到 100 多万例次。而且人的各种重要器官，如心、肝、肺、脾、肾、胰、骨髓等都可以移植。奇怪的是在众多器官的移植中人们发现，肝移植有别于其他器官移植的一个显著特点是：几乎不发生超急性排斥反应（hyperacute rejection，HAR），急性细胞排斥反应（acute cellular rejection，ACR）较易控制，甚至慢性排斥也可得到纠正，总之，反应程度都比较轻。因此，目前肝脏是公认的免疫耐受特惠器官，移植前供者与受者仅需 ABO 血型相配即可，而对其他器官移植必需的 HLA（白细胞抗原）配型并不严格。这一现象不得不引起研究者的兴趣。其确切机制目前尚不清楚，可能有关的一些因素是：

1. 肝脏是一个没存神经的"沉默器官"。事实上，肝脏中不存在末梢神经，因此肝脏即使发生病变，一般没有痛感，不像胃、肠、心脏等器官那样，一旦受损便会剧烈疼痛。因此，肝脏在无神经环境中对于机体的识别应该有所"逃逸"。

2. 肝细胞中包含 2000 种以上的生物酶，作为人体化学反应的媒介，参与人体各类生命活动，肝脏之所以被称为"人体的综合化工厂"。这 2000 种以上的酶在帮助肝脏消除或减轻识别与排斥反应上，起着一定的作用。

3. 供体的肝细胞分泌可溶性 HLA Ⅰ 型抗原，它可能有免疫抑制功能。

4. 肝脏内有强力的"清除"细胞，它们吞噬补体、免疫复合物和抑制血小板凝聚而免除排斥反应的产生。

5. 肝脏独特的双重血供系统等。

第 5 节　先天性胆道闭锁是亲属供肝行肝移植的理想途径

先天性胆道闭锁（congenital biliary atresia）是新生儿长期阻塞性黄疸的主要原因。肝内外胆管出现阻塞并可导致淤胆性肝硬化而最终发生肝功能衰竭，平均生存期为 12 个月。也就是说，一旦发现，只能存活 1 年时间。患儿一般在出生后 1～2 周时会出现眼睛、全身皮肤的黄染，并不断加重，同时大便出现黄白色、陶土色，尿色随黄疸加重而加深，尿布可染黄，渐渐食欲不振，营养不良，肝大、脾大、腹部膨隆。随着病情发展，最终会发生胆汁性肝硬化和门静脉高压症，出现鼻衄，皮肤黏膜瘀斑，食管静脉曲张引起的消化道出血，肝昏迷，肝功能衰竭而死亡。更遗憾的是缺少特效治疗的方法。很多患儿家长试用过很多药物，包括中药，基本都是无效的。因此，肝移植成为唯一有效治疗手段。以下图附-4～图附-7是肝硬化患者的各种病理性图片，可资参考。

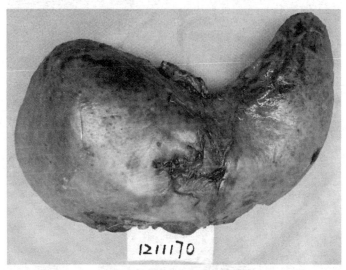

图附-4　切下已经硬化的肝脏

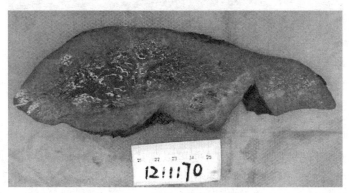

图附-5　硬化肝脏切开所见

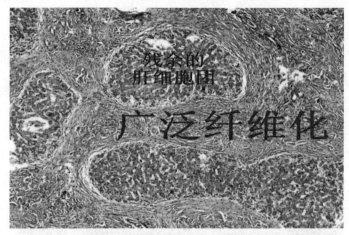

图附-6　硬化肝脏显微镜下的表现

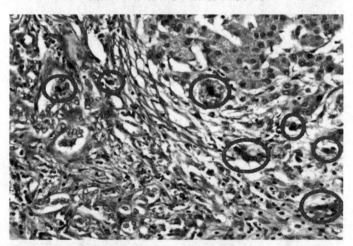

图附-7　圈内示胆汁淤积

　　这种病的肝移植是患儿父母或直系亲属捐出一小部分肝脏给患儿，通常是捐出整个肝脏的 15%～20% 便可以满足患儿的需要。因为人体肝脏有强大的再生功能，因此捐肝者不用担心自己肝脏和身体会不会受到影响。同时捐出的肝脏，在患儿体内也会随着患儿的生长发育而生长。亲属供肝行肝移植的优势：①挽救活生命；②提供者无后顾之忧；③术前可以对供体行 CT、MRI 等各项检查，从而有助于按最佳比例选取容量，使移植肝与受体更为匹配，术前亦可通过各项检查了解血管等解剖因素，有利于血管重建；④可依据 ABO 血型、白细胞抗原及 HLA 的分析结果，获得更适宜的供受体组织相容性配型；⑤有助于取得家庭心理效应。

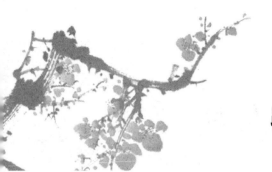

跋

匆匆忙忙，半个世纪过去了。数十年间，由于运命的安排，伴随着无数的机缘巧合，让我与中医结下了不解之缘。从无知少年，到两鬓秋霜，行医实践带着我走进了一座神秘的殿堂。临床闻见，思考所得，日积月累，渐盈于案头脑际。与此同时，一种有所表达的愿望开始萌动，漾漾然荡于心间。

临床之初，偶或顺手，竟于不意间带来了病人的感恩和大喜过望。我也随之激动莫名，乃至飘飘然忘乎所以。但是一年一年过去，失误、挫折和教训也纷至沓来，让我沮丧懊恼，刻骨铭心。然而，毕竟平生所恋，唯有诊台，就在那里，我经历了无数的感人瞬间。病人临终前期盼的一瞥，诀别时轻轻的握手，出院时灿烂的微笑，病愈时激动的泪花……多少忧愁和快乐，我曾与病者一起心感身受，而这一切，我想，应该是我今生之福。

中医学源远流长。取自天然物的药剂，常有良好的，乃至非凡的疗效。优秀的医生总能细审病机，辨证施治，慎选药味，妥予加减，从而成就了临床上的万千奇迹，安慰了无数忧心如焚的心灵。

作为一名普通中医，我虽无骄人的成就，但总结一生习医得失，以供同行及后学者批评借鉴，似乎也是一种义务。然而预事既久，成败参半，头绪纷繁，总感无从下手。如此踯躅犹豫，拖宕迁延，十年一瞬，竟如逝水。在朋辈及病友的催促鼓励下，终于在四年前启碇，将几十年所写论文、讲稿及较新的国内外参考资料进行取舍，结合临床体会，勒成一部，名曰《肝病中医临床实践》。

在编著过程中，我的家人梅芳、陈鹤和紫倩给了我很多帮助，付出了他们心血。书成后，陈可冀院士和少时好友、季羡林先生高足葛维钧教授慨然赐序，使本书增色不少。所有这些，我愿在此一并致谢。

陈立华

2014 年 7 月 31 日于西苑医院

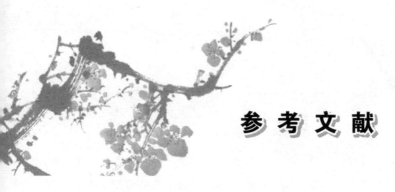

参 考 文 献

[1] 时振声.《温病条辨》中有关治疗湿热的几个代表性方剂的临床运用体会 [J]. 浙江中医药, 1978, 3 (4): 20.

[2] 王少华, 王淑善, 等. 治疗慢性肝炎的体会 [J]. 浙江中医杂志, 1980, 5 (15): 226-228.

[3] 王权, 等. 病理证实的迁延性病毒性肝炎 1250 例临床分析 [J]. 中华内科杂志, 1978, 1 (17): 27-29.

[4] 蔡景高. 中医对无黄疸型传染性肝炎的认识 [J]. 中医杂志, 1964, 3: 29.

[5] 盛定中, 等. 38 例病毒性肝炎甲皱微循环检查与临床辨证的关系 [J]. 浙江中医杂志, 1980, 9: 408.

[6] 周仲瑛. 清化解毒法治疗乙型肝炎表面抗原阳性 30 例的初步观察 [J]. 浙江中医杂志, 1981, 5: 205.

[7] 支同寿. 关于病毒性肝炎的辨证论治 [J]. 成都中医学院学报, 首届毕业生 20 周年纪念增刊, 1982, 49.

[8] 王权. 病理证实的迁延性病毒性肝炎 1250 例临床分析 [J]. 中华内科杂志, 1978, 1 (17): 27-29.

[9] 熊振芳, 朱清静, 杨玲, 等. 莪术提取物对 PDGF 诱导的肝星状细胞内 Ca^{2+} 和 PI3-K 的影响 [J]. 中西医结合肝病杂志, 2007, 17 (6): 358-360.

[10] 李娟, 单长民, 赵永德. 三棱、莪术抗大鼠肝纤维化的作用机理探讨 [J]. 山东医药, 2010, 50 (37): 25-27.

[11] 朱锐, 沈霖, 杨玲, 等. β 榄香烯对肝星状细胞分泌 ANG II 及表达 AT1RmRNA 的影响 [J]. 山东医药, 2008, 48 (44): 18-20.

[12] 聂广, 江远, 李泽松, 等. 4 种莪术有效成分对肝星状细胞 T6 基因表达的影响 [J]. 中国中西医结合急救杂志, 2005, 12 (3): 135-139; 江福生, 江远, 李泽松, 等. 莪术油对 HSC-T6 细胞基因表达的影响 [J]. 中西医结合肝病杂志, 2005, 15 (1): 24-27.

[13] 江远, 李泽松, 江福生, 等. 莪术醇对肝星状细胞-T6 细胞基因表达的影响 [J]. 中国中西医结合消化杂志, 2005, 13 (3): 144-147.

[14] 李武, 沈志强, 段丽芳, 等. 三七丹参对实验性肝纤维化的影响 [J]. 现代医药卫生, 2009, 25 (7): 961-963.

[15] 李佩, 向芙蓉, 潘慧敏, 等. 三七粉对肝纤维化干预作用的实验研究 [J]. 右江民

族医学院学报，2009，31（5）：779-781.

[16] 张永生，徐珊，赵育芳，等．三七总苷对肝纤维化模型大鼠的干预作用［J］．中医杂志，2011（19）：1671-1675.

[17] 曾文勇，石小枫，刘杞，等．三七总皂苷对肝纤维化大鼠胶原及 TGF-β1mRNA 表达的影响［J］．胃肠病学和肝病学杂志，2010，19（9）：795-798；余万桂，张恒文，贺尚荣，等．三七总皂苷对肝纤维化小鼠血清中转化生长因子-β1 及白介素-1 的影响［J］．时珍国医国药，2006，17（1）：54-55；张桂灵，石小枫，冉长清，等．三七总皂甙对抗大鼠免疫性肝纤维化的实验研究［J］．第三军医大学学报，2007，29（23）：2212-2214.

[18] 武凡，张树三，康格非．三七皂苷 Rg1 及 Rb1 抗大鼠肝纤维化的作用［J］．中国中西医结合杂志，2002，22（S1）：151-153；武凡，张树三，康格非．三七皂苷对肝纤维化大鼠分泌型磷脂酶 A2 和肿瘤坏死因子表达的影响［J］．中华肝脏病杂志，2003，11（1）：51-52.

[19] 余万桂，张恒文．三七总皂苷对肝纤维化小鼠 TNFα 及 IL-6 活性的影响［J］．中药药理与临床，2005，21（4）：31-32.

[20] 石小枫，刘杞，刘林，等．三七总苷抗实验性肝纤维化的研究［J］．中药药理与临床，2004，20（1）：12-14.

[21] 张荣华，李景怡，陈如泉，等．三七总皂苷对肝纤维化大鼠肝脏超微结构的影响［J］．第三军医大学学报，2005，27（24）：2410-2413.

[22] 谢东浩，袁冬平，蔡宝昌，等．春柴胡及北柴胡对二甲基亚硝胺所致大鼠肝纤维化的保护作用比较［J］．中国医院药学杂志，2008，28（23）：2006-2009.

[23] 郑纯威，丁华媛，陈宇，等．柴胡皂苷改善大鼠肝纤维化的实验研究［J］．中国中医急症，2011，20（5）：755，774.

[24] 祖宁，李平．柴胡皂苷的生理作用及临床意义［J］．中国中医药信息杂志，2005，12（4）：94.

[25] 杨洁，蔡刁龙，谭献文，等．柴胡红花川芎中药单体对大鼠肝纤维化治疗作用的实验研究［J］．临床和实验医学杂志，2009，8（7）：1-3.

[26] 何燕，胡志峰，李平，等．柴胡皂苷 d 抗肝纤维化大鼠脂质过氧化作用的研究［J］．中国中药杂志，2008，33（8）：915-918；万方，郭景珍，李忻，等．柴胡皂苷 d 对肝纤维化大鼠 TPA、PAI、MDA 及 NO 影响的研究［J］．中国药房，2007，18（24）：1847-1849.

[27] 李素婷，杨鹤梅，齐洁敏，等．柴胡皂苷-d 对酒精性肝纤维化大鼠星形细胞活化的影响［J］．时珍国医国药，2008，19（8）：1897-1898.

[28] 郭景珍，万方，李忻，等．柴胡皂苷 d 对二甲基亚硝胺致肝纤维化大鼠炎症相关因子的影响［J］．中华中医药杂志，2008，23（11）：970-972.

[29] 郭景珍，万方，李忻，等．柴胡皂苷 d 对肝纤维化大鼠脂质过氧化与微量元素锌、钙的影响［J］．中药药理与临床，2009，25（3）：11-13.

[30] 施婧妮，陈进文，高建蓉，等．鳖甲炮制前后抗肝纤维化有效物质部位 HPCE 指纹图谱的比较研究［J］．中国中医药信息杂志，2011，18（2）：63-66；唐尹萍，

陈进文，刘焱文，等．鳖甲与醋鳖甲抗肝纤维化活性部位的化学成分比较［J］．医药导报，2010，29（9）：1127-1129．

[31] 姜宏伟，单味鳖甲治疗肝炎肝硬化30例［J］．临床医学，2007，27（6）：93-94．

[32] 唐尹萍，胡春玲，陈进文，等．鳖甲抗肝纤维化有效部位的初步筛选研究［J］．亚太传统医药，2010，6（11）：27-29．

[33] 胡春玲，唐尹萍，施静妮，等．鳖甲多肽的全合成及对肝星状细胞的作用［J］．医药导报，2011，30（10）：1278-1280．

[34] 高建蓉，陶君，张赤志，等．鳖甲防治肝纤维化实验研究［J］．中华中医药学刊，2008，26（11）：2462-2471．

[35] 高建蓉，朱有法，张赤志，等．鳖甲水煎液对两种肝纤维化大鼠模型的实验研究［J］．中华中医药学刊，2009，27（8）：1727-1733．

[36] 张学华，张群，王蓓．水蛭虻虫土鳖虫临床如何区别应用［J］．中医杂志，2010，51（1）：36．

[37] 盛丽，姚岚，王莉，等．沙参水蛭黄芩人参对博莱霉素小鼠肺纤维化的影响［J］．中医药学刊，2006，24（6）：1000-1003．

[38] 李校天，杨书良，王军民，等．水蛭对Ang-Ⅱ刺激鼠肝星状细胞活化Ca^{2+}效应的抑制作用［J］．中国全科医学，2006，99（6）：472-474．

[39] 贾彦，牛英才，张英博，等．水蛭素对大鼠纤维化肝组织Smad4mRNA表达的影响［J］．陕西中医，2009，30（1）：119-121．

[40] 贾彦，牛英才，张英博，等．天然水蛭素对实验性肝纤维化大鼠肝脏结缔组织生长因子mRNA表达的影响［J］．时珍国医国药，2009，20（1）：95-97．

[41] 王宪波，刘平，唐志鹏，等．虫草菌丝提取物干预与治疗二甲基亚硝胺诱导大鼠肝硬化的实验研究［J］．中国中西医结合杂志，2008，28（7）：617-622．

[42] 刘玉侃，沈薇，张霞．虫草菌丝对实验性肝纤维化的防治作用及其机制研究［J］．中国新药与临床杂志，2004，23（3）：139-143．

[43] 杨朝霞，沈薇，代东伶．虫草菌丝对实验性大鼠非酒精性脂肪肝的疗效观察及其分子机制探讨［J］．重庆医学，2006，35（18）：1671-1673．

[44] 王宪波，刘平，唐志鹏．虫草菌丝提取物抗二甲基亚硝胺诱致大鼠肝硬化肝窦毛细血管化作用机制的研究［J］．中国中西医结合杂志，2009，29（9）：810-815．

[45] 吴建良，薛惠明，刘成海，等．冬虫夏草对肝纤维化小鼠白细胞介素4与γ-干扰素表达的影响［J］．中国中西医结合杂志，2004，24（S1）：106-109．

[46] 杨朝霞，代东伶，沈薇．虫草菌丝和还原型谷胱甘肽对非酒精性脂肪肝大鼠模型治疗效果的研究［J］．第三军医大学学报，2007，29（22）：2176-2178．

[47] 李风华，刘平，王春树．虫草菌丝逆转二甲基亚硝胺诱导大鼠肝纤维化的有效组分及其作用机制［J］．中国实验方剂学杂志，2011，17（9）：164-168．

[48] 孙瑞芳，刘立新．丹参及其单体治疗肝纤维化的研究进展［J］．中国药物与临床．2009．9（2）：88-90．

[49] 覃筱燕，严莉，唐丽，等．丹参酮ⅡA对肝纤维化大鼠肝组织胶原表达的影响［J］．时珍国医国药．2010.21.4：782-784；覃筱燕，严莉，唐丽，等．细胞因子在丹参酮ⅡA抗

小鼠免疫性肝损伤中的作用 [J]. 中国药学杂志. 2010. 45（4）：264-267.

[50] 孙瑞芳，刘立新，张海燕，等. 丹参酮ⅡA对小鼠肝纤维化的干预作用 [J]. 中国中西医结合杂志. 2009. 29.（11）：1012-1-17.

[51] 刘石萍，王军民，赵京梅，等. 丹参酮ⅡA对鼠肝星状细胞活化 Ca^{2+} 效应的抑制作用 [J]. 中国实用药. 2011. 6.（35）：250-252.

[52] 呙琳琳，戴立里，唐静，等. 丹参素对 PDGF-BB 刺激下肝星状细胞的抑制作用 [J]. 第三军医大学学报. 2011. 33（15）：1610-1614.

[53] 姜中华，戴立里，余冰冰，等. 丹参素对肝星状细胞 RhoA/RockⅠ信号通路的影响 [J]. 重庆医科大学学报. 2011. 36（2）：168-171.

[54] 何香香. 治疗心血管疾病新药——丹参多酚酸盐研制成功 [J]. 中国基础科学. 2005.（7）：17；陈科全，周字. 核因子 NF-kB 与肝纤维化的关系研究现状 [J]. 国际消化病杂志. 2007. 27（1）：9-12.

[55] 朱维芳，徐军全. 核转录因子-kB 在实验性肝纤维化中的表达、分布及意义 [J]. 中国病理生理杂志. 2010. 26（1）：12-16.

[56] 王蓉，潘沛，王彧杰，等. 丹参多酚酸盐对肝纤维化大鼠 NF-kB 和 IkBα 表达的影响 [J]. 中国新药与临床杂志. 2011. 30（1）：51-55.

[57] 候家玉，方泰惠. 中药药理学 [M]. 第二版. 北京：中国中医药出版社，2007：218-220.

[58] 丁向东，王红群，吴强，等. 黄芪总苷对小鼠日本血吸虫病肝纤维化的影响 [J]. 世界华人消化杂志 [J]. 2008. 16（2）：125.

[59] 李成浩，张红英. 黄芪提取物对四氯化碳致大鼠肝纤维化的保护作用. 中国实验方剂学杂志 [J]. 2011. 17（20）：217-220.

[60] 候家玉，方泰惠. 中药药理学 [M]. 第二版. 北京：中国中医药出版社，2007：218-220.

[61] 候家玉，方泰惠. 中药药理学 [M]. 第二版. 北京：中国中医药出版社，2007：218-220.

[62] 钟建平，复方甘草酸苷联合拉米夫定对慢性乙型肝炎患者血清肝纤维化指标的影响 [J]. 医药导报. 2007, 26（12）：1431-1433.

[63] 李小翠，洪鸿敏，李常青，等. 甘草酸二铵对大鼠实验性肝纤维化的影响 [J]. 中药材. 2011. 34（7）：1097-1101；刘月平，甘草酸二铵胶囊治疗儿童慢性乙型肝炎肝纤维化 46 例临床观察好 [J]. 中国妇幼保健. 2009. 24（30）：4316-4317.

[64] 胡芳，程建明，马海勇. 中医药抗肝纤维化的研究进展 [J]. 医药导报. 2008. 27（12）：1486-1488.

[65] 高晓倩，陈芝芸，张晓苹. 银杏叶提取物抗肝纤维化作用的研究 [J]. 中华中医药学刊，2008, 26（4）：779.

[66] 阳巧凤，彭六保，李健和，等. 苦参生物碱类在慢性肝疾病中的应用 [J]. 中南药学，2010, 8（4）：296.

[67] 陈小亮，李俊，邓子煜，等. 苦参素对肝纤维化大鼠肝脏 TGF-B1 的调节作用 [J]. 中国药理学通报，2009, 25（6）：761；鄂裴恺，郁林曦，朱歆鑫，等. 苦参素

对实验性肝纤维化的干预作用 [J]. 南通医学院学报，2009，29（2）：95；梁建新，屈杏芬，曾文铤，等. 氧化苦参碱治疗慢性乙型肝炎肝纤维化的作用机制 [J]. 中国老年学杂志，2010，30（11）：1505.

[68] 钱文杰. 苦参素对肝炎后肝硬化患者外周血 T 细胞亚群和肝纤维化指标的影响 [J]. 中国药业，2009，19（3）：20.

[69] Bengmark S. Curcumin, an atoxic antioxidant and natural NF kappaBcyclooxygenase-2, lipooxygenase, and inducible nitric oxide synthaseinhibitor：a shield against acute and chronic diseases [J]. JPENJ Parenter Enteral Nutr，2006，30（1）：45-51.

[70] 刘永刚，陈厚昌，蒋毅萍. 姜黄素抗肝纤维化的实验研究 [J]. 时珍国医国药，2002，13：273-275.

[71] 赵珍东. 姜黄素抗肝纤维化作用及机理研究 [J]. 中国实验方剂学杂志，2010，16（3）：122-125.

[72] 王社利，安秀群，丁翔. 防己类药材的基源名称及功用辨析 [J]. 中医药学刊，2005，23（7）：1320.

[73] 高学敏. 中药学 [M]. 北京：中国中医药出版社，2007：167.

[74] 胡世林. 防己的本草考证 [J]. 现代药物与临床，2009，24（9）：286；Chen J，Liu J，Wang T，etal. The relaxationm echan ism s of tetrandrineon the rabb it corpus cavernosum t issuein vitro [J]. Nat Prod Res，2009，23（2）：112.

[75] 陈源文，吴建新，陈颖伟，等. 粉防己碱抑制肝星状细胞活化与转化生长因子-B 信号转导关系 [J]. 上海医学，2005，28（11）：958；陈源文，李定国，吴建新，等. 粉防己碱对大鼠肝星状细胞跨膜信号转导的影响 [J]. 中华肝脏病杂志，2005，13（8）：609.

[76] 刘增权，李孝生，谭力学，等. 川芎嗪对大鼠肝细胞凋亡的影响 [J]. 中西医结合肝病杂志，2004，14（5）：281-283.

[77] 王文丽，李孝生，李文生. 川芎嗪对肝星状细胞基质金属蛋白酶 13 和金属蛋白酶组织抑制剂 1 表达的影响 [J]. 中国组织工程研究与临床康复，2009，13：2075-2080.

[78] 王豫萍，程明亮，张宝方，等. 蓝莓对肝纤维化大鼠血红素加氧酶-1 表达的影响 [J]. 中华肝脏病杂志，2010，18（9）：656-660.

[79] 王豫萍，程明亮，吴亚云，等. 蓝莓对大鼠肝星状细胞增殖、活化的影响及机制探讨 [J]. 中华医学杂志，2010，90（35）：2504-2508.

[80] 陈飞虎，袁丽萍，钟明媚，等. 鬼针草总黄酮抗大鼠肝纤维化的实验研究 [J]. 中国临床药理学与治疗学，2006，11（12）：1369 -1374.

[81] 袁丽萍，陈飞虎，夏丽娟，等. 鬼针草总黄酮对肝纤维化大鼠细胞因子的影响 [J]. 中国药理学通报，2007，23（7）：887-891.

[82] 宋家武，李绍白，张文英，等. 血府逐瘀汤抗大鼠肝纤维化作用的研究 [J]. 中西医结合肝病杂志，1997，7（1）：38；宋家武，李绍白，张文英，等. 血府逐瘀汤抗大鼠肝纤维化作用的研究 [J]. 中西医结合肝病杂志，1997，7（1）：38.

[83] 朱清静，聂广，李瀚昊，等. 剔毒护肝方抗鸭乙型肝炎肝纤维化的作用 [J]. 中西

医结合肝病杂志，1998，8（2）：84.

[84] 陈建明，赵冬，强世平，等．桃仁水蛭煎对早期肝纤维化的降解作用 [J]．中西医结合肝病杂志，1998，8（2）：94.

[85] 王暴魁，王灵台，张琪，等．肝纤康对体外培养贮脂细胞增殖及胶原合成的影响 [J]．中西医结合肝病杂志，1997，7（1）：29.

[86] 刘成海，刘成，刘平，等．扶正化瘀方对肝星状细胞胶原生成的抑制作用 [J]．中华肝脏病杂志，1998，6（1）：4.

[87] 张曼娜，郭树彬，宋国培，等．软坚消症中药治疗肝硬化的实验研究 [J]．临床肝胆病杂志，1996，12（4）：217.

[88] 孙克伟．大黄虫丸抗大鼠免疫性肝纤维化研究．中西医结合肝病杂志 [J]，1997，7（2）：90-92.

[89] 牛术仙，通腑逐瘀解毒法对肝硬化大鼠血浆内毒素及 TNF-α 的影响 [J]．四川中医，2013（3）.

[90] 周扬，顾杰，徐列明，等，丹参酚酸 B 盐对肝硬化大鼠门静脉高压及肝组织中内皮素-1 的影响 [J]．中国中西医结合消化杂志，2007（1）.

[91] 张至娜，等．软坚消症中药治疗肝硬化的实验研究 [J]．临床肝胆病杂志，1996，12（4）.

[92] 龚作炯，等，抗纤维化治疗的实验及临床研究 [J]．CHKD 国家科技成果数据库，2013（3）.

[93] 舒建昌，陈莲香，邓亮．护肝解纤汤治疗肝纤维化及其作用机制的初步研究 [J]．中华肝脏病杂志，2010，18（3）：189-193.

[94] 舒建昌，邓亮，吕霞．护肝解纤汤治疗大鼠肝纤维化的作用观察 [J]．国际中医中药杂志，2010，32（3）：197-199.

[95] 赵卫国，吕素君，田满荣，等．金芪降纤保肝颗粒对大鼠肝纤维化治疗作用的实验研究 [J]．河北中医，2009，31（4）：616-618.

[96] 赵治友，邬亚军，阎利，等．加味桃核承气汤对四氯化碳肝纤维化大鼠治疗作用的实验研究 [J]．中国中医药科技，2008，15（5）：339-340；赵治友，邬亚军，林庚，等．加味桃核承气汤对四氯化碳所致肝纤维化模型大鼠 TIMP-1 蛋白表达的影响 [J]．中西医结合肝病杂志，2007，17（1）：32-34；赵治友，林庚庭，张俊杰，等．加味桃核承气汤对四氯化碳肝纤维化大鼠 α-SMA 表达的影响 [J]．中华中医药杂志，2008，23（11）：1034-1036；赵治友，邬亚军，张俊杰，等．加味桃核承气汤对肝纤维化大鼠 TGF-β_1 蛋白表达的影响 [J]．浙江中医药大学学报，2010，34（2）：166-168.

[97] 陈雁南，蒋广华，金宝胜，等．肝纤泰冲剂对肝硬化患者血浆前列腺素 E2 的影响 [J]．中国中西医结合杂志，1999，19（2）：114.

[98] 张国梁，季红燕，高健，等．"软肝饮"治疗慢性肝炎肝纤维化 48 例疗效分析 [J]．安徽中医学院学报，1995，14（1）：24；张国梁，高复安，李明，等．软肝饮对肝硬化患者红细胞 SOD、血浆 LPO 与血清 LN、HA 的影响 [J]．中西医结合肝病杂志，1996，6（2）：8；徐列明，刘平，刘成，等．扶正化瘀 319 方治疗慢性乙型肝炎

肝纤维化 [J]. 中华肝脏病杂志, 1997, 5 (4): 207.

[99] 杨宏志, 陈琰碧, 许瑞云, 等. 补肾益气凉血活血解毒法治疗肝纤维化远期疗效观察 [J]. 中医杂志, 1998, 39 (6): 343..

[100] 王继, 李兵顺, 刘金星, 等. 肝纤维化早期诊断和抑肝纤抗肝纤维化的临床研究 [J]. 中华肝脏病杂志, 1998, 6 (1): 46.

[101] 杨大国, 王林杰, 宋为云, 等. 重用赤芍治疗慢性肝炎纤维化前后肝穿组织学的比较 [J]. 中国中西医结合杂志, 1994, 14 (4): 207.

[102] 武伟. 中西医结合治疗慢性肝病肝纤维化的观察 [J]. 中国中西医结合杂志, 2000, 20 (5): 374.

[103] 章以法, 王林伦, 尹蔚华. 甘利欣联合丹参抗肝纤维化的临床观察 [J]. 中国中西医结合杂志, 2002, 22 (7): 538.

[104] 项阳, 钱林学, 王宝恩, 等. 百草柔肝胶囊逆转肝纤维化和早期肝硬化的临床研究 [J]. 中国中西医结合杂志, 1999, 19 (12): 709.

[105] 李明, 王爱珍, 杨齐英, 等. 复方桃仁软肝胶囊治疗慢性乙型肝炎肝纤维化患者的临床观察 [J]. 中国中西医结合杂志, 2002, 22 (9): 660.

[106] 梁铁军, 张伟, 张才擎, 等. 抗纤保肝汤治疗慢性乙型肝炎肝纤维化的临床研究 [J]. 中国中西医结合杂志, 2002, 22 (5): 332.

[107] 刘雪平, 杨琳琳, 付鹏, 等. 活血化瘀中药抗肝纤维化作用计算药理探讨 [J]. 生物物理学报, 2012 (12).

[108] 秦绍明, 黄耀煊. 丙型肝炎 [M]. 北京: 人民军医出版社, 1992: 111.

[109] 金实, 中医杂志, 1994, (9): 605.

[110] 铃木宏, 等, C 型肝炎 upolate. 日本中外医学社, 1993: 133.

[111] 佟克敏, 等. 全国中医肝病第六届学术会议论文汇编.

[112] 管小汇, 等. 全国中医肝病第六届学术会议论文汇编.

[113] Alter HJ, et al. N Engl J Med 1989; 321: 1494.

[114] 项大鹏. 全国中医肝病第六届学术会议论文汇编.

[115] 张卿, 等. 全国中医肝病第六届学术会议论文汇编.

[116] 李先庆, 雷陵, 梁士斌. 中医药治疗脂肪肝的研究近况 [J]. 湖北中医杂志, 2000, 22 (6): 54.

[117] 黄象安. 疏肝降脂汤治疗脂肪肝 52 例临床观察 [J]. 中医药信息, 1997, 7, 14 (2): 24.

[118] 赵仙铭. 祛脂法浊汤治疗脂肪肝 36 例 [J]. 河北中西医结合杂志, 1998, 7 (11): 91.

[119] 汪慰寒. 降脂疏肝汤治疗脂肪肝 120 例临床分析 [J]. 河北中医, 1997, 19 (1): 91.

[120] 钱滨. 降脂养肝汤治疗脂肪肝临床观察 [J]. 中国医药学报, 1997, 25 (5): 121.

[121] 李向农. 加味温胆汤治疗脂肪肝 39 例临床观察 [J]. 新中医, 1996, 28 (11): 391.

[122] 司晓晨, 陈文垲, 卑其新. 益肾降脂片治疗脂肪肝 34 例疗效分析 [J]. 江苏中

医，1996，17（7）：8-91.

[123] 郑淳理．软肝消积饮治疗脂肪肝 98 例 [J]．浙江中医杂志，1992，27（4）：1531.

[124] 曹海涛，冯利平．脂肝汤治疗脂肪肝 67 例临床观察 [J]．浙江中医学院学报，1998，22（5）：21.

[125] 段荣，赵文霞，冀爱英，等．消脂护肝胶囊伴高脂血症的临床与实验研究 [J]．中国医药学报，1998，13（5）：27.

[126] 唐树林．脂肝乐治疗脂肪肝 100 例 [J]．辽宁中医杂志，1997，24（4）：170.

[127] 苏经格．化痰利湿，调气活血法治疗 32 例肝炎后脂肪肝的临床观察 [J]．北京中医，1997，16（2）：11.

[128] 赵文霞，段荣章，苗明三．脂肝乐胶囊治疗痰湿瘀阻型脂肪肝的临床与实验研究 [J]．中国中西医结合杂志，1997，17（8）：456.

[129] 扬林．涤脂复肝汤治疗脂肪肝 48 例 [J]．中医药研究，1997，13（3）：21-22.

[130] 龚锡曾．清肝化浊法治疗脂肪肝 36 例 [J]．四川中医，1997，15（9）：21.

[131] 王杰，王邦才．降脂护肝汤治疗脂肪肝 80 例 [J]．中国中医药信息杂志，1999，6（6）：43.

[132] 李向农．加味温胆汤治疗脂肪肝 39 例临床观察．新中医，1996，28（11）：39.

[133] 许丽清．降脂调肝汤治疗脂肪肝 30 例临床观察 [J]．江苏中医，1996，17（12）：9-10.

[134] 项凤英．消脂护肝汤治疗脂肪肝 50 例疗效观察 [J]．上海中医药杂志，1996，（4）：41.

[135] 李玉林，喇万英．通脉降脂胶囊治疗脂肪肝 198 例 [J]．中西医结合肝病杂志，1996，6（1）：46.

[136] 党中勤．华春肝胆灵治疗脂肪肝 65 例临床观察 [J]．实用中医药杂志，1996，12（6）：3.

[137] 朱天忠．降脂益肝散治疗脂肪肝 76 例 [J]．中西医结合肝病杂志，1995，5（4）：56.

[138] 安春绵，侯丽娟，赵爱民．脂脉宁治疗脂肪肝 30 例 [J]．北京中医学院学报，1993，16（1）：42.

[139] 李育浩，邓响潮，吴清和，等．五子衍宗丸对乙醇性肝损伤大鼠脂质代谢的影响 [J]．中国中药杂志，1994，19（5）：3001.

[140] 程小曲．益寿饮抗脂肪肝的动物实验 [J]．中国医药学报，1993，8（2）：521.

[141] 马伯良．六味地黄丸（片）的降血脂作用研究 [J]．中成药研究，1986，（12）：411.

[142] 李子行．三类降脂药抗动脉粥样硬化的效价比较 [J]．南京药学院学报，1987，7（3）：1741；李云富．血脂平对大鼠实验性高胆固醇血症的防治作用及机理探讨 [J]．南京药学院学报，1986，6（3）：163.

[143] 黄兆胜．虎金丸抗脂肪肝的药效学研究 [J]．中成药，1998，20（5）：271.

[144] 王建明译．小柴胡汤对酒精性脂肪肝的防治作用 [J]．国外医学♯中医中药分册，1988，（5）：541.

[145] 蒋方明译. 控制高脂血脂的生药 [J]. 国外医学♯中医中药分册, 1988, (5): 181.

[146] 钟洁, 吴万垠. 肝胆宁抗乙硫氨酸致小鼠脂肪肝的实验研究 [J]. 新消化病学杂志, 1995, 3 (3): 134.

[147] 何东仪, 胡义扬, 刘平, 等. 肝脂消方对 CCl₄ 诱导大鼠肝脂肪变性时 SDHase、ATPase 的影响 [J]. 中国中西医结合消化杂志, 2001; 9 (3): 133.

[148] 黄顺玲, 谢晃君, 文体端, 等. 抗脂肪肝冲剂对大鼠乙醇性肝损伤防治的实验研究 [J]. 中西医结合肝病杂志, 2001; 11 (6): 343.

[149] 石书才. 肝脂平丸治疗脂肪肝 300 例临床观察及实验研究 [J]. 综合临床医学, 1997, 13 (4): 33.

[150] 汪敏. 绞股蓝对实验性家兔高脂血症的作用观察 [J]. 贵州医药, 1994, 18 (3): 129.

[151] 胡同杰. 绿茶预防大鼠脂肪肝的效果 [J]. 第二军医大学学报, 1995, 16 (3): 261.

[152] Niiho Y, Yamazaki T, Nakajim a Y, et al. Pharma co lo gicalstudies on Puerar iae flos on alcohol-induced unusualmetabolism and ex per imental liverinjury in mice [J]. Yakug aku Zasshi, 1990, 110 (8): 604.

[153] 叶祖光译. 人参对高胆固醇饮食大鼠和高脂血症患者的血清高密度脂蛋白胆固醇的增加和脂肪肝的改善作用 [J]. 国外医学 (中医中药分册), 1985, (7): 291.

[154] 邓文龙. 何首乌研究进展 [J]. 中草药, 1987, (3): 421.

[155] 苏玮. 何首乌的现代药理研究概况 [J]. 中草药, 1997; 28 (2): 119.

[156] 黄良月. 姜黄色素抗高脂血症的实验研究 [J]. 中成药研究, 1987, (5): 441.

[157] 翁维良. 降血脂中草药研究进展 [J]. 天津中医, 1986, (1): 34.

[158] 胡义扬, 刘平, 刘成, 等. 丹参提取物对 CCl₄ 和 DMN 诱导的大鼠肝纤维化的影响 [J]. 上海中医药杂志, 1999, (10): 7.

[159] 王浴生主编. 中药药理与应用 [M]. 北京: 人民卫生出版社, 1983. 719.

[160] 王裕生. 中药药理与应用 [M]. 北京: 人民卫生出版社, 1983: 7411.

[161] 翁维良. 降血脂中草药研究进展 [J]. 天津中医, 1986, (1): 34.

[162] 胡同杰, 蔡车联, 王建军, 等. 绿茶预防大鼠脂肪肝的效果 [J]. 第二军医大学学报, 1995; 16 (3): 261.

[163] 舒欣: 求医问药 2007.6.

[164] 李月玺, 王少杰, 夏亚钦, 等. 28 种中药对豚鼠成石及肝脏病理的影响 [J]. 辽宁中医, 1997; 24 (3): 138-139.

[165] 韩德五. 葫芦素 B 对实验性肝炎与肝硬变的防治作用 [J]. 中华医学杂志, 1979, (4): 2061.

[166] 仇世杰. 水飞蓟素降脂作用的试验研究及临床疗效观察 [J]. 解放军医学杂志, 1981, 6: 751.

[167] 张明发. 谷维素降血脂、抗血小板的研究进展 [J]. 中国药学杂志, 1989, (6): 3261.

[168] 王裕生. 中药药理与应用 [M]. 北京：人民卫生出版社，1983：18681.

[169] 胡福良，等. 蜂胶对高脂血症大鼠血液和肝脏脂质的影响 [J]. 浙江大学学报（农业与生命科学版），2004，30（5）：510-514.

[170] 李琪，高阳. 中医血疗治疗脂肪肝 38 例附西药对照组 43 例 [J]. 辽宁中医杂志，1996，23（11）：500.

[171] 杨光升，司桂芬. 定位注射配自拟中药治疗脂肪肝 50 例 [J]. 黑龙江中医药，1998，（3）：39.

[172] 林嘉成，岑柏宏，江维宁，等. 降脂中药活性成分研究进展 [J]，中国中医药现代远程教育，2013，11（12 下半月刊）：164-165.

[173] 沈玲. 人参增强免疫研究新进展 [J]. 中草药，1996，27（8）：499-502.

[174] 赵文莉. 人参皂甙的药理及毒性作用研究进展 [J]. 国外医学：卫生学，2008，35（3）：165-169.

[175] 肖顺汉，任美萍，刘明华. 黄芪多糖对荷瘤小鼠 IL-2、IL-6、IL-12 和 TNF-a 水平的影响 [J]. 四川生理科学杂志，2009，31（1）：7-8.

[176] 姚志华，张明智，王留兴，等. 夏枯草提取物对小鼠 T 淋巴瘤细胞 EL-4 原位凋亡的干预作用 [J]. 中国临床康复，2006，10（31）：126-128.

[177] 马丽萍，赵培荣，田爱琴，等. 夏枯草对 Ecalo9 细胞的影响 [J]. 肿瘤基础与临床，2006，19（13）：199-200.

[178] 王晓宇，邹明明，王蓉，等. 海藻多糖抗肿瘤机理研究进展 [J]. 大连医科大学学报，2007，29（3）：318-322.

[179] 宋爱莉，张敬涛，李静蔚，等. 莪术油对乳腺癌癌前病变造模大鼠血液流变学及乳房微循环的影响 [J]. 中华中医药学刊，2008，26（3）：458-460.

[180] 冯刚，黄涛，卢宏达，等. 莪术油注射液对小鼠移植性 S180 肉瘤血管形成的抑制作用 [J]. 肿瘤研究与临床，2005，17（4）：233-235.

[181] 许俊杰，陈育尧，孟庆棣. 莪术对大鼠血液流变学及血栓形成的影响 [J]. 中药材，1992，15（5）：33-35.

[182] 钟小明，陈旭东，余鸿. 当归药理作用的研究进展 [J]. 四川解剖学杂志，2007，15（1）：44-51.

[183] 钱士辉，王佾先，亢寿海，等. 陈皮提取物体外抗肿瘤作用的研究 [J]. 中药材，2003，26（10）：743-745.

[184] 李伟，郑天珍，瞿颂义，等. 陈皮对小鼠胃排空及肠推进的影响 [J]. 中药药理与临床，2002，18（2）：22-23.

[185] 欧立娟，刘启德. 陈皮药理作用研究进展 [J]. 中国药房，2006，17（10）：787-788.

[186] 倪红梅. 理气药治疗肝癌作用及机理实验研究 [J]. 山西中医，2002，18（1）：47-49.

[187] 陈培丰. 清热解毒法在恶性肿瘤治疗中的意义和作用机制 [J]. 浙江中医学院学报，2001，25（5）：11-12.

[188] 张秀娟，张晶，杨姗姗，等. 半枝莲多糖对小鼠 S180 肉瘤及免疫功能的影响

[J]．齐鲁药事，2008，27（10）：628-630.

[189] 张春玲，胡俊峰，曲江斌，等．Ames 实验检测几种中草药及绿茶的抗诱变作用 [J]．卫生毒理学杂志，2000，16（1）：66.

[190] 张春玲，胡俊峰，曲江斌，等．几种中草药及绿茶对 B（a）e 和 NNK 的抗诱变作用 [J]．癌变·畸变·突变，2003，15（2）：101-103.

[191] 叶华，崔燎．半枝莲多糖的抗肝癌作用及其机制的研究 [J]．癌症进展杂志，2009，7（3）：331-334.

[192] 吴晓玲，任晓燕．解毒片与扶正片诱导白血病细胞凋亡的机理研究 [J]．中药材，2003，26（7）：509-510.

[193] 康连香，王瑛．白花蛇舌草的药理研究和临床应用 [J]．中国中医药现代远程教育，2009，7（2）：89-90.

[194] 杨鹏，中药金银花的药用成分和药理作用 [J]．中国社区医师（医学专业），2013，（3）：24.

[195] 吴艳玲，朴惠善．蒲公英的药理研究进展 [J]．时珍国医国药，2004，15（8）：519-520.

[196] 李果，罗云，肖小河，等．六味地黄汤及其拆方的配伍规律实验研究 [J]．中药材，2007；30（2）：205-208.

[197] 叶富强，徐颂芬，陈蔚文，等．黄连与吴茱萸配伍比例对黄连生物碱含量的影响 [J]．河北中医，2000，22（5）：397-398.

[198] 李晋奇，彭成，姬洁莹．制川乌总碱与白芍总苷、白芍多糖配伍治疗类风湿性关节炎大鼠的作用机制研究 [J]．中国中药杂志，2009；39（22）：2937-2941，2942.

[199] Peng Cheng，Wang Lan，Wang Yanhong，etc. The toxicity of aconitione, emodin on ICC cell and the anagonist effect of thecompatibility. European journal of drug metabolism and pharmacokinetics [J]．2009；34（3，4）：213-220.

[200] 刘东锋，张莉，陈婷．四逆散有效成分芍药苷药代动力学研究 [J]．中国实验方剂学杂志，2005，11（2）：36-38.

[201] 刘晓东，薛玉英，谢林，等．大鼠灌胃川芎、当归及其复方后阿魏酸的药代动力学 [J]．中国药科大学学报，2003，34（5）：448-451.

[202] 吴秀稳，彭玉帅，王如峰，等．甘草配伍大戟的体外肝毒性研究 [J]．药物评价研究，2014，37（4）：122-125.

[203] 徐培平，方药配伍的"耦合"效用及其组方规律研究的方法学探讨 [J]．中医杂志，2009，50（1）：8-11.

[204] 徐培平，方药配伍的"耦合"效用及其组方规律研究的方法学探讨 [J]．中医杂志，2009，50（1）：8-11.

[205] 佚来源，复方配伍研究——中药新药研发的切入点 [J]．中国医药报，2007（2）.

[206] 佚来源，复方配伍研究——中药新药研发的切入点 [J]．中国医药报，2007（2）.

[207] 张宇，陈艳丽，杨义等．四逆汤口服液中附子与甘草配伍前后有效成分变化．佳木斯医学院学报，1996，19（1）：27.

［208］Wang L, Zhou GB, Liu P, Song JH, Liang Y, Yan XJ, Xu F, Wang BS, Mao JH, Shen ZX, Chen SJ, Chen Z. Dissection of mechanisms of Chinese medicinal formula Realgar Indigo naturalis as an effective treatment for promyelocytic leukemia ［J］. Proc Natl Acad Sci USA. 2008；105（12）：4826-4831.

［209］孟胜喜，胡义扬．中药有效组分配伍防治肝病的研究现状与前景［J］．临床肝胆病杂志，2014，30（4）．

［210］南京中医药大学．中药大辞典（下册）［M］．上海：上海科学技术出版社，2006：2038.

［211］高寿征．病毒性肝炎防治研究［M］．北京：北京出版社，1993.